保健品的测试方法：
液相色谱的分离技术及应用

季大经(David JI)　著

U0332180

上海科学技术出版社

图书在版编目（CIP）数据

保健品的测试方法：液相色谱的分离技术及应用 /
季大经著. -- 上海：上海科学技术出版社，2020.9
　ISBN 978-7-5478-4325-3

　Ⅰ．①保… Ⅱ．①季… Ⅲ．①液相色谱－液相分离－
应用－保健－产品－测试方法 Ⅳ．①TS207.3

　中国版本图书馆CIP数据核字(2020)第109029号

责任编辑：包惠芳
特约编辑：严　岷
封面设计：赵　军

保健品的测试方法：液相色谱的分离技术及应用
季大经(David JI)　著

上海世纪出版(集团)有限公司
上海科学技术出版社　出版、发行
(上海钦州南路 71 号　邮政编码 200235　www.sstp.cn)
上海展强印刷有限公司印刷
开本 787×1092　1/16　印张 25.75
字数 460 千字
2020 年 9 月第 1 版　2020 年 9 月第 1 次印刷
ISBN 978 - 7 - 5478 - 4325 - 3/O・88
定价：168.00 元

本书如有缺页、错装或坏损等严重质量问题,请向工厂联系调换 电话: 021-66366565

保健品的测试是一项非常有挑战性的工作。测试内容主要是对保健品成分的定量测试,即测试产品标签上所列的所有营养成分及含量,包括天然植物及其提取物的含量。

目前市场上的保健品种类繁多,成分复杂,配方各异,质量参差不齐,还有各种新产品不断出现。科学的、正确的、选择性强的测试方法是保证产品质量及市场监管的基础。

目前比较权威的测试方法有中国国标的方法、美国药典的方法、美国分析化学家协会(Association of Official Analytical Chemists,AOAC)及 Codex 的方法等。由于保健品配方多样,成分复杂,测试的化合物众多,单一的测试方法很难准确地测试市场上所有的产品。有些方法能准确地测试某些配方中的某些成分,但对不同配方的产品,由于成分、基质、剂型的不同等因素,在测试同样成分时可能会出现一些不可预测的干扰,导致结果出现偏差甚至根本无法测试。所以,依靠单一的权威方法是不够的。同时,有许多产品或产品成分目前尚没有权威的测试方法可循。因此,不断调整、改进已有的测试方法,建立替代的测试方法,开发新的测试方法,在保健品测试业中是非常重要和必要的。

保健品的测试还包括对一些特殊的有可能出现在保健品中的有害物质进行分析测试。例如,一些运动保健品中是否含有违禁物及其衍生的化合物;天然产品中是否含有人工合成的化合物或药物成分等。这类测试也同样需要一系列好的测试方法。

当前,有些权威的测试方法还是用传统的滴定法、重量法、比色法和薄层色谱等这些二三十年前甚至更早时候开发的方法。这些测试方法的准确性及特征性都有待提高、改进和更新。

目前，美国药典在进行测试方法的现代化，旨在用现代仪器和方法去取代那些老旧的重量法、滴定法、比色法等，以期得到更准确、更可靠的测试方法，但进展缓慢，对当前保健品的测试没有太多的影响。2002 年，美国国家卫生研究院（National Institute of Health，NIH）卫生研究中心成立了保健品研究室（Office of Dietary Supplements，ODS），旨在对保健品进行研究的同时，开发一批科学的、高质量的保健品测试方法及标准品。ODS 委托并资助 AOAC 开发了一批高质量的测试方法，到目前为止有 16 种测试方法被验证和发表，还有一些方法正在研发进行中。这显然远远满足不了测试市场所需。中国有关部门也在进行类似的工作，但同样也远远跟不上市场所需。

基于保健品测试的实际情况，美国国会通过的保健品生产和测试的生产质量管理规范（Good Manufacture Practice，GMP）对测试方法有两点要求：一是科学的（scientific）；二是验证过的（verified）。没有规定要用官方或权威的测试方法，这个规定是基于保健品测试的特殊性和复杂性而作出的。

笔者是美国保健品及食品测试实验室 Analytical Laboratories In Anaheim 的创始人和技术总管，曾担任过 AOAC 保健品测试方法开发委员会会员，并任课题组专家、评审组成员及硫酸软骨素测试方法小组负责人，有 20 年的保健品测试方法的开发和验证及解决疑难问题的经验，本书系笔者有关保健品测试方法的系统总结。本书提供的方法是基于科学性的原则依靠先进仪器而开发出来的。有些方法通过了单一实验室的验证，个别方法正在进行 AOAC 的多实验室验证程序。这些方法可作为官方及权威测试方法或替代方法，帮助解决一些权威方法在测试实践中出现的问题。本书中还有很多尚没有权威方法可循，这些方法可以考虑先作为行业的测试方法，经验证后可提送有关单位作为权威方法或候选的权威方法。

本书不是简单地介绍测试方法，更重要的是通过演示方法开发的思路以及讨论，给读者一些借鉴，以期对读者今后的工作、学习和研究有所助益。

本书介绍的液相色谱分离方法不仅可以用在保健品测试上，也可以用在医药研究、食品及食品安全测试、农业和环保测试等领域。

保健品的测试还包括安全性测试，主要是重金属、微生物和残留物的测试。这类测试不包括在本书内容中。

Contents | 目　录

第1章
液相色谱的分离技术及应用

　　液相色谱是化学分析测试的一个重要工具,利用不同化合物的分子在移动相的作用下,与固定相(分析柱)产生不同类型、不同强度的相互作用力,形成不同的保留时间,从而起到分离的作用。

1.1　固定相的种类

　　比较常用的固定相有以下几种。

1.1.1　反相柱

　　反相柱(reversed phase column)就是把具有一定数目的直链碳原子的非极性化合物反应到硅胶或其他载体表面,形成非极性的表面。反应上去的分子有C18、C8、C30 等,碳链越长非极性越强,其中 C18 是使用最广泛的反相柱。被测分子与反相柱间的作用力是色散力。非极性的分子会产生瞬间偶极矩,并诱导邻近的非极性分子也产生瞬间偶极矩,从而产生相互的亲和力,如图 1 - 1 所示。

　　日常生活中相似相溶现象的产生是由于物质之间色散力的作用。例如,非极性的维生素 E 易溶解于非极性的油或其他非极性的溶剂;极性的盐易溶解于极性的水中。被测分子的非极性越强,与反相固定相的相互亲和力就越强,在反相柱中的保留时间越长;反之,分子的极性越强,在反相柱中的保留时间就越短。

图 1－2 中的三甲基硅烷(trimethylsilane，TMS)是键合到硅胶表面上的分子，以减少硅胶表面(—OH)基团的活性。

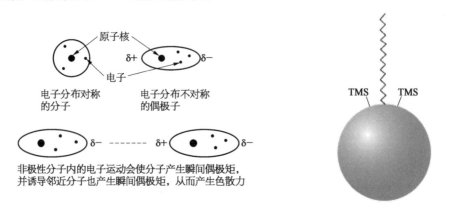

图 1－1　色散力图解　　　　　　　　图 1－2　C18 载体的示意图

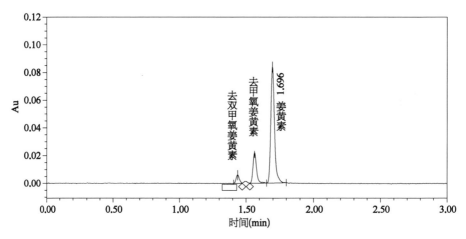

图 1－3　姜黄素的反相色谱图

从图 1-3 可以看到,3 种物质的极性比较为姜黄素＜去甲氧姜黄素＜去双甲氧姜黄素。因为姜黄素含有 2 个非极性甲氧基,去甲氧姜黄素含有 1 个甲氧基,而去双甲氧姜黄素不含有甲氧基。所以在反相色谱中非极性最强的姜黄素保留时间最长。

1.1.2　芳香基固定相

把含有芳香基的硅烷分子结合到载体硅胶表面,从而形成芳香基固定相(phenyl stationary phase),也就是苯基固定相。芳香基固定相与含有芳香基或共轭双键低能量 π 键的被测分子间的作用力,除了色散力外,还有 π-π 作用力。π-π 作用力是由 2 个含有低能量 π 键(如苯环或共轭双键)的分子的 π 电子云重叠而产生的。图 1-4 所示的是电子云的 3 种不同的重叠形式。

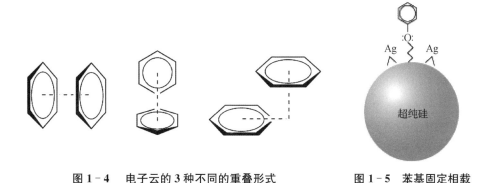

图 1-4　电子云的 3 种不同的重叠形式　　　　图 1-5　苯基固定相载体的示意图

苯基的固定相与含苯环或共轭双键的被测分子间会产生 π-π 作用力,当相互间的 π 电子云的能量接近时,会产生较强的亲和力及较长的保留时间,如图 1-5 所示。

比如,叶黄素和玉米黄质是一对在自然界共存的含有共轭低能量 π 键的同分异构体,极性相似,用反相柱很难分离,如用 C30 柱要用很长时间才能把它们分开,但用苯基柱就很容易分离(图 1-6)。

又如,比较图 1-7 和图 1-8 的光谱图可知,样品中的科罗索酸峰是不纯的,所含杂质分子含有低能量 π 电子(在 280 nm 处有吸收)。杂质分子的极性可能与科罗索酸相似,所以 C18 反相柱不能把它们分开。换用苯基柱后,由于杂质分子的 π 电子与固定相上的 π 电子产生额外的 π-π 作用,所以保留时间会比

3

科罗索酸长一点，这样就把杂质分离开了。图 1-9 和图 1-10 是用苯基柱分离得到的光谱图和色谱图。把图 1-10 中的杂质峰的光谱图和科罗索酸的光谱图叠加起来，正好和图 1-8 中含有杂质峰的光谱相吻合。

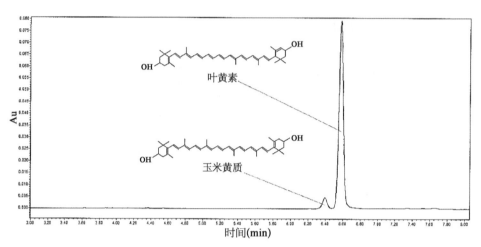

图 1-6 叶黄素和玉米黄质的苯基固定相色谱图

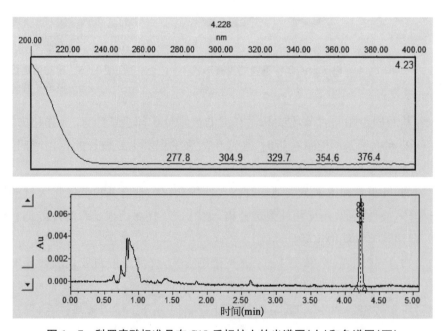

图 1-7 科罗索酸标准品在 C18 反相柱上的光谱图(上)和色谱图(下)

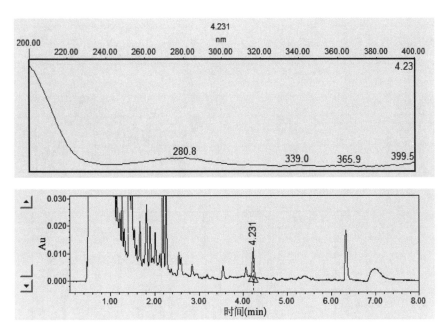

图 1‒8　样品中的科罗索酸在 C18 反相柱上的光谱图(上)和色谱图(下)

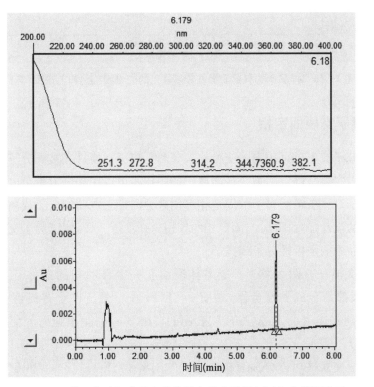

图 1‒9　科罗索酸标准品在苯基柱上的光谱图(上)和色谱图(下)

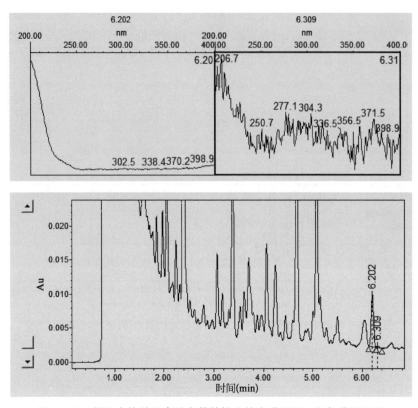

图 1-10　样品中的科罗索酸在苯基柱上的光谱图(上)和色谱图(下)

1.1.3　离子交换固定相

极性分子或离子可用离子交换柱来分离。离子交换柱和被测分子或离子之间的作用力主要是静电引力。带阳离子的固定相可以用来分离带负电荷的被测分子或离子；反之，带阴离子的固定相可用来分离带正电荷的分子或离子。由于被测分子的极性强度不同，与固定相的作用力强度不一样，所以离子交换柱可用来分离样品中的强极性分子或离子。

离子交换柱有两大类。一类载体表面在一定移动相的条件下是极性带电的(一般都是合成的聚合体，如图 1-11)；另一类是将含有极性基团的化合物反应到载体表面上去(如硅胶表面的硅醇基)，也能起到离子交换的功能(图 1-12)。

阳离子交换柱可以分离有机或无机的阳离子(图 1-13)，如胆碱是强碱性的有机阳离子，就可以被阳离子交换柱分离(图 1-14)。

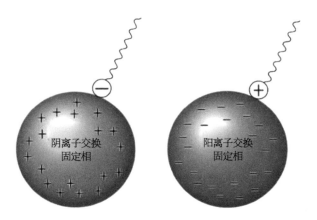

图 1‒11　表面带电的聚合材料作填料的离子交换固定相

阴离子交换柱　　　　　　阳离子交换柱

图 1‒12　带极性基团的化合物被反应到载体表面上形成离子交换固定相

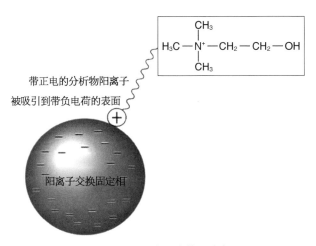

带正电的分析物阳离子
被吸引到带负电荷的表面

图 1‒13　阳离子交换固定相

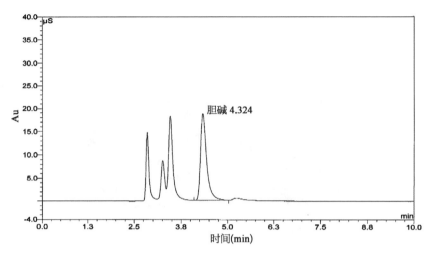

图 1 - 14　离子交换柱分离胆碱的色谱图

1.1.4　含有氢键作用力的固定相

含有羟基的固定相可与一些被测分子形成氢键而起到分离的作用。这类固定相可以用来分离含有羟基或氨基的化合物(图 1 - 15)。

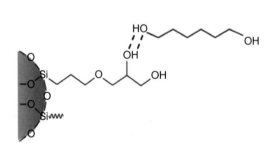

图 1 - 15　双羟基柱可以与含羟基或氨基的被测化合物形成氢键

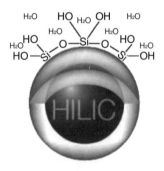

图 1 - 16　Kinetex Hlica 正相柱的载体

1.1.5　正相柱

正相柱的载体可以是纯的硅胶,也可以是极性分子键合到载体表面而形成的固定相,如图 1 - 16 所示。

固定相与被测分子间的作用力是色散力,在低 pH 的移动相条件下还可能含有氢键作用力。正相固定相的表面呈极性,所以对极性分子具有吸附力,可用来分离极性分子,或者在特定的移动相环境下分离一些非极性的分子。

1.1.6　亲和力色谱固定相

亲和力色谱固定相是指利用固定相与被测物之间的一种特殊的亲和力,比如生物学的抗原和抗体间的亲和力来分离或纯化混合样品中的被测物。例如,可以把抗原偶联到固定相上,以此来吸附样品中相对应的抗体,起到分离或纯化的作用。亲和力色谱柱可用来分离蛋白质、多肽等生物大分子。在维生素的测试中,可以用绑有 avidin 的颗粒来吸附 biotin,起到样品前处理的效果。

1.1.7　络合配位体或络合中心离子交换固定相

带有配位体基团的固定相,即把配位体分子反应到硅胶载体的表面上形成的固定相,能分离不同的中心离子,如 Cu、Fe、Ni、Cr 等。由于不同金属与固定相上配位体络合的稳定常数不同,即作用力不同,因此能分离不同的金属离子(图 1 - 17)。

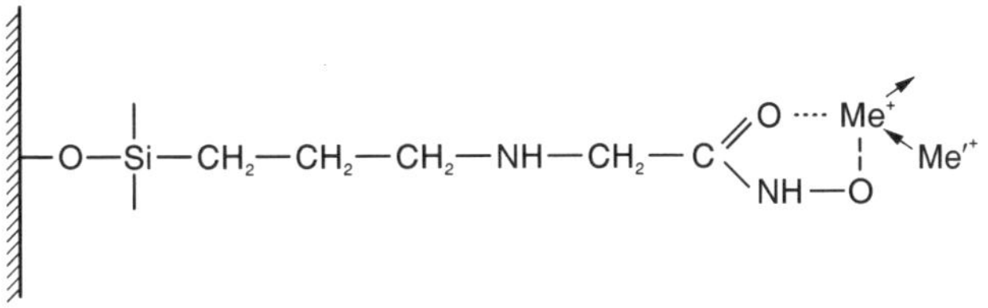

图 1 - 17　配位中心交换的固定相

另外这类固定相还可以用来分离一些配位体及其手性分子。在移动相中加入一定浓度的配位中心离子,待中心离子与固定相达到平衡后,注入待测配位体,待测配位体与中心离子产生络合作用并与固定相上的配位体形成竞争。由于不同的配位体有不同的络合强度,因此在固定相和移动相中的分配系数不一样,保留时间也就不一样。假如,待测配位体有对映分子,由于 D 型和 L 型的分子可能与移动相中的中心离子的络合稳定性有差异,因此可能会引起保留时间的差异而起到分离的作用。

阳离子交换柱也可以起到类似的作用。移动相中加入配位中心离子,系统平衡后中心离子被吸附在交换柱表面。这时注入待测配位体,由于络合稳定性不一样,不同配位体及其对映体或可被分离。

同样,我们也可以用反相柱如 C18 来分离配位体甚至配位体的对映分子。

在移动相中加入有选择的金属离子及合适的配位体(如 EDTA)形成络合分子被吸附在 C18 反相柱上并达到平衡。注入待测配位体，这时移动相中原有的配位体与待测配位体形成竞争，络合能力强的配位体保留时间就长。由于手性待测配位体的 L 型与 D 型分子与金属离子的络合能力可能有差异，导致了保留时间的不同，起到了分离的效果。

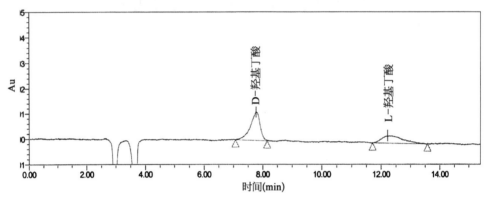

图 1‐18　色谱图(固定相：阳离子交换柱；移动相：2.0 mmol/L Cu^{2+}，pH 2.0；分离 L 型和 D 型羟基丁酸分子)

1.2　移动相的应用

移动相的应用会直接影响色谱的柱效及分离效果，正确使用移动相有助于得到高质量的色谱图。移动相的 pH、有机溶剂及有机溶剂的比例、离子对的使用等，都会对色谱的效果起到重要的作用。

1.2.1　移动相的 pH

移动相的 pH 大小对固定相及被测分子都会产生影响。如果固定相载体是硅胶，表面的硅羟基会随 pH 增大而发生离解变成负离子，这样会对被测分子特别是酸性和碱性的分子产生额外的静电作用力。由于硅胶表面有很多直径大小不一的孔(图 1‐19)，假如被测分子是阴离子，就有可能会被排斥在孔外，不规则地改变分子移动的途径，因而加速出峰时间及改变峰的宽度和对称性，这是不

希望发生的。假如被测分子是阳离子,就
会产生一种额外的不规则的静电引力,同
样会影响峰的对称性及柱效。所以建议
一般情况下使用反相柱时移动相的 pH
不超过 4。

　　移动相的 pH 同样会对被测分子本身
产生影响。低 pH 的移动相会降低酸性化
合物的极性,使其与反相柱的作用力增强
而延长出峰时间。这对酸性化合物的分
离及干扰的排除是有利的。图 1 - 20 显
示了移动相 pH 对叶酸测试的影响。

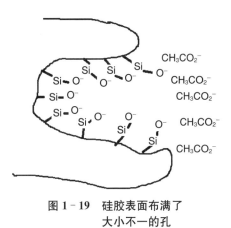

图 1 - 19　硅胶表面布满了
大小不一的孔

　　一般来说,延长极性化合物在反相柱中的保留时间有利于排除干扰物。

1.2.2　离子对的应用

　　在成分复杂、基质很脏的情况下,被测分子往往会受到干扰而无法被准确地
测定。延长被测分子在反相柱中的保留时间可以降低被干扰的概率。要延长分
子的保留时间,特别是极性分子在反相柱中的保留时间,使用离子对的移动相是
一个非常好的选择。

　　当被测分子是极性分子或离子时,可以在移动相中加入相反极性的离子,与
被测离子在移动相中形成中性的离子对,从而可以在反相柱中延长保留时间,降
低被干扰的概率。

　　如果被测分子是负极性的,可以在移动相中加入强碱性的正离子如季铵
盐、叔铵盐等。常用的正离子有四甲基季铵盐、四乙基季铵盐、四丙基季铵盐等
(图 1 - 21)。一般加入碳原子数越多的季铵盐,就会得到越长的保留时间。但
加入大分子的季铵盐对色谱仪及反相柱都有一定的损害。所以只要能达到分离
的目的,应尽可能用相对分子质量较小的季铵盐做离子对。

　　相反,假如被测分子是带正电的分子或离子,那么在移动相中就要加入强酸
性的负离子,如磺酸盐等。常用的负离子有带 4~10 个甲基(丁到癸)的磺酸盐
(图 1 - 22)。同样,加入碳原子数越多的磺酸盐,保留时间就越长。但加入相对
分子质量大的磺酸盐对仪器及反相柱都会有一定的损害,所以只要能达到目的,
应尽量用相对分子质量小的磺酸盐来做离子对试剂加入移动相。

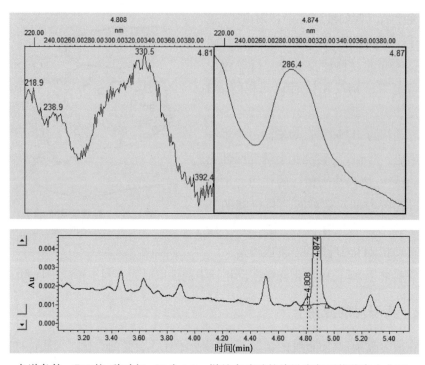

色谱条件：C18 柱；移动相 pH 为 3.0。样品中叶酸的峰没有与干扰峰完全分开。

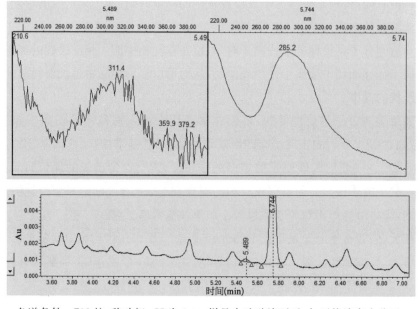

色谱条件：C18 柱；移动相 pH 为 2.0。样品中叶酸峰延后，与干扰峰完全分开。

图 1‒20　移动相 pH 对叶酸测试的影响

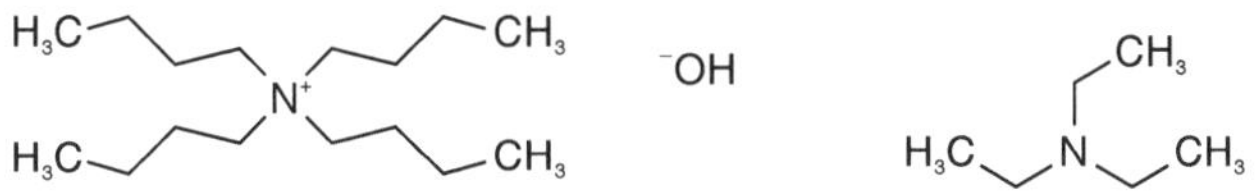

四丙基季铵盐　　　　　　　　　三乙基叔铵盐

图 1-21　可用作离子对的正离子

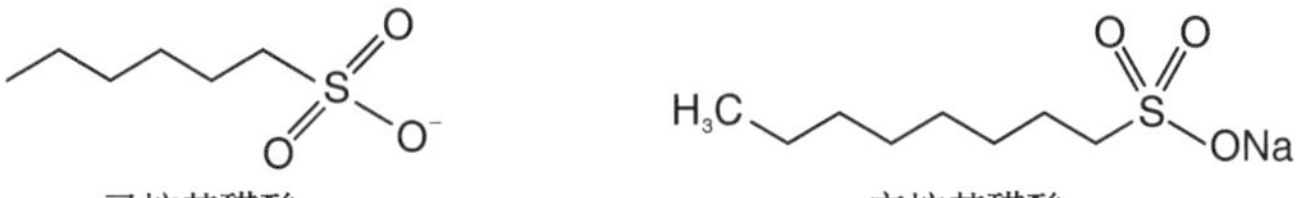

己烷基磺酸　　　　　　　　　辛烷基磺酸

图 1-22　可用作离子对的负离子

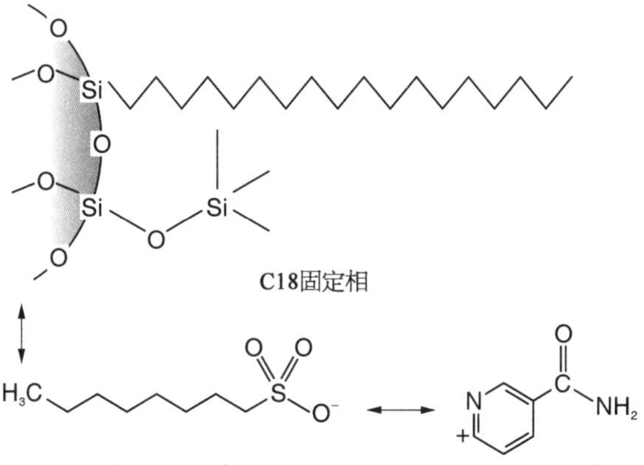

C18固定相

移动相里的离子　　　　　　被测试的分子

图 1-23　离子对在色谱中的作用

　　另外,含有离子对的移动相的 pH 也是一个重要的参数。加入到移动相中的离子对的离子都是强酸性或强碱性的,在一般的 pH 条件下(pH 1~7)极性的强弱不会有太大的变化,但是移动相的 pH 对被测分子的极性可能会有很大的影响。比如,要用反相柱和含有四丙基季铵离子的移动相来测试醋酸和甲酸,移动相的 pH 大概应在什么范围内?

　　根据公式:

$$K_a = \frac{[H^+][Ac^-]}{[HAc]}$$

$$[H^+] = K_a \frac{[HAc]}{[Ac^-]}$$

$$pH = -\log[H^+]$$

得 $\mathrm{pH}=\mathrm{p}K_a-\log\dfrac{[\mathrm{HAc}]}{[\mathrm{Ac}^-]}$

假设大部分分子已经离解，动态平衡达到$\dfrac{1}{10}$

$$\dfrac{[\mathrm{HAc}]}{[\mathrm{Ac}^-]}=\dfrac{1}{10}$$

那么

$$\mathrm{pH}=\mathrm{p}K_a+1$$

已知醋酸的 $\mathrm{p}K_a$ 是 4.76，假如要让离子对有效地工作，大部分的醋酸分子应处于离解状态，pH 应不小于 $\mathrm{p}K_a+1=5.76$。所以要把移动相的 pH 调节至不小于 5.76。

已知甲酸的 $\mathrm{p}K_a$ 是 3.75，假如要用离子对来测试甲酸，那么移动相的 pH 就应调节至不小于 4.75。

反之，测碱性化合物时

$$K_b=\dfrac{[\mathrm{BH}^+][\mathrm{OH}^-]}{[\mathrm{B}]}$$

$$[\mathrm{OH}^-]=K_b\dfrac{[\mathrm{B}]}{[\mathrm{BH}^+]}$$

$$\mathrm{pOH}=\mathrm{p}K_b-\log\dfrac{[\mathrm{B}]}{[\mathrm{BH}^+]}$$

这里 B 是碱分子，BH^+ 是质子化的碱离子。

同样假设大部分碱分子被质子化了，动态平衡达到$\dfrac{1}{10}$

$$\dfrac{[\mathrm{B}]}{[\mathrm{BH}^+]}=\dfrac{1}{10}$$

$$\mathrm{p}[\mathrm{OH}^-]=\mathrm{p}K_b+1$$

另因为 $\mathrm{pH}=14-\mathrm{pOH}$

所以移动相的 $\mathrm{pH}=14-\mathrm{p}K_b-1$

因为 $14-\mathrm{p}K_b=\mathrm{p}K_a$，所以也可以表达成

$$\mathrm{pH}=\mathrm{p}K_a-1$$

例如已知苯胺的 pK_b 是 9.13,假如用六甲基磺酸作为离子对,那么移动相的 pH 应该是不大于 $14-9.13-1=3.87$。

或也可表达为 $pH=pK_a-1=(14-9.13)-1=3.87$。

对于双极性分子(如氨基酸等),用离子对时,pH 的调节应根据分子的等电点来定。例如,半胱氨酸的等电点是 5.05,也就是说在 pH 为 5.05 时,半胱氨酸是中性、不带电的。但假如降低 pH,整个分子就带正电;升高 pH,分子就会显负电性。若要用烷基磺酸盐做离子对试剂,那么 pH 就要调节至 $5.05-1=4.05$ 以下;若要用季铵盐做离子对试剂,那么 pH 要调节至 $5.05+1=6.05$ 以上。

1.2.3 有机溶剂

液相色谱常用的有机溶剂及其物理性质见表 1。

表 1 有机溶剂及其物理性质

有 机 溶 剂	紫外零吸收(nm)(UV cut off)	黏度(viscosity)
乙腈(acetonitrile)	200	0.47
甲醇(methanol)	240	0.69
乙醇(ethanol)	240	1.36
丙醇(propanol)	240	2.43

从上表可以看到,用作移动相的有机溶剂,乙腈的黏度以及紫外零吸收均较为理想。甲醇、乙醇、异丙醇、正己烷、氯仿等也常用作液相色谱的移动相或移动相中的成分。一般来说,在反相色谱中被测分子的非极性越强,移动相的非极性也应该越强,才能把被测物洗脱出来。但非极性强的溶剂对仪器及反相柱的使用寿命都会产生影响。遇到非极性很强的化合物时,可以考虑使用非极性比较弱的固定相,如用 C8 或者 C4 来代替 C18。

改变移动相中非极性的有机溶剂的百分比,可以起到不同的分离效果。液相色谱中的有机溶剂也可以走梯度来逐步增加移动相中的有机溶剂的百分比,从而降低峰的宽度,增加分辨率。工作原理就像自由落体的加速度,一盆水从 1 000 m 高空中落下,在重力加速度的作用下到达地面时已被分成不连续的水柱或水滴了。在实验室中一般都用线性的匀加速的梯度来改善分离效果。不同速率的梯度可起到不同的效果。

1.2.4　离子交换色谱中的移动相

如上节所述,pH 是一个非常重要的参数。在强离子交换色谱中调节移动相的 pH,只需考虑被测分子的极性状态。增加被测分子的极性会延长洗脱时间,极性太强会造成被测化合物难以洗脱甚至洗脱不了;降低被测分子的极性,也就是降低离子交换的作用力,就会缩短被测物的保留时间。

在弱离子交换色谱中调节移动相的 pH 时,不仅要考虑 pH 对被测分子的影响,还要考虑 pH 对固定相的作用。在弱阳离子交换色谱中,降低 pH 能增加被测碱性化合物的极性,同时会降低固定相的极性;在弱阴离子交换色谱中,降低 pH 就会减弱被测的弱酸分子的极性,但也可能会增加固定相的极性。因此,离子交换的作用力会随 pH 的变化而变化。

怎样调节移动相的 pH 起到最佳色谱效果,取决于被测分子的结构、样品的成分及移动相的种类等因素。这需要在实践中摸索。但掌握以上 pH 调节的原则对测试方法的开发或调整很有帮助。

另外,移动相中加入竞争离子也可调节出峰时间。在强阳离子交换与强阴离子交换色谱中,被测离子有时很难被洗脱下来,导致保留时间特别长、峰宽特别宽甚至根本没有峰。为了控制保留时间,可以有意地在移动相中加入不同强度的竞争离子。例如,在阴离子交换色谱中,可以在移动相中加入醋酸离子,使其占领固定相上的活性空间,与被测的阴离子形成竞争,降低被测离子在固定相的分配系数,从而控制保留时间。移动相中竞争离子的强度取决于离子的结构与浓度。一般来说,离子价数越高,半径越大,离子强度就越大;离子浓度越大,离子强度就越大。在阳离子交换色谱中,氨和胺离子经常作为竞争离子被加到移动相中。

1.3　样品及标准溶液的配制

保健品的品种及形式多样,还有各种不同的剂型,如液体、片剂、胶囊、软胶囊,还可能存在于食品及饮料中,所以样品的处理及准备也比较复杂,但最终的目的就是要把样品中的被测物质全部、完全地萃取或溶解在测试溶剂中。

一般情况下,如果被测物是水溶性的,就用水做溶剂来萃取被测物;如果被测物是油溶性的,就用有机溶剂来萃取。但对一些特殊的样品,就要做一些调整。

(1)测试软胶囊或其他油基样品中水溶性的成分,不能简单地直接用水来萃取。因为水与油是互不溶的。用水萃取是异相萃取,效率低而且很难把所有的被测成分全部萃取到水中。所以应该先将少量的能与水互溶的有机溶剂(如甲醇、乙醇等)加到油质的样品中,然后加水萃取。实验证明这样做能把被测物全部萃取到溶液里。

(2)测试固体粉末中的油溶性物质,不能直接用有机溶剂萃取,因为许多油溶性的物质可能被吸附或包裹在亲水性的物质(如淀粉等)中。有机溶剂很难浸润到这些亲水性载体中,所以很难把被测物全部溶解出来。应该先加一点温水把这些亲水性的物质化开,然后加有机溶剂萃取。

(3)保健品中有些成分会相互反应,比如三价铁能使维生素 C 发生氧化,金属离子能与一些有机分子形成络合物等,所有这些反应都会影响最后的测试结果。为了保护被测分子在样品准备过程中不被氧化或不被络合,可以加入一些保护剂。保护剂可以是还原剂,防止被测成分被氧化,常用的还原剂有硫代硫酸钠、维生素 C 等。另外,在保护剂中还可以加入一些较强的络合配位体(如 EDTA 等),以保护被测分子不被络合。

(4)改用不同的萃取溶剂以减少干扰物。维生素 B$_{12}$一般用水萃取,但假如用水做溶剂,色谱会受到干扰,可以换用甲醇或乙醇来萃取样品中的维生素 B$_{12}$。因为维生素 B$_{12}$既可溶解于水,也可溶解于甲醇,但有些干扰物可能只溶于水而不溶于甲醇,以此来排除干扰物。

(5)有些化合物不稳定,如胡萝卜素类的化合物会分解。为了延长产品的有效期,制造商会把这些化合物进行造粒处理,就是用明胶等物质把这些不稳定的成分包裹起来做成微小颗粒使其与外界隔离。这样处理过的原料很稳定,在测试过程中必须把这些小颗粒打破,才能把有效成分萃取出来,否则有效成分是测不到的。比较合理的造粒应该用明胶做原料,在测试时可用菠萝蛋白酶来酶解明胶,让有效成分暴露出来,然后用合适的溶剂来萃取。一般在 37℃ 的条件下,1 小时可以完成酶解。然而不是所有的造粒都用明胶做原料,有些产品是用淀粉或变性淀粉做原料,有些是用蜡做原料。不同原料、不同工艺生产出的微粒,其破解方法也不同,有些用酶来破解,有些需要用 DMSO 来破解,有些甚至要用强酸或强碱加高温来破解(这类保健品的生物活性很值得怀疑,这类产品有待政府有关部门建立一套生产标准及测试标准以保证产品的有效性及测试的规范化)。目前遇到这类样品,首先要求厂方提供破粒的方法,否则会给测试工作带来很多不便。

(6) 标准样品的配制方法原则上应与样品配制的方法一样。对一些不稳定的化合物,在配制溶液前应先标定纯度。以叶黄素为例:首先用规定的溶剂配成溶液,测量溶剂的紫外吸收强度,用紫外吸收系数来换算溶液的浓度。接下来再测液相色谱,得出色谱的纯度。最后用紫外光谱测到的浓度乘以色谱纯度,就可以得到标准样品的纯度。

另外,有些标准品价格非常昂贵,不可能每次测试都配新的标准溶液,可以适当地保存它们的原始溶液,以待以后继续使用。为了确保原始溶液的稳定性,可在原始溶液中加入合适的稳定的化合物作为参照物,测液相色谱并记下标准品的峰面积和参照物峰面积,算出两个峰面积的比例。下次用时假如峰面积比例不变,说明标准品的原始溶液是稳定的,可以继续使用;若峰面积的比例超出控制范围,则应停止使用,须重新配制新的原始标准溶液。

1.4 仪器介绍

1.4.1 高效液相色谱仪

高效液相色谱仪(high performance liquid chromatography,HPLC)主要由进样器、液体压缩泵和检测器三大部分组成。

最原始的进样方式是用针筒手动进样。现代仪器一般都是用由电脑控制的自动进样器,注射量一般都是 $1 \sim 100 \ \mu L$。不同的制造商有不同的注射技术及相应装置,重复性和准确性在安装时都应得到验证。

HPLC 的液体压缩泵的压力一般是 $5\,000 \sim 6\,000$ psi。有高压泵和低压泵之分,这里高压泵和低压泵有特殊的定义。低压泵指的是液相溶剂 A、B、C、D 按不同的比例混合好后再由单一的压力泵压缩到柱子和检测器中。高压泵是指 A 相和 B 相两个移动相经过两个独立的泵加压,然后混合后再经过色谱柱和检测器。低压泵的缺点是不同的液体混合后可能会产生气泡,而这些气泡到了压缩泵后有可能会积累成大气泡,造成压力和流速的不稳定,影响色谱质量。另外,在走梯度时响应时间较慢。所以同样的梯度程序在高压和低压的 HPLC 走出来的色谱图可能不完全一样。优点是可以用 4 种不同的移动相,而且只需一个压缩泵,比较经济。

　　HPLC 的检测器种类很多,主要有紫外/可见光(UV/Vis)、荧光(FLR)、折光示差(RI)、蒸发光散射(ELSD)、质谱(MS 或 MS/MS)、电化学(EC)和电导(CD)检测器。这里只讨论用途最广泛的 UV/Vis 检测器和 MS/MS 检测器。ED 和 CD 将在离子色谱(IC)中介绍。

　　1. 紫外/可见光检测器

　　紫外/可见光检测器分两大类: 全扫描(PDA)检测器和单一波长(SWL)检测器。PDA 检测器的每个采样点都是全扫描的(比如 200～500 nm),即每个采样点都可以得到一个完整的全扫描的光谱图。一个纯的单一分子的色谱峰的光谱应该自始至终一致,而且与标准品的光谱高度一致。假如在整个出峰周期的光谱有变化或与标准品的光谱不相吻合,那就有可能这个峰里含有其他化合物,或者根本就不是与标准品同样的化合物。SWL 检测器在每个采样点只能读出在一个设定的单一波长上的吸收强度,不能鉴别峰的纯度,因此可能会导致最后结果的误差。因此,在保健品测试中强烈建议使用 PDA 检测器。

　　2. 质谱检测器

　　同样在质谱检测器中,为了提高选择性、避免误读,强烈建议使用 MS/MS 检测器。多反应监测(multiple reaction monitoring, MRM)模式在定性和定量分析中应用最广泛。已知被测物的相对分子质量,输入仪器的软件中,Q1 就聚焦在这个设定的相对分子质量上,任何分子的相对分子质量符合设定就会被 Q1 选择送到碰撞室(collision cell),被轰击后产生相应的碎片,这些碎片进入 Q3 并被准确地测量出质量及数量。相同相对分子质量的不同分子经过撞击后不会产生完全一样的碎片模式,为了提高选择性,一般选出数量最多的前 3 个离子对来作定性和定量分析,即母离子＞碎片 1,母离子＞碎片 2 和母离子＞碎片 3。

　　将 3 个被选出的离子对与标准品相比较时,如果 3 个离子的质量和标准品完全一样,并且数量上的比例也一致,那么可确定该母离子就是要测的化合物。再加上 HPLC 的保留时间进一步提高了确定性。3 个离子对的总和或数量最大的第一组离子对可用来进行定量计算。另外,在选择离子对时可以多选一两对,以备被选上的离子对受到干扰时可以替代。

　　MS/MS 检测器的灵敏度很高，比较先进的质谱检测器对维生素 B_{12} 和生物素的最低检测极限都可达到 ppb* 水平。但由于离子化过程中同一被测分子在不同基质背景下的离子化的程度会有差异，加上一些其他因素，MS/MS 检测器的精确度和准确度都不如 UV/Vis 检测器。所以对准确性要求高的定量测试，在允许的情况下应尽可能用 UV/Vis 检测器。

　　目前最先进的高分辨率的质谱仪分辨率可达到小数点后的 6 至 7 位。高分辨率的质谱仪对未知化合物的测试是很有帮助的。比如测到一个未知化合物的相对分子质量是 356.546 734，那么符合这个相对分子质量的可能的分子范围就很小了。再参考高分辨率的同位素的模式，及碎片的质量与同位素的分布模式，就很可能会得到一个准确的分子式。经过与标准品的比较，可以进一步确定该分子并进行定量测试。这种没有固定目标的测试是一个非常有潜力的测试方向。目前对食品及保健品的安全测试都是有目标的测试，比如测试三聚氰胺、黄曲霉素等。这种有目标的测试很费时，也很有限，因为很多可能的有害物质没测，也不可能全测。因此无目标测试就有可能是以后的发展方向。只要样品中存在的化合物，不管是有害或有益，都能被定性和定量地测试出来，这将是测试领域的大革命。随着仪器不断改进、软件的发展及大数据的收集，这种没有目标的测试将越来越成为可能。

　　另外，目前离子淌度质谱仪也被实验室所使用。离子淌度能分离 m/z 相同但立体结构不同的离子。离子在通过相同电场的飘移管时碰撞到系统中的缓冲气体分子，经过一系列不同机理的作用，使得不同半径、不同立体结构的离子在飘移管中移动速度不一样，产生不同的时间位移，从而起到分离作用。比如同分异构体，相对分子质量不同但 m/z 相同的物质，氨基酸组分相同但排列顺序不同的肽，糖在不同位置的糖苷等。在保健品测试中，由于样品的基质比较复杂，所以离子淌度谱也很复杂，使用时可能会有一定困难。

1.4.2　超高效液相色谱仪

　　超高效液相色谱仪(ultra performance liquid chromatography, UPLC)也可称 UHPLC，是近 20 年来开发出来的第二代 HPLC。它最大的优点就是快，可

---

　　* ppb：part per billion，表示溶质质量占全部溶液质量的 10 亿分比。1 ppb＝1/1 000 ppm。

以节省时间及溶剂。UPLC 的柱效与移动相的线速度有关。但假如载体的颗粒足够小,那么增加线速度就不会影响柱效,如图 1-24 所示。

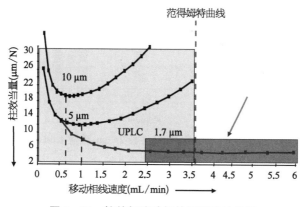

图 1-24　柱效与移动相的线速度的关系

这里柱效当量 ∝ 1/柱效。

当载体颗粒小到 1.7 μm 时,线速度在很大范围内柱效不变,高线速度还能保持高柱效。按照范得姆特(Van Deemter)理论

$$柱效 \propto \frac{1}{颗粒直径}$$

一般 HPLC 颗粒直径是 5.0 μm,UPLC 是 1.7 μm,5.0/1.7≈3,所以 5 cm 长的 UPLC 柱的柱效相当 15 cm 长的 HPLC 柱。

再来比一下流动相线速度,10 cm 的 UPLC 柱流速一般是 0.6 mL/min,死体积是 0.2 mL;25 cm HPLC 柱的流速 1.0 mL/min,死体积是 2.5 mL。

UPLC 的线速度=0.6 mL/min×10 cm/0.2 mL=30 cm/min

HPLC 的线速度=1.0 mL/min×25 cm/2.5 mL=10 cm/min

UPLC 的线速度/HPLC 的线速度=30/10=3

就是说在相等的柱效条件下,UPLC 柱只要 1/3 长度,但线速度又快了 3 倍,所以 UPLC 比 HPLC 要快 9 倍。图 1-25 和图 1-26 分别为 HPLC 和 UPLC 的色谱图的比较,HPLC 一个注射需要 50 min,UPLC 一个注射只需要 5 min。

再来看分辨率: 根据色谱理论,分辨率 Rs 与柱效的平方根成正比。

一般情况下用 10 cm UPLC 柱来替代 25 cm HPLC 柱。已知 UPLC 柱的柱效是 HPLC 柱的 3 倍。10 cm UPLC 柱的柱效等于 25 cm HPLC 柱柱效的 1.2

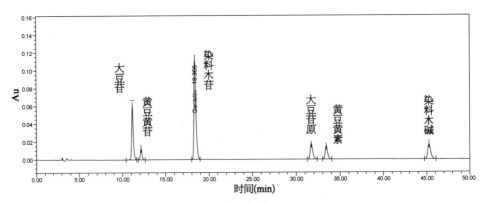

图 1‒25　HPLC 的色谱图(柱长 25 cm,流速 1 mL/min)

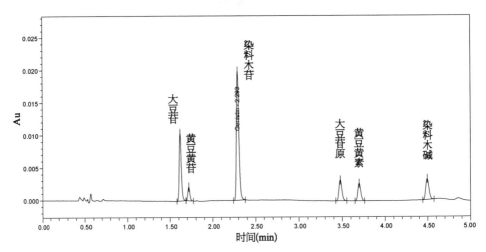

图 1‒26　UPLC 的色谱图(柱长 10 cm,流速 0.6 mL/min)

倍($3 \times 10/25 = 1.2$)。

$$Rs \propto \sqrt{1.2} > 1$$

所以,在以上条件下 UPLC 的分辨率不会低于 HPLC 的分辨率。

如果载体的颗粒小,移动相的流速快,柱压就会升高,所以 UPLC 必须解决两个技术问题:一是柱子的载体能承受高压(15 000 psi),且在高压条件下不破碎、不变形。二是仪器要能够产生和承受高压(15 000 psi),且在高压条件下不渗漏。20 世纪末至 21 世纪初 UPLC 开发成功,现在已逐渐走向普及。

1.4.3　离子色谱仪

离子色谱仪(ion chromatography, IC)是基于离子交换原理而设计出的一种特殊色谱仪。IC 同样也包括三大部分。

IC 的进样器与 HPLC 的进样器工作原理相同,只是商标和一些设计有所不同。进样量一般也是 1~100 μL。

由于 IC 的移动相不是碱性的就是酸性的,所以压力泵和其他元件都不能用金属材料而必须用聚合材料。因此 IC 的机械部分不像 HPLC 那样耐用。常用的 IC 配备有电化学电极检测器(electrochemistry detector,ED)和电导检测器(conductivity detector,CD)。

ED 主要是测含有羟基和氨基官能团的化合物,主要是糖和氨基酸。糖和氨基酸在强碱性的移动相中会电离而产生负离子,所以测糖和氨基酸一般是在阴离子交换色谱条件下进行。ED 在碱性条件下的灵敏度相当高,一般糖的检测最低极限可以达到 50 ppb。

CD 对阴离子和阳离子都有响应,所以阴离子交换色谱和阳离子交换色谱都可以用 CD 做检测器。一般阳离子交换在酸性移动相中进行,阴离子交换在碱性的条件下进行的。因为酸性和碱性的移动相中都有离子,所以在 CD 检测器中都会有响应,基线会很高。为了提高灵敏度,降低基线,在移动相进入 CD 前用离子抑制器(suppressor)把移动相里的离子除掉。

标准的 IC 一般配备两套系统,包括两个压缩泵,相对应的两套移动相装置及相对应的 ED 和 CD。这样一套设备可以用来测试糖、氨基酸、无机阴阳离子及有机阴阳离子。

1.4.4　LC‐MS/MS 的定性及定量测试

1. 定性测试

为了提高测试方法的选择性,避免误读,在 HPLC 或 UPLC 后面串联一个质谱仪,用色谱的保留时间与质谱的 m/z 值来认证被测分子。但是在复杂的基质中,在色谱系统中可能同时出现被测物的分子离子及其他 m/z 值相同的离子的情况,所以 LC/MS 在定性测试及以此为基础的定量测试中有一定局限性。因此在保健品测试中建议用 LC‐MS/MS,并用 MRM 模式来做定性和定量的测试。已知被测物的相对分子质量,输入仪器的软件中,Q1 就聚焦在这个设定的相对分子质量上,任何分子的相对分子质量符合设定就会被 Q1 选择送到碰撞室(collision cell),被轰击后产生相应的碎片,这些碎片进入 Q3 并被准确地测量出质量及数量。相同相对分子质量的不同分子经过撞击后不会产生完全一样的碎片模式，为了提高选择性，一般选出数量最多的前 3 个离子对来作定性和定量分析，即母离子＞碎片 1，母离子＞碎片 2 和母离子＞碎片 3。

将 3 个被选出的离子对与标准品相比较时，如果 3 个离子对产生的碎片的质量和标准品完全一样，并且数量上的比例也一致，那么可确定该母离子就是要测的化合物。再加上 HPLC 的保留时间进一步提高了确定性。3 个离子对的总和或数量最大的第一组离子对可用来进行定量计算。另外，在选择离子对时可以多选一两对，以备被选上的离子对受到干扰时可以替代。

2. 定量测试

以上选出的 3 个离子对的数量总和或数量最多的 1 个离子对，可用来进行定量计算。MS/MS 检测器的灵敏度很高，比较先进的质谱仪对维生素 B_{12} 和生物素及其他一些化合物的最低检测极限都可以达到 ppb 水平。

质谱仪的离子化过程很容易被基质干扰(抑制或增强，但绝大多数情况下都是离子化被抑制了)。由于保健品的成分复杂，干扰物浓度又可能大大超过被测物的浓度，在离子化过程中能量可能被干扰物吸收而引起待测分子不能被全部离子化甚至完全没有被离子化。而与此相比，空白的标准液不受基质影响，离子化程度可能会高于样品溶液。所以在实际测试中一定要确定样品溶液的离子化程度与标准溶液的离子化程度有定量的可比性，比如两者的离子化程度有一个固定的常数(如 85%)等。

定量分析一般有以下两种方法。

(1) 内标法

内标法对内标化合物的要求是在相同色谱的环境下，离子化的程度要与被测化合物相似或有一个固定的比例，内标物的物理化学性质要与被测化合物相似，以达到碎片模型一致性，而且还要求样品中基本不存在该内标化合物。要满足以上条件，只有被测分子的同位素分子才是最理想的选择。

但假如同位素内标在样品基质中回收率很低，那就不能用一般的内标计算法来计算测试结果。比如内标的回收率只有 20%，这时内标物和被测分子的浓度与 MS/MS 检测器的信号强度可能不成正比，所以不能简单地用内标法的计算方法来计算最后的结果。例如，在某基质干扰的条件下，内标的回收率很低，在这种情况下假如内标的峰面积是 2 000，而被测物的峰面积只有 1 000，就不能想当然地以为被测物的浓度是内标浓度的一半，因为在此环境下离子化的程度与浓度可能不成正比。所以要准确地定量计算测试结果就要走如下程序。

计算内标回收率：

先配制 3 个不同浓度的空白内标溶液（用水或甲醇等作溶剂），也就是标准液，建立内标的工作曲线，同时可检查仪器的线性。再准备 1 份样品溶液，加入已知量的内标物，这就是可以直接注射的样品溶液（本方法内标的添加在样品溶液注射前完成）。最后测得样品液中内标的峰面积，计算样品溶液的内标回收率：

$$内标回收率 = \frac{样品液中的内标响应因子}{空白液中的内标响应因子}$$

这里，样品液中的内标响应因子＝样品中内标的峰面积/样品中内标的浓度。

空白液中的内标响应因子＝标准液（空白液）中的内标面积/标准液中的内标浓度。

假如内标回收率是好的（如≥80％），那么可以以内标为参照来计算结果。

$$计算结果(\%) = \frac{被测物峰面积 \times 内标液浓度(mg/mL) \times 样品溶液的总体积(mL)}{内标物峰面积 \times 样品重量(mg)} \times 100\%$$

如果回收率超出规定的范围，比如 80％～120％（内标回收率可接受的范围是由测试的方法、样品的基质、所用的仪器等因素来决定的，可以用一些数据加以验证），那么最有效率的做法是将样品的测试溶液和内标空白溶液（如需要）稀释若干倍，使样品测试溶液中待测物的浓度是定量检测极限的 3 倍，然后分别注射入 LC‐MS/MS。如果内标的回收率达到规定的范围，这时可用稀释后的样品液来计算结果；如果回收率还是超出可接受的范围，那么有以下两个选择：

选择一，使稀释后的样品溶液中待测物的峰面积和内标的峰面积非常接近，那么可以直接以内标为参照来计算结果。

$$被测物的浓度 = \frac{A_{待测} \times C_{内标}}{A_{内标}}$$

$A_{待测}$：待测物的峰面积

$A_{内标}$：内标的峰面积

$C_{内标}$：样品液中内标浓度

选择二，建立基质背景下的内标工作曲线，步骤如下：

准备 5 份不含内标的样品溶液，注射前加入不同量的内标（以样品测试溶液中的内标含量为 1 作参照，分别加入 0.05、0.1、0.5、1.5 和 2 倍的量，连同原始的样品溶液一共 6 个点）。如图 1‐27 所示，以加入的内标量为横坐标，内标的峰面积为纵坐标,建立二次函数的工作曲线。输入样品液中被测物的峰面积(不是内标峰面积),就可以在工作曲线找到相应的浓度,计算结果。

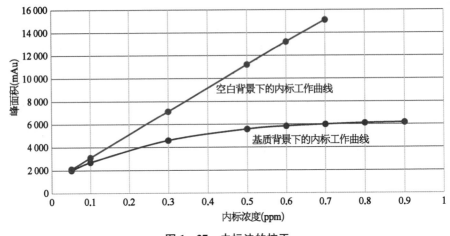

图 1 - 27　内标法的校正

以上的计算都假设被测分子和内标分子的离子化程度是一样的。

另外,氘(^{2}H)同位素内标中,可能含有一定比例的氢(^{1}H)同位素,所以在计算过程中内标的浓度应是除去氢同位素后的实际浓度。最后在计算所得的结果中还应减去待测物中所含的内标中氢(^{1}H)同位素的量。

在极端情况下,假如内标回收率太低或者根本没有内标峰,应该首先调节色谱及质谱的条件,如改换不同功能的色谱柱子、移动相等使干扰物得以从被测物中分离出去,以及调节其他质谱条件,直到以上的程序可以被实行。

如需要在移动相中加入离子对试剂,则必须选择挥发性酸或碱,如三氟乙酸、三乙胺等。移动相中加入离子对试剂后,质谱仪的灵敏度会大幅度地下降,使痕量测试成为不可能。

(2) 外标法

被测物的同位素内标价格比较昂贵,而且有些被测物没有现成的同位素内标物可用,所以在实际测试中外标法也被广泛使用。

用被测物的标准品来配制不同浓度的外标溶液时,首先将不同浓度的标准液注入 LC - MS/MS 系统中,然后输入不同点的数据(浓度、峰面积),以浓度为横坐标,信号强度(峰面积)为纵坐标,作工作曲线。然后注入样品溶液,得到相应的峰面积,将峰面积输入到工作曲线上就可以得到相对应的浓度。但外标法也同样存在基质干扰的问题。

标准液中没有基质干扰因素,所以被测物的离子化程度可能会高出含有基质的样品溶液,这样计算出的结果是不准确的,要排除基质干扰或校正被干扰的结果,建议走以下程序。

回收率的检测:

准备两份相同的样品溶液,在一份样品溶液中加入已知量的被测物的标准品。将这两种溶液分别走 LC‐MS/MS,然后计算添加量的回收率,方法如下:

$$回收率 = \frac{A_添 - A_样}{添加量的理论面积} \times 100\%$$

$A_添$:样品添加液的峰面积

$A_样$:样品液的峰面积

添加量的理论面积=添加量(换算成浓度)在标准工作曲线上得到的相对应的峰面积

如果添加量的回收率在规定范围内,那么就用回收率来校正所得到的计算结果。

$$实际结果 = \frac{计算所得结果}{回收率}$$

如果添加量的回收率超出规定范围(比如 80%~120%),可将样品溶液和标准溶液(如需要)稀释若干倍,使样品溶液中被测物的浓度是定量检测极限的 3 倍,在另一份同样稀释后的样品溶液中加入相似量的标准品,将这两份溶液再走 LC‐MS/MS,计算回收率,如回收率在可接受的范围内,则用此溶液来计算结果,并用所得回收率来校正计算结果。回收率的可接受的范围要根据样品基质、不同的仪器及方法等因素来决定,要有一数据加以验证。

假如样品溶液不能稀释或稀释后回收率仍不理想,那么就要做标准品添加的线性测试。例如,在样品溶液中分别添加 5 μL、10 μL、15 μL 的 10 ppm* 的标准液,然后测试添加后的线性。如果线性好,还是可以用回收率来校正计算所得的结果,虽然回收率已经超出了控制范围。

但是假如回收率太低或回收率等于零,在这种极端情况下就必须改变测试方法重新测试。

LC‐MS/MS 定量测试步骤可归纳如下:

* ppm:part per million,表示溶质质量占全部溶液质量的百万分比。1 ppm=1 000 ppb。

```
┌─────────────────────────────────────────┐
│                  内标法                    │
└─────────────────────────────────────────┘
                     │
                     ▼
┌─────────────────────────────────────────┐
│ 检测内标回收率，假如内标回收率是在控制范      │
│ 围内，可参照内标来计算测试结果。            │
└─────────────────────────────────────────┘
                     │
                     ▼
┌─────────────────────────────────────────┐
│ 如果回收率超出规定的范围，将样品测试溶液      │
│ 和内标空白溶液同时稀释若干倍，使样品测试      │
│ 溶液中待测物的浓度是定量检测极限的 3 倍。    │
│ 稀释后如果内标的回收率达到规定的范围，可      │
│ 直接参照内标浓度来计算测试结果。            │
└─────────────────────────────────────────┘
```

┌─────────────────────────────────────┐
│ 如果稀释后回收率还是超出可接受的范   │
│ 围，而且待测物的峰面积和内标的峰面积   │
│ 相差很多，需建立基质背景下的内标工作   │
│ 曲线。在样品溶液中加入不同量的内标   │
│ 物，以加入的内标量为横坐标，内标的峰面   │
│ 积为纵坐标，建立二次函数的工作曲线。   │
│ 输入样品中被测物的峰面积，就可以在工   │
│ 作曲线上找到相应的浓度，计算结果。   │
└─────────────────────────────────────┘

┌─────────────────────────────────────┐
│ 如果稀释后回收率还是超出可接受的范   │
│ 围，可以使待测物的峰面积和内标的峰面积   │
│ 非常接近，然后参照内标的浓度计算结果。   │
└─────────────────────────────────────┘

在极端情况下，假如内标回收率太低或者根本没有内标峰，应该首先调节色谱及质谱的条件，如改换不同功能的色谱柱子、移动相等使干扰物得以从待测物中分离出去，也可以改用 APCI 取代 ESI，以及调节其他质谱条件，直到以上的程序可以被实行。

```
┌─────────────────────────────────────────┐
│                  外标法                    │
└─────────────────────────────────────────┘
                     │
                     ▼
┌─────────────────────────────────────────┐
│ 配制 3 ~ 4 个标准品溶液，注射进仪器，建立工  │
│ 作曲线。                                  │
└─────────────────────────────────────────┘
                     │
                     ▼
┌─────────────────────────────────────────┐
│ 准备两份相同的样品溶液，在一份样品溶液中加入已知量的被测物的标准品。 │
│ 将这两种溶液分别走 LC-MS/MS，然后计算添加量的回收率。如回收率在范围 │
│ 内，用所得回收率来校正计算所得结果。        │
└─────────────────────────────────────────┘
                     │
                     ▼
┌─────────────────────────────────────────┐
│ 如果添加量的回收率超出规定的范围，将样品溶液和标准溶液（如需要）稀释若 │
│ 干倍，使样品溶液中被测物的浓度是定量检测极限的 3 倍，在另一份同样稀释过 │
│ 的样品溶液中加入相似量的标准品，将这两份溶液再走 LC-MS/MS，计算添加 │
│ 量的回收率，若回收率在控制范围内，用此回收率来校正计算结果。        │
└─────────────────────────────────────────┘
```

假如样品溶液不能稀释或稀释后回收率仍不理想,那么就要做标准品添加的线性测试,例如在样品溶液中分别添加 5 μL、10 μL、15 μL 的 10 ppm 的标准液,然后测试添加后的线性。如果线性好,还是可以用回收率来校正计算结果,虽然回收率已经超出了控制范围。

　　在极端情况下,假如回收率太低或添加液的线性不好,就必须改变测试方法重新测试。

第 2 章
维生素及相关营养素测试方法

2.1 水溶性维生素的测试方法

2.1.1 水溶性维生素的测试方法

水溶性的维生素主要包括维生素 B_1（硫胺素）、维生素 B_2、维生素 B_3（烟酰胺）、维生素 B_5、维生素 B_6（吡哆醇）、维生素 B_{12}（氰钴胺）、叶酸和生物素。其中叶酸在保健品中主要有两种形式：叶酸和甲基四氢叶酸。甲基四氢叶酸是叶酸的代谢物，能被人体直接吸收。现在很多保健品用甲基四氢叶酸来代替叶酸。维生素 B_3 也有两种，一种是弱酸性的烟酸，还有一种是弱碱性的烟酰胺。维生素 B_{12} 有 4 种形式：维生素 B_{12}、甲基维生素 B_{12}、羟基维生素 B_{12} 和酶维生素 B_{12}。一般的保健品中都以加维生素 B_{12} 为主，但现在越来越多的保健品中用甲基维生素 B_{12} 来替代维生素 B_{12}。水溶性维生素的分子结构式如下：

维生素B_1 维生素B_2 烟酰胺

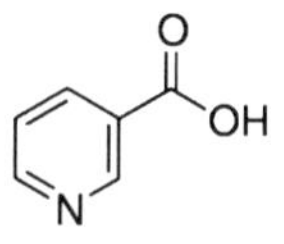

烟酸

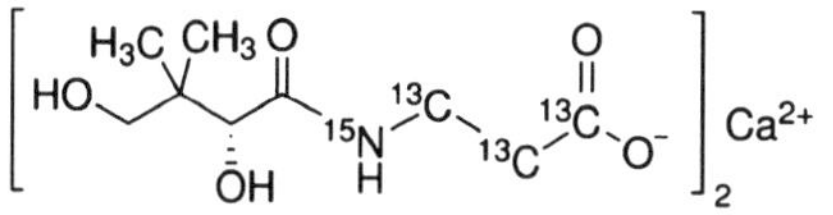

维生素B₅

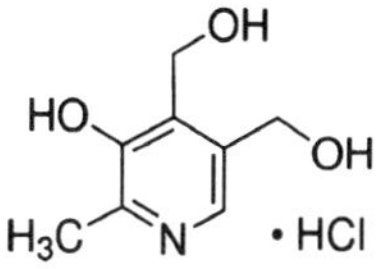

维生素B₆

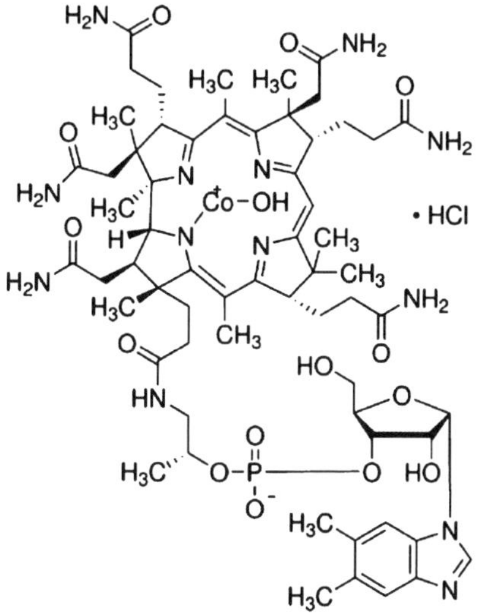

维生素B₁₂

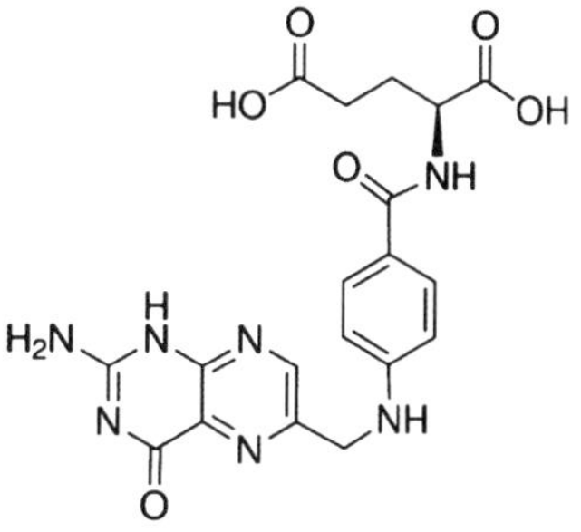

叶酸

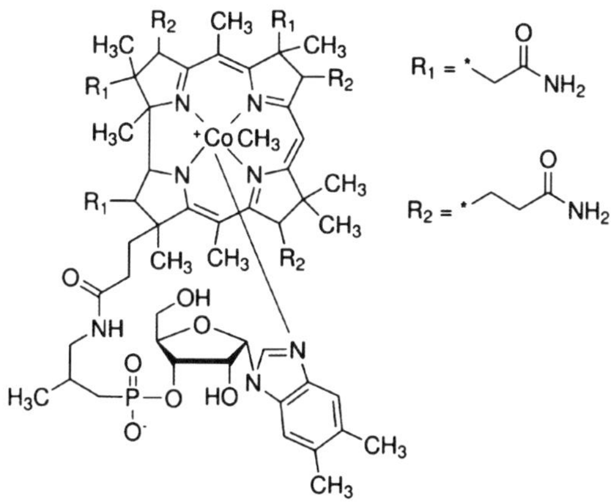

生物素

甲基维生素B₁₂

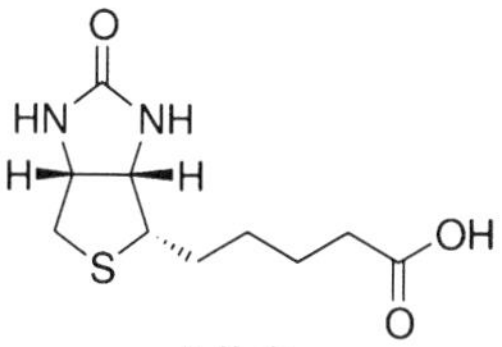

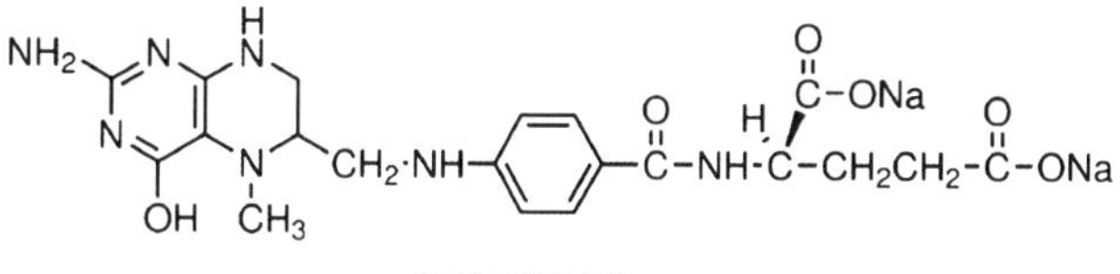

甲基四氢叶酸

根据分子结构式可以看到大多数 B 族维生素都呈碱性，除了叶酸、维生素 B₅ 和烟酸是酸性外。假如用 C18 柱来走色谱，所得的色谱图如图 2-1 所示：

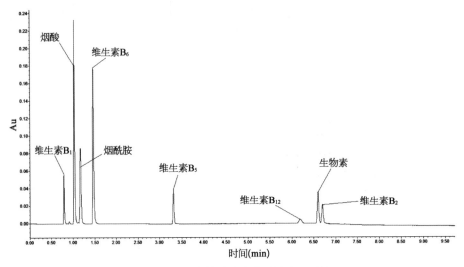

图 2-1　水溶性维生素色谱图(C18 柱)

图中可以看到除维生素 B₁ 几乎没有保留时间外，烟酸、烟酰胺和维生素 B₆ 的保留时间也很短，在实际样品中很容易受到干扰。假如在移动相中加入 10 mmol 己烷基磺酸钠做离子对，保留时间就可以延长，见图 2-2。

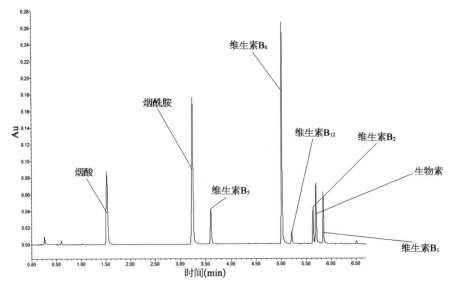

图 2-2　水溶性维生素色谱图(C18 柱，移动相 10 mmol 己烷基磺酸)

从图中可以看到加了离子对后碱性的化合物保留时间大大延长了,而且出峰的次序也发生改变。从色谱图来看,保留时间和分辨率都比较理想。这就是目前我们所用的方法,一般情况下不会有严重的干扰。调低 pH,烟酸和维生素 B_5 的保留时间会更长,被干扰的概率就更低。作为一种替代方法,在一些特殊情况下可以把 C18 柱换成苯基柱。如图 2-3 所示,烟酸和烟酰胺的保留时间都延长了,没有共轭双键的维生素 B_5 与烟酰胺交换了出峰的顺序。当干扰物与被测分子的极性相似时,用 C18 反相柱分离可能会有问题,这时可考虑换用苯基柱,特别是当干扰物的 UV 光谱与被测分子的 UV 光谱差异很大时。比较图 2-2 和 2-3 可以看到,有些化合物(如维生素 B_6)的绝对保留时间反而短了,这是因为苯基柱的色散力没有 C18 的作用力强,所以绝对保留时间短了,但假如一个化合物的极性与维生素 B_6 相似但没有共轭双键,它的保留时间会远远短于维生素 B_6。

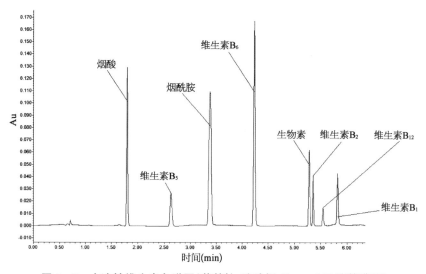

图 2-3　水溶性维生素色谱图(苯基柱,移动相 10 mmol 己烷基磺酸)

(1)测试步骤

① 溶液的配制

溶液 A(样品和标准样品溶液)的配制:在 950 mL 去离子水中加入 50 mL 乙腈,再加入 2 mL 磷酸摇匀即可。保存期 3 个月。

流动相 A:10 mmol 己烷基磺酸盐加 1 000 mL 去离子水,水浴超声 10 min,用磷酸和磷酸二氢钾调节 pH 至 3.0。通过 0.2 mm 过滤纸过滤溶液。贮存在通风阴凉处,保存期 1 个月。

流动相 B:乙腈。

② 标准溶液的配制

叶酸只能溶解在碱性溶液中,维生素 B_2 只有在热水中才能溶解,维生素 B_{12} 和生物素一般在样品中的含量都是微克级的,所以以上这些标准品要先配原始液。

维生素 B_2 原始液的配制:精确称取 10 mg 标准品,转入 50 mL 容量瓶中,加入 35 mL 去离子水,放入 80℃ 的水浴中直至溶液澄清,冷却后加水至刻度。保存期 1 个月。

叶酸原始液的配制:精确称取 10 mg 叶酸标准品,转入 100 mL 容量瓶中,加入 60 mL pH 为 11 的氢氧化钠溶液来溶解叶酸的标准品,溶解后再用同样的溶液稀释至刻度。

维生素 B_{12} 和生物素原始液的配制:准确称取 10 mg 维生素 B_{12} 和 20 mg 生物素,转入 100 mL 容量瓶中,加入 60 mL 溶液 A,放入水浴超声器超声 5 min。冷却后加入溶液 A 至刻度,摇匀即可。保存在通风避光处,保存期为 2 天。

标准溶液的配制:准确称取维生素 B_1、维生素 B_6、烟酸及烟酰胺各 10 mg,30 mg 维生素 B_5 标准品,转入 100 mL 容量瓶,加入 60 mL 溶液 A,放入水浴超声器超声 3 min。加入 20 mL 维生素 B_2 原始溶液、5 mL 叶酸原始溶液及 2 mL 维生素 B_{12} 和生物素的原始溶液,用溶液 A 定容,摇匀即可。保存在通风避光处。测试当天配制。可根据样品的含量及浓度作适当的稀释。

标准品的建议浓度:维生素 B_1、维生素 B_2、维生素 B_6、维生素 B_5、烟酸和烟酰胺为 10 ppm;叶酸、生物素和维生素 B_{12} 为 1 ppm。

③ 样品溶液的配制

固体或粉末样品的配制:至少取 20 g 样品研磨至均匀细小的颗粒,取一定量样品粉末使维生素的含量接近标准液,转入 100 mL 容量瓶中。先用 15 mL 温水(大概 80℃ 左右)浸泡 15 min,然后加入 50 mL 溶液 A,盖好后摇 20 min。假如需要,可水浴超声 5~10 min,加入溶液 A 至刻度,摇匀,过滤后或离心后即可使用。

液体或软胶囊样品的配制:割开软胶囊称得每粒平均质量,吸取或者称取一定量的液体样品使维生素的含量接近标准液,转入 100 mL 容量瓶中,加入约 10 mL 甲醇,摇匀或者水浴超声 5 min,然后缓缓加入溶液 A,边加边摇。最后用溶液 A 来定容。过滤或离心后即可使用。

若要测试叶酸,可用 pH 为 11 的溶液来单独配制样品溶液。

若测试项目中含有维生素 B_2,样品溶液要在 80℃ 水溶中配制,冷却后再定溶。

(2) 色谱条件

① HPLC 条件

色谱柱：Phenomenex Prodigy,5 μm,4.6×2 500 mm

注射量：20 μL

UV 检测波长：维生素 B_1：245 nm;维生素 B_2：268 nm;烟酸和烟酰胺：261 nm;维生素 B_5：211 nm;维生素 B_6：291 nm;维生素 B_{12}：360 nm;叶酸：280 nm;生物素：210 nm

流动相 A：10 mmol 己烷基磺酸钠,pH 3.0

流动相 B：1:1 水和乙腈

流速：1.1 mL/min

柱温：室温

梯度：

时间(min)	A(%)	B(%)
0	85	15
1.0～9.0	65	35
11.0～14.0	20	80
16～16.5	85	15
20.0	85	15　结束

② UPLC 条件

色谱柱：Waters Acquity UPLC HSS Ts C18,1.8 μm,2.1×150 mm

注射量：1 μL

UV 检测波长：维生素 B_1：245 nm;维生素 B_2：268 nm;烟酸和烟酰胺：261 nm;维生素 B_5：211 nm;维生素 B_6：291 nm;维生素 B_{12}：360 nm;叶酸：280 nm;生物素：210 nm

流动相 A：10 mmol 己烷基磺酸钠,pH 3.0

流动相 B：乙腈

流速：0.4 mL/min

柱温：45℃

梯度：

时间(min)	A(%)	B(%)
0	97	3
1.0～3.0	90	10
3.0～7.0	64	36
7.8～8.2	97	3
10	97	3　结束

液相色谱条件的调整：

如前所述,由于配方不同、基质不同、辅料和剂型的不同,在测试过程中可能会遇到一些不可预测的干扰。为了排除这些干扰,调节一些液相色谱的条件是必要的。

(3)排除色谱干扰

① 排除对酸性维生素的干扰：水溶性维生素中烟酸和泛酸是酸性化合物,降低移动相的 pH 可以降低分子的极性,延长保留时间。而干扰物不一定是酸性化合物,这样有可能把干扰分子排除掉。特别是烟酸在 pH 小于 2 时会形成阳离子,这样就可以与移动相中的阴离子(己烷基磺酸离子)作用形成离子对,可以进一步延长保留时间。

② 排除对碱性维生素的干扰：水溶性维生素中的维生素 B_1、维生素 B_6、维生素 B_3、维生素 B_{12} 都是碱性化合物,受到干扰时可作以下调整：

a. 调节梯度的程序：梯度变化速率太快时,可能会把不同化合物挤在一起出峰,所以在出峰前降低梯度变化的速率,有时可以把干扰物分离出去。调整梯度时,要注意移动相的变化对峰的影响是滞后的。

b. 换用苯基柱：因为以上碱性维生素都含有低能量的 π 电子。换用苯基柱后就会产生 π-π 作用力,而干扰分子可能不含有低能量的 π 电子,所以有可能被分离掉。即使干扰分子含有低能量的 π 电子,用苯基柱也比较容易分开。

c. 调整检测器的波长：从色谱峰的光谱图中挑选最少或根本没有干扰的波长来作定量分析。比如测试维生素 B_2 时,假如 266 nm 处有干扰,就可以选 373 nm 或者 446 nm 来作定量分析。定量分析时,标样和样品必须用同一个波长。

d. 可以考虑用相对分子质量更大的磺酸盐作离子对试剂,比如在移动相中加入辛烷基磺酸盐或者癸烷基磺酸盐来代替己烷基磺酸盐,以此来延长被测分子的保留时间。

（4）结果计算

$$各个水溶性维生素(\%)=\frac{A_样 \times W_标 \times V_样}{A_标 \times W_样 \times V_标} \times 100\%$$

$A_标$：相应标准品的峰面积

$A_样$：相应样品的峰面积

$V_标$：标准液的总体积(mL)

$V_样$：样品液的总体积(mL)

$W_样$：样品的质量(mg)

$W_标$：相应标准品的质量(mg)

2.1.2　维生素 B_{12} 和生物素的 LC - MS/MS 测试方法

通常在保健品的配方中维生素 B_{12}、生物素和叶酸的含量都是微克级,在样品准备过程中为了有效萃取待测化合物,降低干扰成分,通常最后的浓度是 ppb 级的,一般用 LC/UV 比较难检测,所以建议用 LC - MS/MS 来测试。现代的 MS/MS 检测极限对以上 3 个化合物都能达到 ppb 级。

（1）测试步骤

① 标准溶液的配制见 P34,继续稀释到如表 2 的浓度。

表 2　配制 3 个不同浓度的标准溶液（浓度：ppb）

序　号	维生素 B_{12}	生物素
标样一	5	5
标样二	25	25
标样三	125	125

不同的仪器有不同的灵敏度,以上标样的浓度可根据实验室的具体情况来调节。

首先注射 3 个不同浓度的标准溶液,建立工作曲线,工作曲线的 R^2 应该大于 0.995。

② 样品溶液的配制：见 P34 - 35,浓度调到与标准液相似。

样品添加液的配制：假如测得的样品溶液的浓度是 50 ppb,那么取 995 μL

样品溶液,加入 5 μL 10 ppm 浓度的标准溶液,摇匀后即可注射。

计算回收率:

$$回收率 = \frac{C_{加} - C_{样}}{C_{理论} - C_{样}}$$

$C_{样}$:测得的样品溶液的浓度

$C_{加}$:测得的添加了标准品的样品溶液的浓度

$C_{理论}$:加入标准品后的样品溶液的理论浓度

如上面的例子:

加入标准品后的样品溶液的理论浓度 $= 50 \times 0.995 + 10\ 000 \times 0.005 = 99.75$ ppb

假如测出的 $C_{加}$ 是 95 ppb,那么回收率为:

$$\frac{95 - 50}{99.75 - 50} = 90.5\%$$

用回收率来调整样品计算出的结果: $\frac{50}{0.905} = 52.6$ ppb

但假如回收率太低(如 <80%),那就不能简单地用回收率去调整已测出的样品结果,因为这时仪器的线性可能是有问题的。这时就要按照第 1 章"LC-MS/MS 的定性及定量测试"的方法来处理。

(2)色谱条件及 MS/MS 参数

① UPLC 条件

色谱柱:Waters Acquity UPLC HSS Ts C18,1.8 μm,2.1 $\times$ 150 mm

注射量:1 μL

流动相 A:0.1% 甲酸水溶液

流动相 B:0.1% 甲酸乙腈溶液

流速:0.4 mL/min

柱温:45℃

梯度:

时间(min)	A(%)	B(%)
0	95	5
0~3.2	80	20

时间(min)	A(%)	B(%)
3.2~4.0	70	30
5.2~5.5	95	5
5.5~8.0	95	5　结束

② MS/MS 参数：

为了准确地确认被测分子,每个母离子选了 3 个离子对。

生物素：

母离子的 m/z(母离子的质量/电介数)是 245.13

离子对一：245.13＞97.06

离子对二：245.13＞123.01

离子对三：245.13＞166.38

生物素的色谱峰必须含有这 3 个离子对,而且这 3 个离子对的峰面积之比要和标准品一致。作为定量计算,可用 3 个离子对之总和(total ion count,TIC)或浓度最大的一对离子对来计算。

维生素 B_{12}：

母离子的 m/z 是 678.52(1 357.04/2)

离子对一：678.52＞147.25

离子对二：678.52＞359.25

离子对三：678.52＞456.91

离子对的选择取决于仪器,不同的仪器选择的离子对可能不一样。下面的 MS/MS 参数是来自 Waters 的 UPLC‐MS/MS TQS 仪器。

生物素：

```
Type                        MRM
Ion Mode                    ES+
Inter Channel Delay (sec)   -1.000
InterScan Time (sec)        -1.000
Span (Da)                   0.0
Start Time (min)            2.5
End Time (min)              6.3
Ch Prnt(Da) Dau(Da) Dwell(s) Cone(V) Coll(eV) Delay(s) Compound Formula Comments
1  245.13   97.06   0.025    28.00   24.00    -1.000   Biotin   244.1   IntelliStart Generated
2  245.13   123.01  0.025    28.00   26.00    -1.000   Biotin   244.1   IntelliStart Generated
3  245.13   166.38  0.025    28.00   20.00    -1.000   Biotin   244.1   IntelliStart Generated
```

维生素 B_{12}：

```
Type                          MRM
Ion Mode                      ES+
Inter Channel Delay (sec)     -1.000
InterScan Time (sec)          -1.000
Span (Da)                     0.0
Start Time (min)              2.5
End Time (min)                6.3
   Ch Prnt(Da) Dau(Da) Dwell(s) Cone(V) Coll(eV) Delay(s) Compound Formula Comments
   1  678.52  147.21   0.050    16.00   34.00    -1.000 B12       677.3   IntelliStart Generated
   2  678.52  359.25   0.050    16.00   22.00    -1.000 B12       677.3   IntelliStart Generated
   3  678.52  456.91   0.050    16.00   30.00    -1.000 B12       677.3   IntelliStart Generated
```

图 2-4 为维生素 B_{12} 和生物素的 LC-MS/MS 的色谱图。

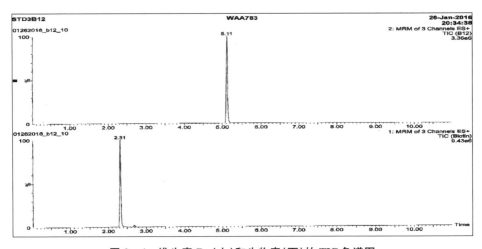

图 2-4　维生素 B_{12}（上）和生物素（下）的 TIC 色谱图

（3）结果计算

按第 1 章"LC-MS/MS 的定性及定量测试"步骤来进行。

2.1.3　用 LC-MS/MS 的方法测试水溶性维生素

在食品中（如水果、饮料等）水溶性维生素含量很低的情况下，也可以用 LC-MS/MS 来测试所有的水溶性维生素。MS/MS 对所有水溶性维生素灵敏度都很高。

（1）测试步骤

① 溶液的配制

溶液 A（样品和标准样品溶液的配制溶液）：在 950 mL 去离子水中加入 50 mL 乙腈，再加入 2 mL 磷酸，摇匀即可。保存期 3 个月。

溶液 B(流动相 A)：0.1% 甲酸水溶液，水浴超声 10 min。

溶液 C(流动相 B)：0.1% 甲酸乙腈溶液。

② 标准溶液的配制：同 P34。

标准品的建议浓度：维生素 B_1、维生素 B_2、维生素 B_6、维生素 B_5、烟酸和烟酰胺为 20 ppb；叶酸、生物素和维生素 B_{12} 为 2 ppb。

③ 样品溶液的配制：同 P34。

若要测试叶酸，可用 pH 为 11 的溶液来单独配制样品溶液。

（2）色谱条件及 MS/MS 参数

① UPLC 条件

色谱柱：Waters Acquity UPLC HSS Ts C18，$1.8\ \mu m$，$2.1\times150\ mm$

注射量：$1\ \mu L$

流动相 A：0.1% 甲酸水溶液

流动相 B：0.1% 甲酸乙腈溶液

流速：0.4 mL/min

柱温：45℃

梯度：

时间(min)	A(%)	B(%)
0	95	5
0～3.5	85	15
3.5～7.5	60	40
8.0～8.5	95	5
12	95	5　结束

② MS/MS 参数(来自 Waters UPLC‑MS/MS TQS 仪器)

```
Function 1 : MRM of 2 mass pairs, Time 3.40 to 3.75, ES+ (Niacinamide)
Type                        MRM
Ion Mode                    ES+
Inter Channel Delay (sec)   -1.000
InterScan Time (sec)        -1.000
Span (Da)                   0.0
Start Time (min)            3.4
End Time (min)              3.8
Ch Prnt(Da) Dau(Da) Dwell(s) Cone(V) Coll(eV) Delay(s) Compound    Formula Comments
 1  122.97  53.03   0.025    2.00    20.00    -1.000  Niacinamide 122     IntelliStart Generat
 2  122.97  95.97   0.025    2.00    14.00    -1.000  Niacinamide 122     IntelliStart Generat
```

Function 2 : MRM of 3 mass pairs, Time 2.00 to 2.40, ES+ (Niacin)

Type	MRM
Ion Mode	ES+
Inter Channel Delay (sec)	-1.000
InterScan Time (sec)	-1.000
Span (Da)	0.0
Start Time (min)	2.0
End Time (min)	2.4

Ch	Prnt(Da)	Dau(Da)	Dwell(s)	Cone(V)	Coll(eV)	Delay(s)	Compound	Formula	Comments
1	123.97	53.03	0.025	36.00	20.00	-1.000	Niacin	123	IntelliStart Generated
2	123.97	80.55	0.025	36.00	16.00	-1.000	Niacin	123	IntelliStart Generated
3	123.97	95.98	0.025	36.00	14.00	-1.000	Niacin	123	IntelliStart Generated

Function 3 : MRM of 3 mass pairs, Time 3.25 to 3.60, ES+ (B6)

Type	MRM
Ion Mode	ES+
Inter Channel Delay (sec)	-1.000
InterScan Time (sec)	-1.000
Span (Da)	0.0
Start Time (min)	3.3
End Time (min)	3.6

Ch	Prnt(Da)	Dau(Da)	Dwell(s)	Cone(V)	Coll(eV)	Delay(s)	Compound	Formula	Comments
1	170.10	76.70	0.025	2.00	28.00	-1.000	B6	169.0	IntelliStart Generated
2	170.10	77.09	0.025	2.00	28.00	-1.000	B6	169.0	IntelliStart Generated
3	170.10	134.07	0.025	2.00	18.00	-1.000	B6	169.0	IntelliStart Generated

Function 4 : MRM of 3 mass pairs, Time 2.00 to 5.00, ES+ (B5)

Type	MRM
Ion Mode	ES+
Inter Channel Delay (sec)	-1.000
InterScan Time (sec)	-1.000
Span (Da)	0.0
Start Time (min)	2.0
End Time (min)	5.0

Ch	Prnt(Da)	Dau(Da)	Dwell(s)	Cone(V)	Coll(eV)	Delay(s)	Compound	Formula	Comments
1	220.07	90.13	0.025	2.00	10.00	-1.000	B5	219.1	IntelliStart Generated
2	220.07	184.16	0.025	2.00	10.00	-1.000	B5	219.1	IntelliStart Generated
3	220.07	202.17	0.025	2.00	8.00	-1.000	B5	219.1	IntelliStart Generated

Function 5 : MRM of 3 mass pairs, Time 1.00 to 5.00, ES+ (B1)

Type	MRM
Ion Mode	ES+
Inter Channel Delay (sec)	-1.000
InterScan Time (sec)	-1.000
Span (Da)	0.0
Start Time (min)	1.0
End Time (min)	5.0

Ch	Prnt(Da)	Dau(Da)	Dwell(s)	Cone(V)	Coll(eV)	Delay(s)	Compound	Formula	Comments
1	265.10	80.98	0.025	2.00	28.00	-1.000	B1	264.2	IntelliStart Generated
2	265.10	122.08	0.025	2.00	12.00	-1.000	B1	264.2	IntelliStart Generated
3	265.10	144.05	0.025	2.00	10.00	-1.000	B1	264.2	IntelliStart Generated

Function 6 : MRM of 3 mass pairs, Time 6.50 to 7.50, ES+ (B2)

Type	MRM
Ion Mode	ES+
Inter Channel Delay (sec)	-1.000
InterScan Time (sec)	-1.000
Span (Da)	0.0
Start Time (min)	6.5
End Time (min)	7.5

Ch	Prnt(Da)	Dau(Da)	Dwell(s)	Cone(V)	Coll(eV)	Delay(s)	Compound	Formula	Comments
1	377.18	172.12	0.025	2.00	36.00	-1.000	B2	376.15	IntelliStart Generated
2	377.18	198.06	0.025	2.00	34.00	-1.000	B2	376.15	IntelliStart Generated
3	377.18	243.11	0.025	2.00	20.00	-1.000	B2	376.15	IntelliStart Generated

图 2-5、图 2-6 分别是水溶性维生素的 LC-MS/MS 的 TIC 色谱图、离子对质谱图。

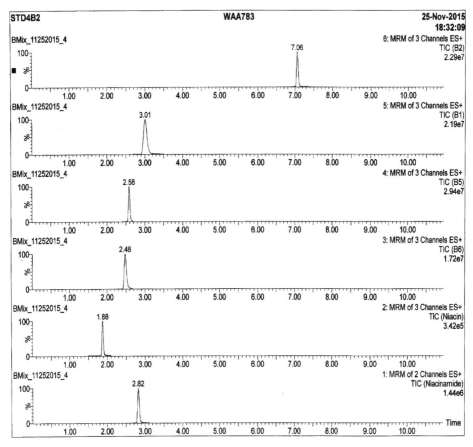

图 2-5　水溶性维生素(从上至下分别为维生素 B_2、B_1、B_5、B_6,
烟酸,烟酰胺)的 LC-MS/MS 的 TIC 色谱图

(3) 结果计算

结果计算按第 1 章"LC-MS/MS 的定性和定量测试"的步骤来进行。

2.1.4　甲基 B_{12} 的测试方法

甲基 B_{12}(methylcobalamine)是维生素 B_{12}(cyanocobalamin)的另一种形式。目前很多产品都用甲基 B_{12} 来替代维生素 B_{12}。

(1) 测试步骤

甲基 B_{12} 对光非常敏感,所以在操作过程中要尽可能避光。

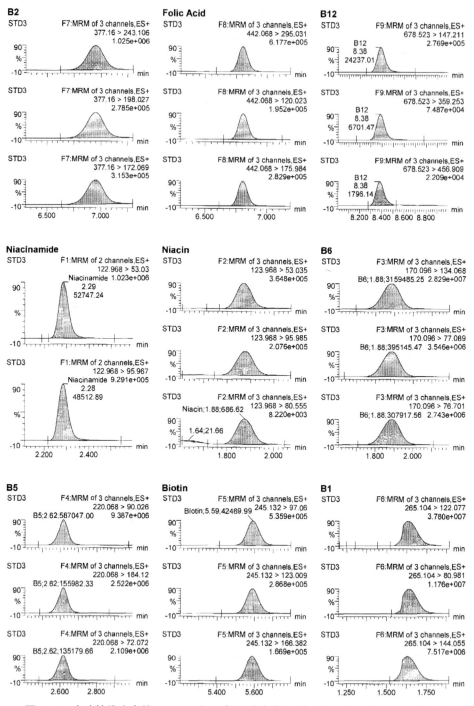

图 2-6 水溶性维生素的 LC-MS/MS 离子对质谱图,其中烟酰胺只找到两个离子对

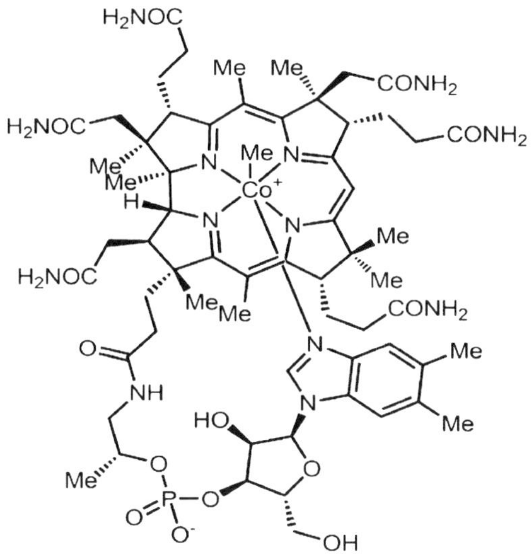

甲基B12

① 样品和标准样品溶液的配制

溶剂 A：在 950 mL 去离子水中加入 50 mL 乙腈，再加入 2 mL 磷酸，摇匀即可。保存期 3 个月。

标准液的配制：准确称取 10 mg 甲基 B12 标准品，转入 100 mL 容量瓶中，加入 60 mL 溶剂 A，振荡至标准品全部溶解，再加入溶剂 A 至刻度，摇匀。用溶剂 A 稀释至 1 ppm。

② 样品液的配制：称取一定量碾碎后的含有约 0.1 mg 甲基 B12 的样品，转入 100 mL 容量瓶中，加入 60 mL 溶剂 A，摇 15 min，超声 2 min，加溶剂 A 至刻度，摇匀后再离心 5 min，取清液稀释至与标准溶液相似的浓度，摇匀，即可注射。

(2) 色谱条件

色谱柱：Acquity UPLC® HSS T3，1.8 μm，2.1×100 mm

流速：0.4 mL/min

注射量：2 μL

UV 检测波长：350 nm

移动相 A：10 mmol/L 己烷基磺酸盐，pH 3.0

移动相 B：乙腈

柱温：45℃

梯度：

时间(min)	A(%)	B(%)
0	90	10
5.0	60	40
5.8	60	40
6.0	90	10
8.0	90	10

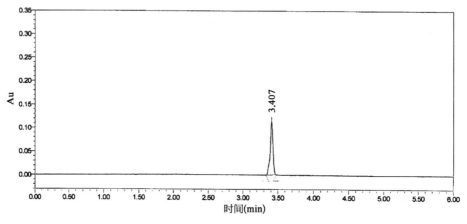

图 2-7　甲基 B$_{12}$ 的色谱图

（3）结果计算

$$甲基 B_{12}(\%) = \frac{A_{样} \times W_{标} \times V_{样}}{A_{标} \times W_{样} \times V_{标}} \times 100\%$$

$A_{标}$：标准品的峰面积

$A_{样}$：样品的峰面积

$V_{标}$：标准液的总体积(mL)

$V_{样}$：样品液的总体积(mL)

$W_{样}$：样品的质量(mg)

$W_{标}$：标准品的质量(mg)

2.1.5　5-甲基四氢叶酸的测试方法

5-甲基四氢叶酸(5-methyltetrahydrofolate)是叶酸的代谢产物，能直接进入人体的生化反应，所以现在大有用 5-甲基四氢叶酸取代叶酸的趋势。

5-甲基四氢叶酸

（1）测试步骤

5-甲基四氢叶酸能溶于碱性溶液,但在碱性水溶液里不稳定,所以本方法用 0.1 mol/L 盐酸来配制标准液和样品液。

① 标准液的配制:准确称取 10 mg 5-甲基四氢叶酸标准品,转入 100 mL 容量瓶中,加入 60 mL 0.1 mol/L 盐酸,振荡至标准品全部溶解,再加入 0.1 mol/L 盐酸至刻度,摇匀。用 0.1 mol/L 盐酸稀释至大约 1 ppm。

② 样品液的配制:称取一定量碾碎后的含有约 1.0 mg 5-甲基四氢叶酸的样品,转入 100 mL 容量瓶中,加入 60 mL 0.1 mol/L 盐酸,摇 15 min,超声 2 min,再加入 0.1 mol/L 盐酸至刻度,摇匀后再离心 5 min,取清液稀释至与标准溶液相似的浓度,摇匀,即可注射。

（2）色谱条件

色谱柱:Acquity UPLC® HSS T3,1.8 μm,2.1×100 mm

流速:0.4 mL/min

注射量:1 μL

UV 检测波长:292 nm

移动相 A:10 mmol/L 己烷基磺酸盐,pH 3.0

移动相 B:乙腈

柱温:45℃

梯度:

时间（min）	A（%）	B（%）
0	98	2
5	92	8
5.8	92	8
6.0	98	2
8.0	98	2

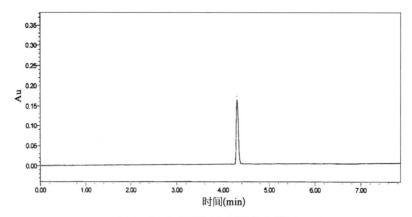

图 2 - 8　5 - 甲基四氢叶酸的色谱图

（3）结果计算

$$5\text{-甲基四氢叶酸}(\%) = \frac{A_样 \times W_标 \times V_样}{A_标 \times W_样 \times V_标} \times 100\%$$

$A_标$：标准品的峰面积

$A_样$：样品的峰面积

$V_标$：标准液的总体积（mL）

$V_样$：样品液的总体积（mL）

$W_样$：样品的质量（mg）

$W_标$：标准品的质量（mg）

2.1.6　维生素 C 的测试方法

在保健品中维生素 C 可能有两种存在形式，一是还原态的维生素 C（L - ascorbic acid），还有一种是氧化态的维生素 C（dehydro - L - ascorbic acid）。这两种形态的维生素 C 可以互相转化，它们的生物活性相同。所以我们测维生素 C 时要测两种形态的维生素 C 的总和。有两种方法可以用来测试，第一种是用色谱仪先把这两种形态的维生素 C 分开，然后用这两种形态的维生素 C 的标准品来计算氧化态和还原态含量，最后相加得到总维生素 C 的含量。还有一种方法是先用还原剂把氧化态的维生素 C 还原成还原态的维生素 C，然后用色谱仪来定量还原态维生素 C，得到的结果就是总维生素 C 的含量。这个方法只需要还原态的维生素 C 一种标准品，只要定量一个色谱峰就可以。这也是以下要介绍的方法。

还原态维生素C　　　　　氧化态维生素C

（1）测试步骤

① 标准溶液的配制：准确称取 50 mg 维生素 C（还原态）标准品，转入 50 mL 容量瓶中，加入约 30 mL 0.01% 磷酸和 5% 乙腈水溶液，微波超声至全部溶解。用 0.1% 磷酸水溶液定容，摇匀。用同样的 0.1% 磷酸溶液稀释 50 倍，待用。

② 样品溶液的配制：称取约含有 50 mg 维生素 C 的样品，转入 50 mL 容量瓶中，加入约 30 mL 0.1% 磷酸和 5% 乙腈水溶液，微波超声 10 min，冷却后用同样的溶液定容，摇匀。取 3 mL 样品溶液至 5 mL 离心管中，离心 5 min，取上层清液，用相同的溶剂稀释 50 倍，备用。

③ 还原反应：各取 0.6 mL 标准溶液、空白溶液和样品溶液至不同的 2 mL 注射瓶中，分别加入 0.6 mL 10 mg/mL 三(2-羧基乙基)磷盐酸盐溶液，振荡 1 min，在室温条件下静置 10 min，即可注射。

（2）色谱条件

① UPLC 条件

色谱柱：Acquity BEH Phenyl，0.18 μm，2.1×150 mm

流速：0.4 mL/min

柱温：45℃

移动相：10 mmol/L 四丁基季铵，pH 5.5

注射时间：6 min

② HPLC 条件

色谱柱：Phenomenex Prodigy 5 μm，4.6×250 mm

流速：1.0 mL/min

柱温：室温

移动相 A：10 mmol/L 四丁基季铵，pH 5.5(97%)

移动相 B：乙腈(3%)

测试时间：10 min

（3）计算结果

$$维生素\ C(\%) = \frac{A_样 \times W_标 \times V_样}{A_标 \times W_样 \times V_标} \times 100\%$$

$A_标$：标准品的峰面积

$A_样$：样品的峰面积

$V_标$：标准液的总体积(mL)

$V_样$：样品液的总体积(mL)

$W_样$：样品的质量(mg)

$W_标$：标准品的质量(mg)

2.2　脂溶性维生素的测试方法

　　脂溶性维生素包括维生素 A(有维生素 A、维生素 A 醋酸酯、维生素 A 棕榈酸酯)；维生素 E(有维生素 E、维生素 E 醋酸酯、维生素 E 琥珀酸酯)；维生素 D_2；维生素 D_3；维生素 D_3 的前驱物；维生素 K_1；维生素 K_2(有 MK4、MK7)；维生素 K_3。

　　β-胡萝卜素也有维生素 A 的生物活性，所以保健品中往往用 β-胡萝卜素来替代维生素 A。由于 β-胡萝卜素的相对分子质量较大，色谱的保留时间较长，还可能含有不同的同分异构体需要分离，所以建议单独测试，见"β-胡萝卜素的测试方法"。

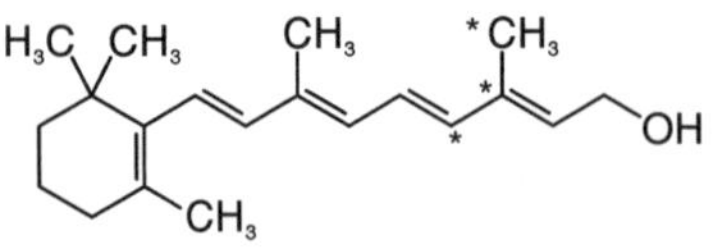

维生素A

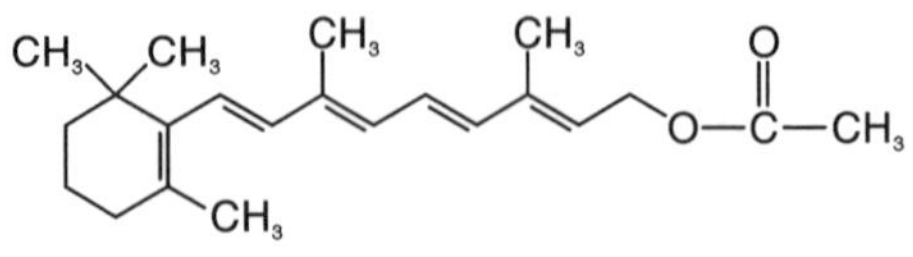

维生素A醋酸酯

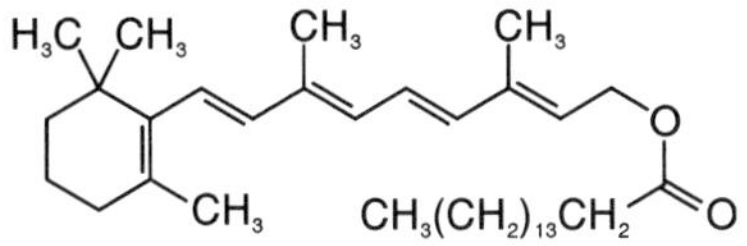

维生素A棕榈酸酯

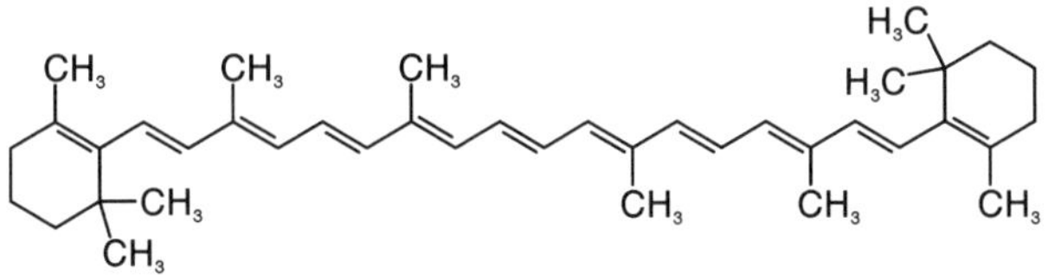

β−胡萝卜素

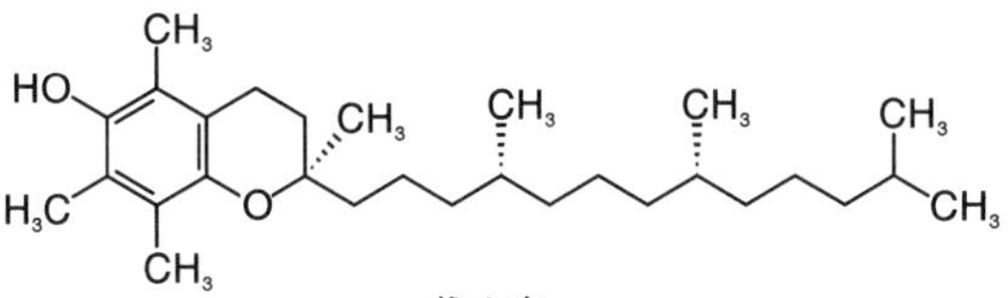

维生素E

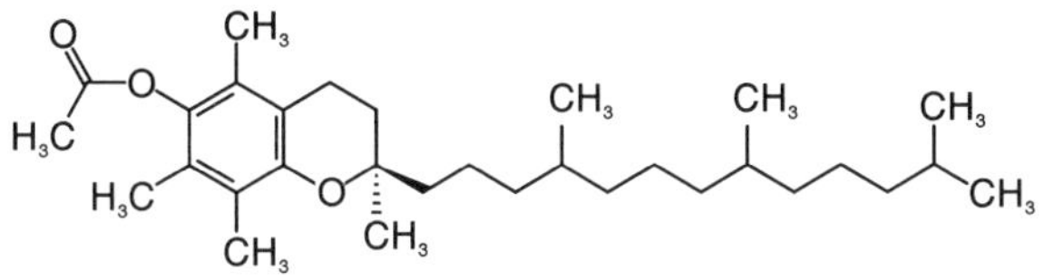

维生素E醋酸酯

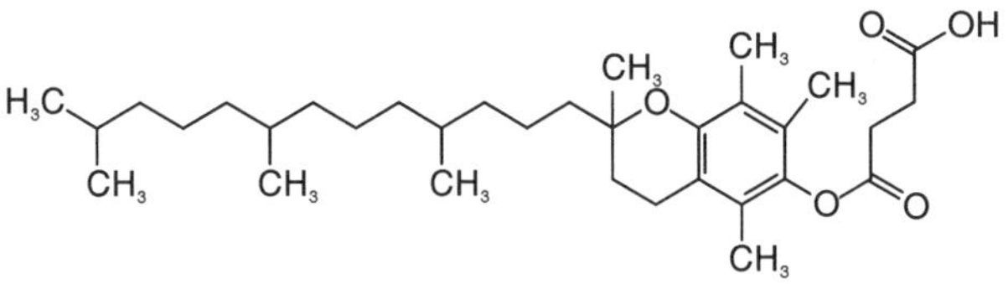

维生素E琥珀酸酯

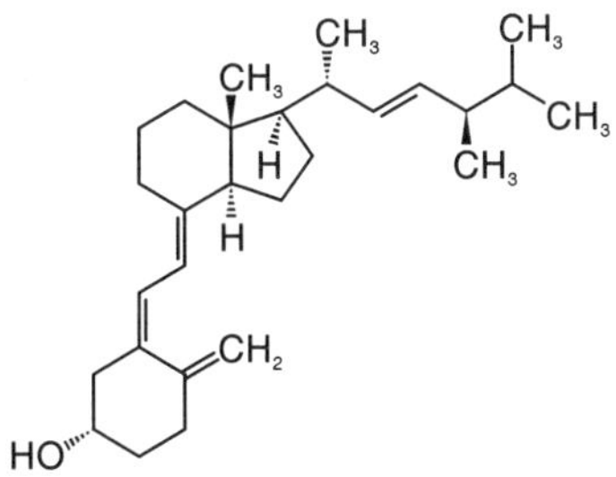

维生素D₂

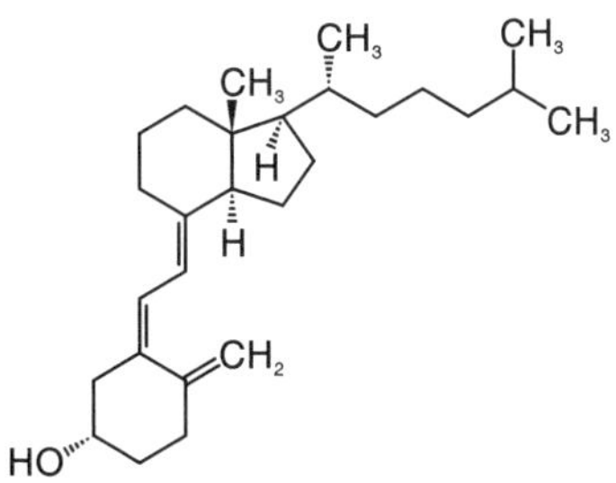

维生素D₃

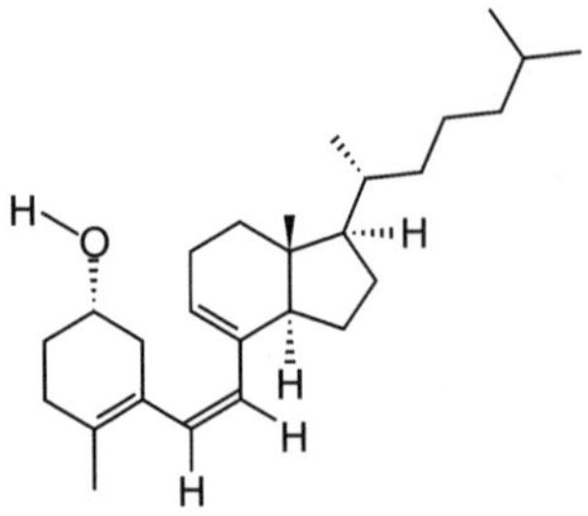

维生素D₃前驱物

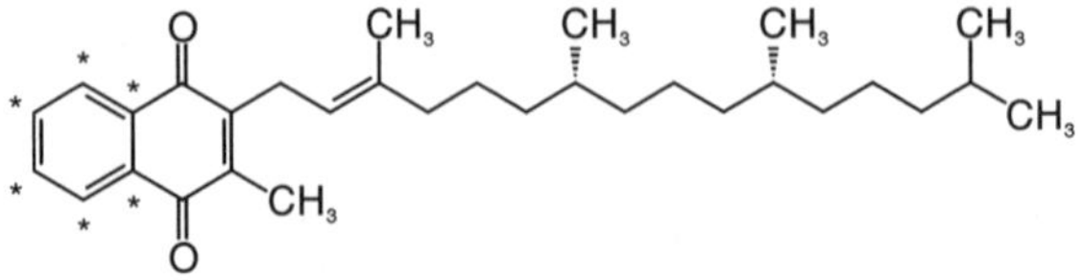

维生素K₁

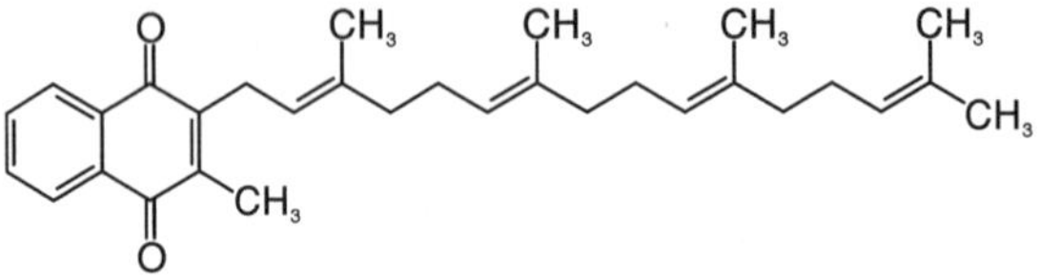

维生素K₂(MK4)

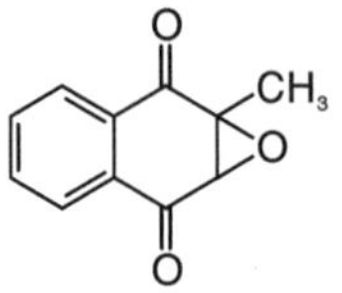

维生素K₃

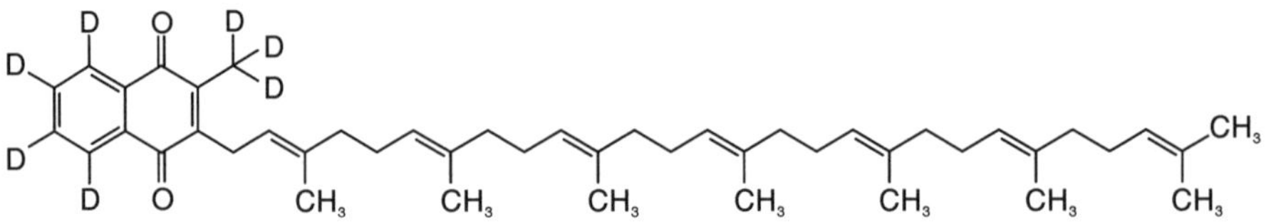

维生素K₂(MK7)

从以上的分子式可以看到，所有脂溶性维生素相对而言都是非极性化合物，用 C18 柱都可以得到较长的保留时间，比较容易分离。

2.2.1　维生素 D₂、D₃ 和 D₃ 的前驱物的测试方法

维生素 D₃ 可能含有少量的维生素 D₃ 的前驱物(1,25 - dihydroxycalciferol)。维生素 D₃ 的前驱物是维生素 D₃ 合成过程中的中间体，现在多把维生素 D₃ 的前驱物当作总维生素 D₃ 的一部分，所以在测试总维生素 D₃ 时也应该包含维生素 D₃ 的前驱物。

维生素 D₂、D₃ 和 D₃ 的前驱物的分子结构比较接近，所以比较难分离，但如果梯度调节好的话也可以把这 3 个化合物完全分开。

（1）测试步骤

测试脂溶性维生素的样品准备可按第 1 章"1.3 样品及标准溶液的配制"。为了有效地从样品中萃取脂溶性维生素，建议整个萃取过程在 70℃ 的水浴条件下

进行。先将样品与少量的热水（70℃）充分混合，在 70℃ 水浴条件下浸泡
15 min，然后加入乙醇或异丙醇，保持 70℃ 水浴超声 15 min。水的比例不要超
过 10％。冷却后用有机溶剂定容，摇匀后过滤或离心取清液准备注射。样品及
标准样溶液的浓度大约 1 ppm。

　　样品准备的条件要根据具体样品和被测物而进行必要的调节。

　　（2）色谱条件

　　① HPLC 条件

色谱柱：Phenomenex Synergi，5 μm 4.6×250 mm，100 A

注射量：20 μL

流动相 A：甲醇

流动相 B：乙醇

流速：1.0 mL/min

柱温：35℃

UV 检测波长：254 nm

梯度：

时间（min）	A（%）	B（%）
0	35	65
0~1.0	35	65
1.0~15.0	0	100
15.0~18.0	0	100
18.0~18.5	35	65
25.0	35	65　　结束

　　② UPLC 条件

色谱柱：Acquity UPLC® BEH C18，1.7 μm，2.1×150 mm

注射量：2 μL

UV 检测波长：254 nm

流动相 A：0.1％磷酸水溶液

流动相 B：0.1％磷酸乙腈溶液

流速：0.5 mL/min

柱温：55℃

梯度：

时间(min)	A(%)	B(%)
0	15	85
0～7.0	0	100
7.0～8.8	0	100
8.8～9.0	15	85
9.0～12.0	15	85　　结束

（3）结果计算

$$脂溶性维生素 D(\%) = \frac{A_样 \times W_标 \times V_样}{A_标 \times W_样 \times V_标} \times 100\%$$

$A_样$：样品的峰面积

$A_标$：标准品的峰面积

$W_标$：标准品的质量(mg)

$W_样$：样品的质量(mg)

$V_样$：样品液的总体积(mL)

$V_标$：标准液的总体积(mL)

2.2.2　维生素 A 的测试方法

保健品中的维生素 A 有 3 种不同的形式：维生素 A、维生素 A 醋酸酯和维生素 A 棕榈酸酯。这 3 种维生素 A 含碳原子数不同，所以在色谱中很容易被分开，且 3 种维生素 A 都有现成的标准品，所以测试过程中不需要把样品水解后再测总的维生素 A，可以用 3 个不同标准品作外标来定量测出每种形式维生素 A 的含量。这样就可以避免水解这一步，既可节省时间，又可以得到比较准确的结果。在测试过程中前处理的步骤越多，测试结果的误差可能会越大。比如在水解过程中，不同基质的样品可能会有不同的回收率，另外还可能引进额外的人为误差。

（1）测试步骤

维生素 A 的样品准备可按第 1 章"1.3 样品及标准溶液的配制"操作。为了有效地从样品中萃取脂溶性维生素，建议整个萃取过程在 70℃的水浴条件下进行。先将样品与少量的热水(70℃)充分混合,在 70℃水浴条件下浸泡 15 min,然后加入乙醇或异丙醇,保持 70℃水浴超声 15 min。水的比例不要超过 10%。冷却后用有机溶剂定容,摇匀后过滤或离心取清液准备注射。标准样及样品溶液的建议溶度 5 ppm。

样品准备的条件要根据具体样品和被测物而进行必要的调节。

(2) 色谱条件

① HPLC 条件

色谱柱:Phenomenex Synergi,5 μm,4.6×250 mm,100 A

注射量:20 μL

流动相 A:甲醇

流动相 B:乙醇

流速:1.0 mL/min

柱温:35℃

UV 检测波长:325 nm

梯度:

时间(min)	A(%)	B(%)
0	35	65
0~1.0	35	65
1.0~15.0	0	100
15.0~18.0	0	100
18.0~18.5	35	65
25.0	35	65　　结束

② UPLC 条件

色谱柱:Acquity UPLC® BEH C18,1.7 μm,2.1×150 mm

注射量:2 μL

UV 检测波长:325 nm

流动相 A:0.1%磷酸水溶液

流动相 B:0.1%磷酸乙腈溶液

流速:0.5 mL/min

柱温：55℃

梯度：

时间（min）	A（%）	B（%）
0	15	85
0～7.0	0	100
7.0～8.8	0	100
8.8～9.0	15	85
9.0～12.0	15	85　　结束

（3）结果计算

$$脂溶性维生素 A（\%）=\frac{A_样 \times W_标 \times V_样}{A_标 \times W_样 \times V_标} \times 100\%$$

$A_样$：样品的峰面积

$A_标$：标准品的峰面积

$W_标$：标准品的质量（mg）

$W_样$：样品的质量（mg）

$V_样$：样品液的总体积（mL）

$V_标$：标准液的总体积（mL）

2.2.3　维生素 E 的测试方法

维生素 E 同样有 3 种形式：维生素 E、维生素 E 醋酸酯和维生素 E 琥珀酸酯。同样，这 3 种标准品也可以在 Sigma 或其他公司买到，而且在色谱中很容易分离，所以不必把样品先水解后再测试。

另外，从维生素 E 的分子结构可以看到分子中有 3 个手性中心，最多有 8 个立体异构体。天然的维生素 E 只有 RRR 一种立体结构，叫 d-维生素 E；而合成的维生素 E 含有所有 8 个立体异构体，如 RSR、SSR 等叫 dl-维生素 E。

d-维生素 E 的生物活性要高于 dl-维生素 E，也就是天然维生素 E 的活性高于合成的维生素 E。纯维生素 E 的原料可以通过测试旋光度来确定是天然的还是合成的。但在成品混合物中用旋光仪则无法鉴别天然的还是合成的。用 C18 或苯基色谱柱无法分离和区别这些立体异构体。手性柱可能可以分离其中一部分立体异构体,但由于手性柱的柱效没有 C18 或苯基柱高,所以在具体样品中即使用手性柱也未必能把这些维生素 E 的立体异构体同其他的化合物或干扰物分开。

如不能区别天然的还是合成的维生素 E,就无法准确地算出维生素 E 的活性国际单位 IU(international unit),而保健品上的标签一般都是用 IU 来标示,所以怎样把测试到的毫克维生素 E 转换成 IU,这是一个难解决的问题。

Waters 研究人员曾用二氧化碳高临界色谱仪把维生素 E 的部分立体异构体分开(图 2-9)。我们不一定要定量每个立体异构体,从下图可以看到这个样品不是纯的 RRR 型,而是各种立体异构体的混合物,所以不是天然的而是合成的维生素 E。

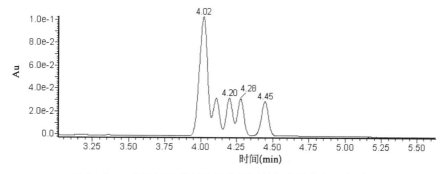

图 2-9 二氧化碳高临界色谱仪所测的合成维生素 E 色谱图

(1)测试步骤

维生素 E 的样品准备可按第 1 章"1.3 样品及标准溶液的配制"操作。为了有效地从样品中萃取油溶性的维生素,建议整个萃取过程在 70℃ 的水浴条件下进行。先将样品与少量的热水(70℃)充分混合,在 70℃ 水浴条件下浸泡 15 min,然后加入乙醇或异丙醇,保持 70℃ 水浴超声 15 min。水的比例不要超过 10%。冷却后用有机溶剂定容,摇匀后过滤或离心取清液准备注射。

标准溶液和样品溶液的建议浓度为 5 ppm 左右。样品准备的条件要根据具体样品和被测物而进行必要的调节。

(2)色谱条件

① HPLC 条件

色谱柱:Phenomenex Synergi,5 μm,4.6×250 mm,100 A

注射量:20 μL

流动相 A：甲醇

流动相 B：乙醇

流速：1.0 mL/min

柱温：35℃

UV 检测波长：285 nm

梯度：

时间(min)	A(%)	B(%)
0	35	65
0～1.0	35	65
1.0～15.0	0	100
15.0～18.0	0	100
18.0～18.5	35	65
25.0	35	65　结束

② UPLC 条件

色谱柱：Acquity UPLC® BEH C18,1.7 μm,2.1×150 mm

注射量：2 μL

UV 检测波长：285 nm

流动相 A：0.1%磷酸水溶液

流动相 B：0.1%磷酸乙腈溶液

流速：0.5 mL/min

柱温：55℃

梯度：

时间(min)	A(%)	B(%)
0	15	85
0～7.0	0	100
7.0～8.8	0	100
8.8～9.0	15	85
9.0～12.0	15	85　结束

（3）结果计算

$$脂溶性维生素 E(\%)=\frac{A_样 \times W_标 \times V_样}{A_标 \times W_样 \times V_标} \times 100\%$$

$A_样$：样品的峰面积

$A_标$：标准品的峰面积

$W_标$：标准品的质量（mg）

$W_样$：样品的质量（mg）

$V_样$：样品液的总体积（mL）

$V_标$：标准液的总体积（mL）

2.2.4　维生素 K_1、K_2（MK4 和 MK7）、K_3 的测试方法

维生素 K_1、K_2（MK4 和 MK7）、K_3 由于分子式不同，所以很容易被分开。但是维生素 K_1 和 K_2 有反式和顺式之分，而顺式维生素 K_1、K_2 被认为是没有活性的，所以在测试过程中必须把顺式维生素 K_1 和 K_2 从反式维生素 K_1、K_2 中分离出去。C18 和苯基柱都可以用来分离顺式和反式维生素 K_1 和 K_2。

（1）测试步骤

测试维生素 K 的样品准备可按第 1 章"1.3 样品及标准溶液的配制"操作。为了有效地从样品中萃取油溶性维生素，建议整个萃取过程在 70℃ 的水浴条件下进行。先将样品与少量的热水（70℃）充分混合，在 70℃ 水浴条件下浸泡 15 min，然后加入异丙醇，保持 70℃ 水浴超声 15 min。水的比例不要超过 10%。冷却后用有机溶剂定容，摇匀后过滤或离心取清液准备注射。

标准溶液和样品溶液的建议浓度为 1～2 ppm。样品准备的条件要根据具体样品和被测物而进行必要的调节。

（2）色谱条件

① HPLC 条件

色谱柱：Phenomenex Synergi，5 μm，4.6×250 mm 100 A

注射量：20 μL

流动相 A：甲醇

流动相 B：乙醇

流速：1.0 mL/min

柱温：35℃

UV 检测波长：269 nm

梯度：

时间（min）	A（%）	B（%）
0	35	65
0～1.0	35	65
1.0～15.0	0	100
15.0～18.0	0	100
18.0～18.5	35	65
25.0	35	65　　结束

② UPLC 条件

色谱柱：Acquity UPLC® BEH C18,1.7 μm,2.1×150 mm

注射量：2 μL

UV 检测波长：269 nm

流动相 A：0.1%磷酸水溶液

流动相 B：0.1%磷酸乙腈溶液

流速：0.5 mL/min

柱温：55℃

梯度：

时间（min）	A（%）	B（%）
0	15	85
0～7.0	0	100
7.0～8.8	0	100
8.8～9.0	15	85
9.0～12.0	15	85　　结束

（3）结果计算

$$脂溶性维生素\ K(\%)=\frac{A_样\times W_标\times V_样}{A_标\times W_样\times V_标}\times 100\%$$

或

$$脂溶性维生素\ K(mg/单位)=\frac{A_样\times W_标\times V_样}{A_标\times W_样\times V_标}\times 平均单位重量(mg)$$

$A_{样}$：样品的峰面积

$A_{标}$：标准品的峰面积

$W_{标}$：标准品的质量（mg）

$W_{样}$：样品的质量（mg）

$V_{样}$：样品液的总体积（mL）

$V_{标}$：标准液的总体积（mL）

2.2.5　液相色谱条件的调整

脂溶性维生素都是非极性的化合物，在反相的色谱中都有较长的保留时间。由于不同产品有不同的配方，如遇到干扰物时可作如下调整。

① 调节梯度的程序：梯度变化速率太快，有可能会把不同化合物挤在一起出峰，所以在出峰前降低梯度变化的速率有可能把干扰物分离出去。调整梯度时要注意移动相的变化对峰的影响是滞后的。

② 换用不同的色谱柱及移动相：如用 C18 柱及乙腈作移动相时不能把基质中的杂质与待测试物相分离，那么就可以考虑试用苯基柱，或用甲醇代替乙腈作移动相。

③ 调整检测器的波长：从色谱峰的光谱图中挑选最少或根本没有干扰的波长来作定量分析。

④ 尽可能地稀释样品液，降低干扰物浓度。

⑤ 改用不同的检测器：如用 MS/MS 检测器来取代紫外/可见光检测器。

2.2.6　维生素 D 和维生素 K 的 LC‑MS/MS 方法

一般保健品中维生素 D 和维生素 K 的含量都是微克级，由于干扰物多，样品液的浓度不宜配得太高。LC‑MS/MS 检测器可满足这方面的测试要求。

（1）测试步骤

① 标准液的配制：分别称取 20 mg 维生素 D_2、维生素 D_3 和维生素 K_1 标准品，转移至 100 mL 容量瓶中，加入约 60 mL 乙醇，待所有的标准品溶解后，加入乙醇至刻度，摇匀待用。

准确称取 5 mg 维生素 K_2（MK4 和 MK7），转移至 50 mL 容量瓶中，用约 30 mL 乙醇来溶解标准品，再用乙醇定容，摇匀待用。

分别准确量取 1 mL 上述两种原始溶液至一个 100 mL 容量瓶中，加乙醇定容。再进一步稀释 5 倍、25 倍和 125 倍,得到大约 200 ppb、40 ppb 和 8 ppb 的维生素 D_2、维生素 D_3、维生素 K_1,以及 100 ppb、20 ppb 和 4 ppb 的维生素 K_2 标准溶液。用这 3 个不同浓度的标准液来作工作曲线。

② 样品溶液的配制：称取大约含有 10 μg 待测化合物的样品,转入 100 mL 容量瓶中,加入约 10 mL 温水(70℃),微波超声 5 min,加入 30 mL 异丙醇,摇 5 min,再加入 30 mL 异丙醇,摇匀后微波超声(70℃)15 min。待冷却后再用异丙醇定容。离心后取清液即可注射。

(2) 色谱条件

色谱柱：Acquity UPLC® BEH C8,1.7 μm,2.1×100 mm

流速：0.4 mL/min

注射量：2 μL

柱温：45℃

移动相 A：10 mmol/L 醋酸铵水溶液

移动相 B：10 mmol/L 醋酸铵乙腈溶液

梯度：

时间(min)	A(%)	B(%)
0	30	70
0～5.0	0	100
5.6～6.0	30	70
8.0	30	70　　结束

MS/MS 参数(Waters UPLC - MS/BMS TQS)

Function 1 : MRM of 3 mass pairs, Time 4.50 to 6.00, ES+ (D3)

```
Type                        MRM
Ion Mode                    ES+
Inter Channel Delay (sec)   -1.000
InterScan Time (sec)        -1.000
Span (Da)                   0.0
Start Time (min)            4.5
End Time (min)              6.0
Ch Prnt(Da) Dau(Da) Dwell(s) Cone(V) Coll(eV) Delay(s) Compound Formula Comments
 1  385.33  81.11   0.079    22.00    26.00   -1.000 D3    384.3  IntelliStart Generated
 2  385.33  107.15  0.079    22.00    24.00   -1.000 D3    384.3  IntelliStart Generated
 3  385.33  259.27  0.079    22.00    14.00   -1.000 D3    384.3  IntelliStart Generated
```

Function 2 : MRM of 3 mass pairs, Time 1.00 to 1.20, ES+ (D2)

Type	MRM
Ion Mode	ES+
Inter Channel Delay (sec)	-1.000
InterScan Time (sec)	-1.000
Span (Da)	0.0
Start Time (min)	1.0
End Time (min)	1.2

Ch	Prnt(Da)	Dau(Da)	Dwell(s)	Cone(V)	Coll(eV)	Delay(s)	Compound	Formula	Comments
1	397.31	67.06	0.050	22.00	20.00	-1.000	D2	C28H44O	IntelliStart Generated
2	397.31	81.10	0.050	22.00	24.00	-1.000	D2	C28H44O	IntelliStart Generated
3	397.31	95.08	0.050	22.00	24.00	-1.000	D2	C28H44O	IntelliStart Generated

Function 3 : MRM of 3 mass pairs, Time 5.50 to 6.50, ES+ (MK_4)

Type	MRM
Ion Mode	ES+
Inter Channel Delay (sec)	-1.000
InterScan Time (sec)	-1.000
Span (Da)	0.0
Start Time (min)	5.5
End Time (min)	6.5

Ch	Prnt(Da)	Dau(Da)	Dwell(s)	Cone(V)	Coll(eV)	Delay(s)	Compound	Formula	Comments
1	445.20	81.06	0.025	26.00	28.00	-1.000	MK_4	444.3	IntelliStart Generated
2	445.20	95.10	0.025	26.00	30.00	-1.000	MK_4	444.3	IntelliStart Generated
3	445.20	187.05	0.025	26.00	18.00	-1.000	MK_4	444.3	IntelliStart Generated

Function 4 : MRM of 3 mass pairs, Time 6.00 to 7.00, ES+ (K1)

Type	MRM
Ion Mode	ES+
Inter Channel Delay (sec)	-1.000
InterScan Time (sec)	-1.000
Span (Da)	0.0
Start Time (min)	6.0
End Time (min)	7.0

Ch	Prnt(Da)	Dau(Da)	Dwell(s)	Cone(V)	Coll(eV)	Delay(s)	Compound	Formula	Comments
1	451.33	128.15	0.080	42.00	66.00	-1.000	K1	450.3	IntelliStart Generated
2	451.33	187.09	0.080	42.00	24.00	-1.000	K1	450.3	IntelliStart Generated
3	451.33	225.43	0.080	42.00	16.00	-1.000	K1	450.3	IntelliStart Generated

Function 5 : MRM of 3 mass pairs, Time 7.00 to 12.00, ES+ (MK7)

Type	MRM
Ion Mode	ES+
Inter Channel Delay (sec)	-1.000
InterScan Time (sec)	-1.000
Span (Da)	0.0
Start Time (min)	7.0
End Time (min)	12.0

Ch	Prnt(Da)	Dau(Da)	Dwell(s)	Cone(V)	Coll(eV)	Delay(s)	Compound	Formula	Comments
1	649.47	81.04	0.108	50.00	42.00	-1.000	MK7	648.5	IntelliStart Generated
2	649.47	95.09	0.108	50.00	42.00	-1.000	MK7	648.5	IntelliStart Generated
3	649.47	187.09	0.108	50.00	30.00	-1.000	MK7	648.5	IntelliStart Generated

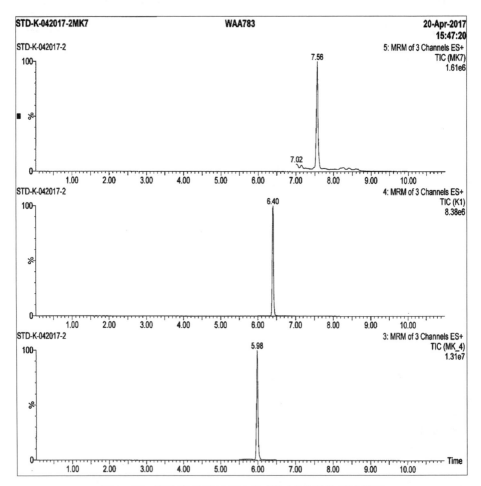

图 2-10　维生素 MK7、MK4、K_1（自上而下）的 TIC 谱图

（3）结果计算

按第 1 章"LC-MS/MS 的定性和定量测试"的步骤进行计算。

2.2.7　β-胡萝卜素的测试方法

β-胡萝卜素在人体中可转化成维生素 A。全反式 β-胡萝卜素是主要的存在形式,另外还有 9-顺式、11-顺式、13-顺式和 15-顺式 β-胡萝卜素。全反式 β-胡萝卜素是生物活性最强的一种异构体,但在光和热的作用下能转化成顺式的 β-胡萝卜素,从而降低活性。α-胡萝卜素不能转化成维生素 A,所以生物活性与 β-胡萝卜素不同,但结构与 β-胡萝卜素类似。

在色谱测试过程中,要把这些异构体从全反式 β-胡萝卜素中分离出去。C30 和有些苯基的色谱柱能把每个异构体分开,C18 柱能把全反式 β-胡萝卜素与其他异构体分离开,但不能把每个异构体单独分开。

(1) 测试步骤

① 标准液的配制:准确称取 20 mg β-胡萝卜素标准品,转移至 100 mL 容量瓶中,加入约 20 mL 氯仿来溶解 β-胡萝卜素标准品,待溶解后加入异丙醇稀释至 100 mL,摇匀避光,待用。

准确移取 1 mL 以上原始液至 100 mL 容量瓶中,加异丙醇定容,摇匀,可直接注射。

由于 β-胡萝卜素标准品不稳定,所以每次测试时都必须校正它的纯度。校正方法见第 1 章"1.3 样品及标准溶液的配制"(P18 第 2 段)。

② 样品溶液的配制:准确称取一定量含有约 1 mg β-胡萝卜素的样品。转入 100 mL 容量瓶中。

假如样品是固体粉末状,按如下步骤操作:在容量瓶中加入少量 70℃热水(不超过 10 mL),与样品混合,在 70℃的水浴中保持 15 min,加入 30 mL IPA,在 70℃的水浴中超声并不时摇动,持续 10 min。然后加入 25 mL 氯仿,超声摇动 10 min。冷却至室温,再加 IPA 至刻度,摇匀后过滤或离心,取清液再用 IPA 稀释 10 倍,摇匀后即可注射。

假如样品是油状的液体,按如下步骤操作:加入 10 mL IPA 至容量瓶中,在 70℃的水浴中超声 2 min,超声同时多加以摇动。再加入 25 mL 氯仿,在水浴中超声 10 min,同时经常摇动,再加 IPA 至刻度,摇匀后过滤或离心,取清液,用 IPA 稀释 10 倍,摇匀后即可注射。

假如样品中 β-胡萝卜素的原料是造粒处理的,按第 1 章"1.3 样品及标准溶液的配制"(P17 第 6 段)来进行样品准备。

样品准备的步骤可根据具体的样品及被测物进行适当的调整。

（2）色谱条件

① HPLC 条件

色谱柱：Phenomenex Synergi，5 μm，4.6×250 mm

流速：1 mL/min

注射量：20 μL

柱温：室温

移动相 A：甲醇

移动相 B：乙醇

UV 检测波长：450 nm

梯度：

时间（min）	A（%）	B（%）
0	20	80
0~10.0	0	100
18.0~18.5	20	80
25.0	20	80　　结束

② UPLC 条件

色谱柱：Waters Acquity BEH Phenyl，1.7 μm，2.1×150 mm

流速：0.5 mL/min

注射量：2 μL

移动相：乙腈

UV 检测波长：450 nm

检测时间：12 min

以下再介绍一个用 C30 柱的方法，该方法耗时较长，一次注射要 1 个小时，但在有某些特别需求时可以使用。此方法来自 AOAC β-胡萝卜素测试方法验证过程中用到的 system 2 方法。

色谱柱：YMC - Pack C30，5 μm，4.6×250 mm

注射量：20 μL

柱温：30℃

移动相 A：900 mL 甲醇＋20 mg 维生素 C＋100 mL 甲基叔丁基醚(MTBE)

移动相 B：甲基叔丁基醚(MTBE)

UV 检测波长：445 nm

梯度：

时间(min)	A(%)	B(%)	流速(mL/min)
0	100	0	0.9
0～57	100	0	0.9
57～58	0	100	0.9
58～59	0	100	2.0
59～60	0	100	2.0
60～61	100	0	0.9
61～65	100	0	0.9

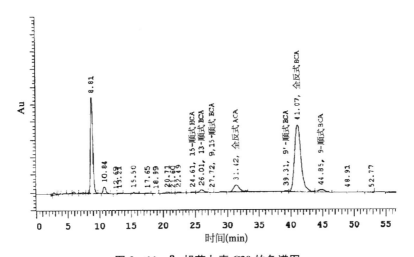

图 2 - 11　β-胡萝卜素 C30 的色谱图

BCA 是 β-胡萝卜素；ACA 是 α-胡萝卜素

（3）结果计算

$$\beta\text{-胡萝卜素(IU/unit)} = \frac{A_{样} \times W_{标} \times V_{样}}{A_{标} \times W_{样} \times V_{标}} \times 平均单位重量(mg) \times 1\,667(IU/mg)$$

这里 1 mg β-胡萝卜素：1 667 IU

$A_{样}$：样品的峰面积

$A_{标}$：标准品的峰面积

$W_{标}$：标准品的质量（mg）

$W_{样}$：样品的质量（mg）

$V_{样}$：样品溶液的总体积（mL）

$V_{标}$：标准溶液的总体积（mL）

2.2.8 维生素 E、维生素 A 和维生素 D(mg/IU)的转换系数

1 mg 合成维生素 E 醋酸酯＝1 IU

1 mg 天然维生素 E 醋酸酯＝1.39 IU

1 mg 合成维生素 E 琥珀酸酯＝0.89 IU

1 mg 天然维生素 E 琥珀酸酯＝1.21 IU

1 mg 合成维生素 E＝1.10 IU

1 mg 天然维生素 E＝1.49 IU

1 mg 维生素 A＝3 333 IU

1 mg 维生素 A 醋酸酯＝2 941 IU

1 mg 维生素 A 棕榈酸酯＝1 818 IU

1 mg β-胡萝卜素＝1 667 IU

1 mg 维生素 D(D_2 或 D_3)＝40 000 IU

1 μg 维生素 D(D_2 或 D_3)＝40 IU

2.2.9 总生育素和总生育三烯酚的测试方法

总生育素（tocophenol）有：α-生育素、β-生育素、γ-生育素、δ-生育素。其中α-生育素就是维生素 E。一般维生素 E 的原料中含有少量的β-生育素、γ-生育素和δ-生育素，C18 柱可以把维生素 E 与其他生育素分开，但β-生育素和γ-生育素分不开，因为它们是同分异构体。上一节维生素 E 的测试中没有包括β-生育素、γ-生育素和δ-生育素。

总生育三烯酚（tocotrienol）包括：α-生育三烯酚、β-生育三烯酚、γ-生育三烯酚、δ-生育三烯酚。

α-生育素

β-生育素

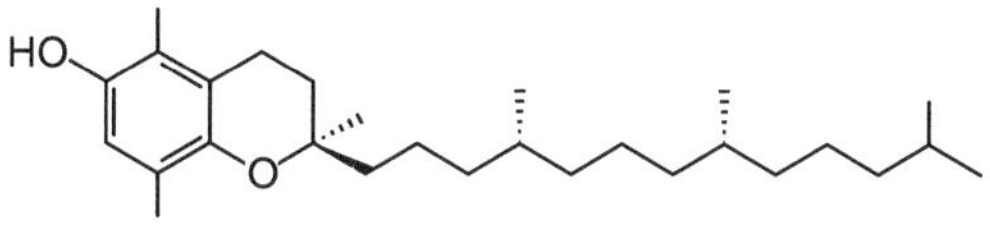

γ-生育素

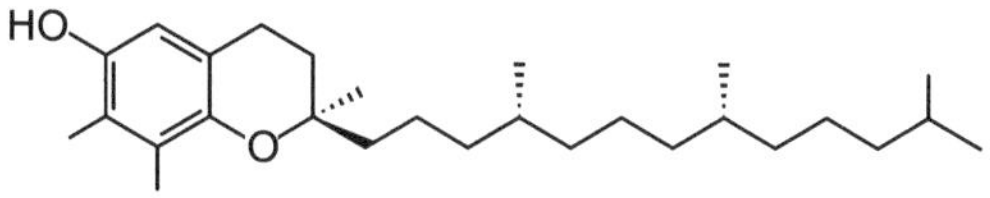

δ-生育素

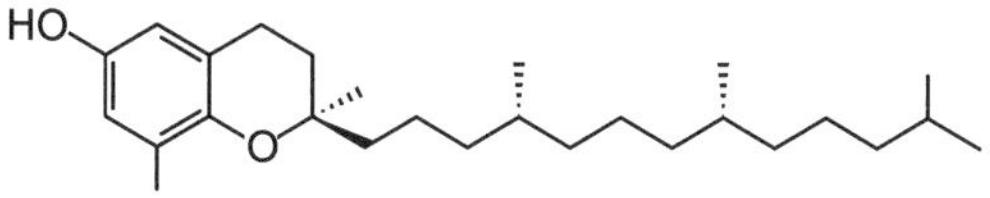

α-生育三烯酚

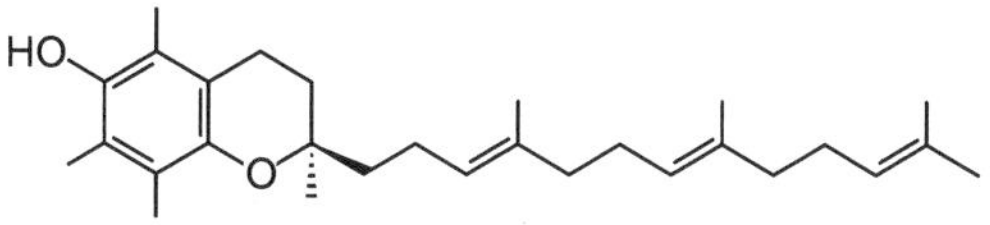

β-生育三烯酚

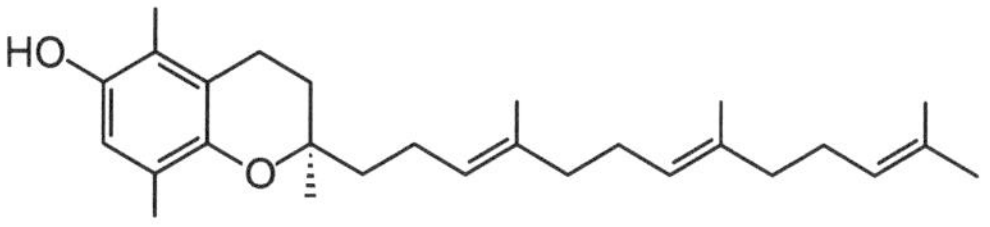

γ-生育三烯酚

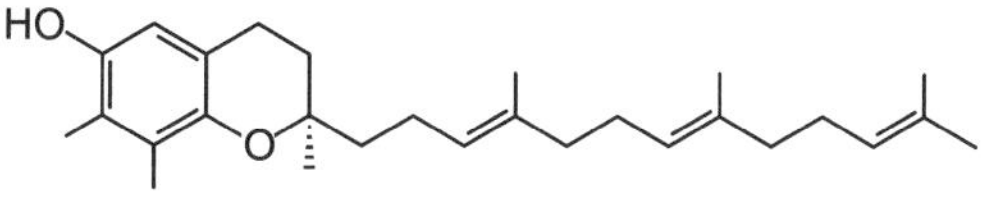

δ-生育三烯酚

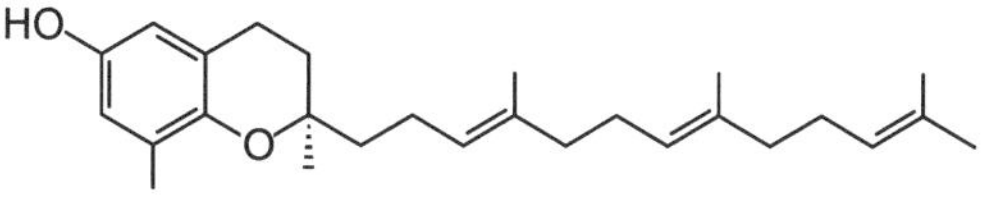

从分子式可以看到 β-生育素和 γ-生育素是同分异构体,只是甲基的位置不同,所以 C18 反相柱很难把它们分开。正相柱可以分开以上所有 8 种分子。另外有些苯基柱也能很好地把以上 8 种分子分开。这里推荐一个 Phenomenex 的方法。

UPLC 方法

色谱柱:Kinetex,2.6 μm,F5 core-shell,4.6×150 mm,货号:00F-4723-EO

流速:1.2 mL/min

柱温：42℃

移动相 A：水

移动相 B：甲醇

UV 检测波长：290 nm

梯度：

时间(min)	A(%)	B(%)
0	15	85
1.0~15.0	0	100
17.0~18.0	15	85
23.0	15	85 结束

图 2-12 数据来自 Phenomenex Kinetex 2.6 μm F5 Core-Shell 柱的应用说明书。

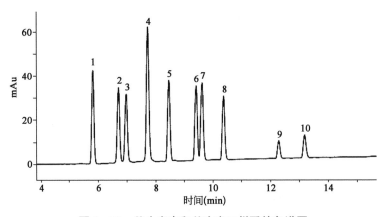

图 2-12 总生育素和总生育三烯酚的色谱图

1. δ-生育三烯酚；　　　　　　　2. β-生育三烯酚；
3. γ-生育三烯酚；　　　　　　　4. α-生育三烯酚；
5. δ-生育素；　　　　　　　　　6. β-生育素；
7. γ-生育素；　　　　　　　　　8. α-生育素；
9. 维生素 E 醋酸脂；　　　　　　10. 生育素烟酸酯。

(1) 测试步骤

① 标准液的配制：分别准确称取 20 mg 每种生育素或每种生育三烯酚标准品,转移至 100 mL 容量瓶中,加入约 30 mL IPA 溶解标准品,待溶解后加入乙醇定容,摇匀,再用乙醇稀释 10 倍,即可注射。

② 样品溶液的配制：准确称取一定量含有约 2 mg 总生育素或总生育三烯酚的样品，转入 100 mL 容量瓶中。

假如样品是固体粉末状，按如下步骤操作：在容量瓶中加入少量 70℃的热水（不超过 10 mL），与样品混合，在 70℃的水浴中保持 15 min，然后加入 40 mL IPA，在 70℃的水浴中超声并不时摇动 15 min。冷却至室温，再加乙醇定容，摇匀后过滤或离心，取清液即可注射。

假如样品是油状的液体，按如下步骤操作：加入 40 mL IPA 至容量瓶中，在 70℃的水浴中超声 15 min，同时多加摇动，冷却至室温，再加乙醇定容，摇匀后过滤或离心，取清液即可注射。

样品准备的步骤可根据具体的样品及被测物进行适当的调整。

（2）色谱条件

色谱柱：Kinetex，2.6 μm，F5 core-shell，4.6×150 mm，货号：00F-4723-EO

流速：1.2 mL/min

柱温：42℃

移动相 A：水

移动相 B：甲醇

UV 检测波长：290 nm

梯度：

时间(min)	A(%)	B(%)
0	15	85
1.0~15.0	0	100
17.0~18.0	15	85
23.0	15	85　结束

（3）结果计算

$$生育素或生育三烯酚(mg)/单位 = \frac{A_样 \times W_标 \times V_样}{A_标 \times W_样 \times V_标} \times 平均单位重量(mg)$$

或

$$生育素或生育三烯酚(\%) = \frac{A_样 \times W_标 \times V_样}{A_标 \times W_样 \times V_标} \times 100\%$$

$A_样$：相应的样品的峰面积

$A_标$：相应的标准品的峰面积

$W_标$：相应的标准品的质量(mg)

$W_样$：样品的质量(mg)

$V_样$：样品溶液的总体积(mL)

$V_标$：标准溶液的总体积(mL)

把计算所得结果的每个成分相加,就得到总生育素或总生育三烯酚的结果。

2.3　类胡萝卜素的测试方法

自然界有很多种类胡萝卜素,保健品行业常用的类胡萝卜素主要有以下几种：β-胡萝卜素(β-carotene)、番茄红素(lycopene)、叶黄素(lutein)和玉米黄质(zeaxanthin)、虾青素(astaxanthin)。

(1) 类胡萝卜素样品溶液的配制

类胡萝卜素都不稳定,在自然环境下很容易分解或异构化,保存期很短。为使化合物稳定及延长保存期,工业上用微型造粒(microcapsulation)的方法使它们与外界隔绝,以此来延长保存期。所以在样品处理和萃取过程中要确保微粒已被打碎,有效成分完全被萃取出来,否则会测出很低的结果,甚至完全测不到。一般先用酶解的方法打开颗粒,然后用有机溶剂萃取。由于造粒工艺及所用原材料的不同,溶剂和萃取的方法也各不相同。要有效萃取被测物,一定要运用正确的萃取方法,一般可从造粒的制造商处获取针对这些特定产品的特定萃取方法。

(2) 类胡萝卜素标准溶液的配制

称取一定量的标准品,转移入容量瓶中,加入相应的溶剂,溶解定容后测量UV在相应波长的吸收度。用校正因子算出溶液的浓度,进而算出标准品的UV纯度。用同样的溶液走色谱,用归一法算出色谱纯度。用标准品的UV的纯度乘以色谱纯度就得到标准品的准确纯度。因为标准品不稳定,所以每次测试前都要重新标定标准品的纯度,这样才能得到准确、可信的结果。

整个测试过程必须避光、避热。

β-胡萝卜素的测试已在前面阐述过,这里不再重复。

2.3.1　番茄红素的测试方法

天然的番茄红素为含有 11 个共轭双键的全反式结构,如图:

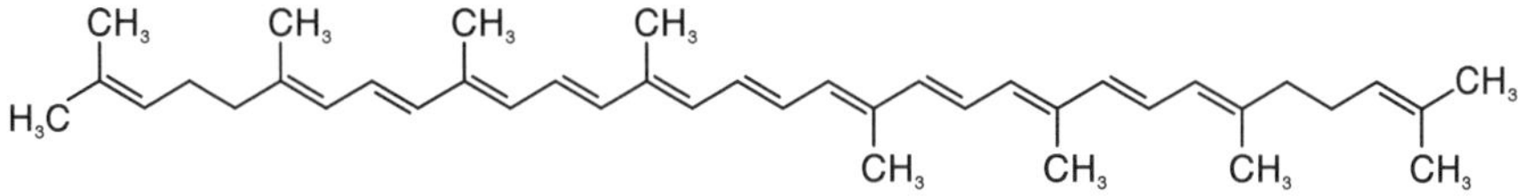

(1) 测试步骤

样品和标准品溶液的配制按前述类胡萝卜素样品溶液和标准溶液的配制步骤进行。如样品中的番茄红素是微型造粒的,首先要按照制造商提供的萃取方法来萃取样品中的番茄红素。标准液和样品液的浓度最好在 2 ppm 左右。

番茄红素也是不稳定的化合物,所以标准溶液的配制和标定要按前面类胡萝卜素标准溶液的配制步骤来进行。

(2) 色谱条件

色谱柱:Acquity UPLC® BEH C18,1.7 μm,2.1×150 mm

流速:0.5 mL/min

注射量:2.0 μL

柱温:45℃

UV 检测波长:472 nm

移动相 A:去离子水

移动相 B:乙腈

梯度:

时间(min)	A(%)	B(%)
0	8	92
0～6.0	0	100
8.0～8.3	8	92
11	8	92　结束

(3) 结果计算

$$番茄红素(\%) = \frac{A_样 \times W_标 \times V_样 \times w_标}{A_标 \times W_样 \times V_标} \times 100\%$$

$A_标$:标准品的峰面积

$A_样$：样品的峰面积

$V_样$：样品液的总体积(mL)

$V_标$：标准液的总体积(mL)

$W_样$：样品的质量(mg)

$W_标$：标准品的质量(mg)

$w_标$：标准品的纯度(%)

2.3.2 叶黄素和玉米黄质的测试方法

叶黄素和玉米黄质是天然存在的一对共存体。

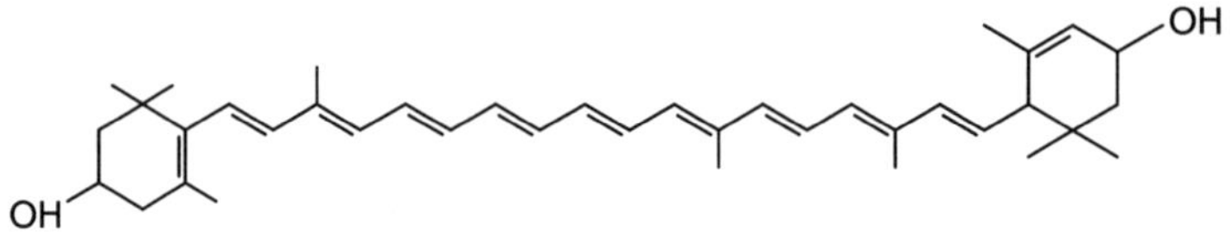

叶黄素

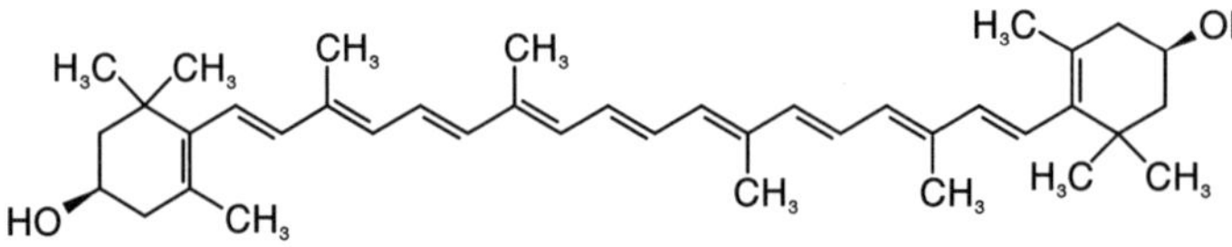

玉米黄质

叶黄素和玉米黄质在色谱中可用 C30 或苯基固定相加以分离,从而可以准确地进行定量分析。

(1) 测试步骤

样品和标准品溶液的配制按前述类胡萝卜素样品溶液和标准溶液的配制步骤进行。如样品中的叶黄素和玉米黄质是微型造粒的,首先要按照制造商提供的萃取方法来萃取样品中的叶黄素和玉米黄质。标准液和样品液的浓度最好在 5 ppm 左右。

(2) 色谱条件

色谱柱：Acquity Phenyl,1.8 μm,2.1×150 mm

移动相 A：0.1%磷酸水溶液

移动相 B：0.1%磷酸乙腈溶液

流速：0.50 mL/min

柱温：45℃

UV 检测波长：475 nm

注射量：2 μL

梯度：

时间(min)	A(%)	B(%)
0	20	80
0～6	0	100
7.5～8.0	20	80
10.0	20	80

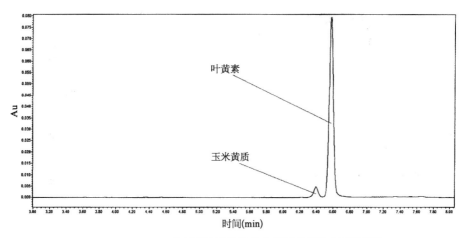

图 2 - 13　UPLC 色谱图(用苯基柱分离叶黄素和玉米黄质)

（3）结果计算

$$叶黄素(\%)=\frac{A_样\times W_标\times V_样\times w_标}{A_标\times W_样\times V_标}\times 100\%$$

$A_标$：叶黄素标准液的峰面积

$A_样$：样品中叶黄素的峰面积

$V_样$：样品液的总体积(mL)

$V_标$：标准液的总体积(mL)

$W_样$：样品的质量(mg)

$W_标$：叶黄素标准品的质量(mg)

$w_标$：叶黄素标准品的纯度(%)

$$玉米黄质(\%)=\frac{A_样\times W_标\times V_样\times w_标}{A_标\times W_样\times V_标}\times 100\%$$

$A_标$：玉米黄质标准液的峰面积

$A_样$：样品中玉米黄质的峰面积

$V_样$：样品液的总体积(mL)

$V_标$：标准液的总体积(mL)

$W_样$：样品的质量(mg)

$W_标$：玉米黄质标准品的质量(mg)

$w_标$：玉米黄质标准品的纯度(%)

实际上叶黄素和玉米黄质往往共存于同一标准品中。由于叶黄素和玉米黄质的分子结构相似，紫外光谱高度一致，所以可以用两者的峰面积之比来计算各自的含量。比如叶黄素和玉米黄质标准品的纯度 90%，玉米黄质的峰面积和叶黄素峰面积之比为 1:19，那么标准品中玉米黄质的含量为 90%×0.05=4.5%，叶黄素含量为 90%×0.95=85.5%。

2.3.3 虾青素的测试方法

天然的虾青素往往以各种不同的脂肪酸酯的形式存在。用色谱作定量分析时，一般不是定量分析每一个独立的脂肪酸酯的含量，因为可能的脂肪酸酯很多，相应的标准品不容易找到。通常是用胆固醇酯酶在有机溶剂中把虾青素酯酶解为虾青素，再定量测试总虾青素的含量。

虾青素

虾青素分子中有 2 个手性碳原子，所以有 4 种不同的立体异构体。由于立体异构体的比例随原料而变，而且这 4 种立体异构体的生物活性的差异还不很清楚，所以在测试过程中不加以分离。

(1) 测试步骤

① 胆固醇酯酶溶液配制：称取一定量的胆固醇酯酶，溶解于 50 mmol 三羟甲基氨基甲烷-盐酸缓冲液(pH 7.0)，使浓度达到 4 单位/mL。

② 标准溶液的配制：准确称取 5 mg 虾青素标准品，转入 200 mL 容量瓶中，加入约 100 mL 丙酮使其溶解，再加丙酮至刻度，摇匀，即可注射。标准溶液

必须当天配制。标准品的纯度可按前述类胡萝卜素标准溶液的配制步骤来标定。

③ 样品溶液的配制

a. 把样品置于 50～60℃水浴中预热 30 min,每 10 min 振荡一次。

b. 移取大约 50 mg 样品至 100 mL 容量瓶中,加丙酮稀释,定容,摇匀,标上"样品原始溶液"。

c. 用丙酮将原始液稀释 10 倍,摇匀,标上"样品溶液 A"。

d. 移取 2 mL 样品液 A 至 10 mL 离心管中,置于 37℃水浴中,加入 3 mL 胆固醇酯酶溶液,摇匀,反应 45 min,每 10 min 摇匀一次。

e. 加入 1 g 无水硫酸钠、2 mL 石油醚,振荡 30 s,离心(3 000 r/min)3 min。

f. 移取上层清液至 1 个含有 1 g 无水硫酸钠的 10 mL 离心管中。重复步骤 e 和 f,合并两次萃取的石油醚。

g. 用氮气吹干石油醚,加入 3 mL 丙酮,超声使残留物溶解于丙酮,离心 5 min,取上层清液,这就是样品溶液 B,可直接注射。

注意:如果样品中的虾青素是微型造粒,首先要按照制造商提供的萃取方法来萃取样品中的虾青素。标准液和样品液的浓度最好在 10 ppm 左右。

(2) 色谱的条件

色谱柱:Acquity Phenyl,1.8 μm,2.1×150 mm

移动相 A:水

移动相 B:甲醇

流速:0.50 mL/min

柱温:45℃

UV 检测波长:475 nm

注射量:2 μL

梯度:

时间(min)	A(%)	B(%)
0	35	65
0～6	0	100
6.0～16.5	0	100
16.5～16.9	35	65
20	35	65　　结束

（3）结果计算

$$虾青素(\%)=\frac{A_样 \times W_标 \times V_样 \times w_标}{A_标 \times W_样 \times V_标} \times 100\%$$

$A_标$：标准品的峰面积

$A_样$：样品的峰面积

$V_样$：样品液的总体积(mL)

$V_标$：标准液的总体积(mL)

$W_样$：样品的质量(mg)

$W_标$：标准品的质量(mg)

$w_标$：标准品的纯度(%)

第3章
糖类的测试方法

3.1 单糖和双糖的测试方法

单糖是指分子结构中含有 3～6 个碳原子的糖,如下图中的岩藻糖、阿拉伯糖、半乳糖、葡萄糖、木糖、甘露糖和果糖。双糖是由 2 个分子的单糖通过糖苷键形成的,如下图中的蔗糖。

单糖和双糖的测试方法主要有 GC 方法和 IC 方法,这里介绍一种 IC 方法。糖的 pK_a 在 12～13 的范围内,所以在强碱性条件下都带负电,可用阴离子交换柱将其分离并作定量测试。

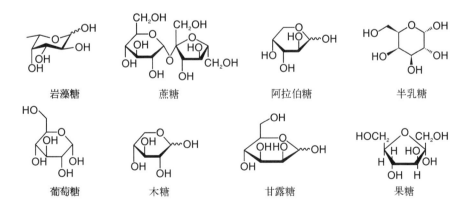

岩藻糖　　　　蔗糖　　　　　阿拉伯糖　　　　半乳糖

葡萄糖　　　　木糖　　　　　甘露糖　　　　　果糖

(1) 测试步骤

① 标准液的配制:分别准确称取 20 mg 如下每个糖的标准品:岩藻糖、蔗

糖、阿拉伯糖、半乳糖、葡萄糖、木糖、甘露糖和果糖，转入100 mL 容量瓶中，加入 60 mL 水，超声 5 min，待标准品完全溶解后，加水至刻度，摇匀。再进一步用水稀释至每个糖的标准品都约为 5 ppm，摇匀后即可注射。

② 样品液的配制：称取约含有 20 mg 以上某种糖的样品，转入 100 mL 容量瓶中，加入 60 mL 水，超声 10 min，加水至刻度，摇匀。用水稀释至每个糖都约为 5 ppm，标上"样品液 A"，摇匀后可注射。

（2）IC 条件

色谱柱：Dionex CarboPac SA10，4×250 mm，$4\ \mu$m

流速：1.5 mL/min

注射量：10 μL

洗脱剂：12 mmol/L 氢氧化钾

检测器：电化学电极

柱温：35℃

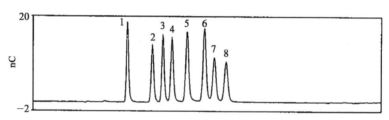

1. 岩藻糖　2. 蔗糖　3. 阿拉伯糖　4. 半乳糖　5. 葡萄糖　6. 木糖　7. 甘露糖　8. 果糖
（图片来自 Dionex/Thermo Science 的 CarboPac SA10 柱说明书）

图　3-1

（3）结果计算

$$糖（\%）=\frac{A_{样}}{A_{标}}\frac{C \times V_{样}}{W_{样}} \times 100\%$$

C：样品液中相应糖的浓度（mg/mL）

$V_{样}$：样品液 A 的总体积（mL）

$W_{样}$：样品的质量（mg）

$A_{样}$：样品中相应糖的峰面积

$A_{标}$：标准品相应糖的峰面积

3.2　多糖的测试方法

多糖分子一般含有 3～10 个单糖,如寡糖(xylo-oligosaccharide)、棉子糖(raffinose)和低聚半乳糖(galacto-oligosaccharide)等。由于多糖有助于消化道有益菌的生长,又不会转化成能量,所以被广泛应用于保健品、食品及饮料生产。

多糖的测试主要有两项:第一是定性测试,经过色谱图像的比较来确定被测物是哪种糖的低聚体,三糖、四糖、五糖等的比例是否符合产品规格。第二是定量测试,测出样品中某多糖的含量。

(1) 测试步骤

① 样品溶液 A 配制:准确称取 200 mg 寡糖样品,转移至 50 mL 容量瓶中,加入约 30 mL 水,微波超声 5 min,加水至刻度,摇匀,再稀释 50 倍,摇匀并标上"样品溶液 A"。

② 样品溶液 B 配制:称取约 250 mg 样品,转移至 50 mL 容量瓶中,加入 20 mL 1 mol/L 盐酸,摇匀并放入沸水浴中水解 2.5 h,每 15 min 摇一次。冷却后加入纯水至刻度,摇匀,离心后取清液,再用水稀释 500 倍,摇匀并标上"样品溶液 B"。

③ 单糖标准溶液的配制:准确称取 30 mg 木糖和 5 mg 葡萄糖,转移至 100 mL 容量瓶中,加水溶解、定容。分别移取 4、2、1、0.5 mL 以上溶液至 4 个 100 mL 容量瓶中,加水稀释至刻度并摇匀。用以上 4 个标准溶液可作出葡萄糖及木糖的工作曲线。

糖的羟基在碱性溶液中会电离成负离子,负离子与阴离子交换柱相互作用,能把不同的阴离子加以分离。一般来说,羟基多的多糖分子,与阴离子交换柱作用力也强,所以在离子色谱中峰出来得晚。用单糖和双糖的条件来走多糖样品,那么三糖、四糖等就可能洗脱不出来。本方法用醋酸根离子作为竞争离子(见第 1 章"移动相的应用"),把多糖分子从离子交换柱中"挤出去",这样可得到一个完整的多糖图谱。至于醋酸根离子的浓度、要不要走梯度,都可以根据实际情况而定。

(2) 离子色谱的工作条件

① 定性测试

离子交换柱:Thermo Scientific/Dionex Carbonpack PA1,4×250 mm

柱温：35℃

流速：1.2 mL/min

移动相(定性测试)：100 mmol/L 氢氧化钾(50%)和 100 mmol/L 醋酸钾(50%)的混合液

操作步骤：用移动相平衡交换柱 1 h,然后注射 20 μL 样品溶液 A 进入色谱系统,30 min 后结束注射。算出每个单峰面积占总面积的百分比,与行业的标准产品相比较。如果每个峰的保留时间和占总面积的百分比与标准品一致,就验证了被测样品中糖的聚合度的分布与行业中同一规格的产品一致,同时从保留时间的对比又证实了各个不同聚合度的多糖分子中不同糖的成分比例,见图 3－2。

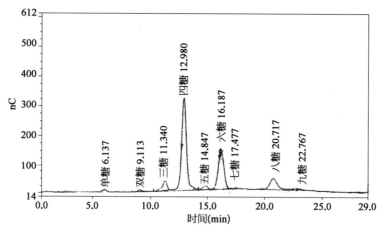

图 3－2　溶液 A 的色谱图模式出峰顺序依次是单糖、双糖、
三糖、四糖、五糖、六糖、七糖、八糖和九糖

② 离子色谱的工作条件(定量测试)

离子交换柱：Thermo Scientific/Dionex Carbonpack PA1,4×250 mm

柱温：35℃

流速：1.2 mL/min

移动相(定量测试)：10 mmol/L 氢氧化钠

操作步骤：用移动相平衡交换柱 100 min,注射 20 μL 各个浓度的木糖和葡萄糖的标准液,作出木糖及葡萄糖的工作曲线。然后注射 20 μL 样品溶液 A,根据工作曲线算出样品中已存在的游离木糖及葡萄糖的含量(假如有的话)。接着再注射 20 μL 样品溶液 B,根据工作曲线算出水解后样品中含有的总的木糖和葡萄糖的含量,见图 3－3、图 3－4。

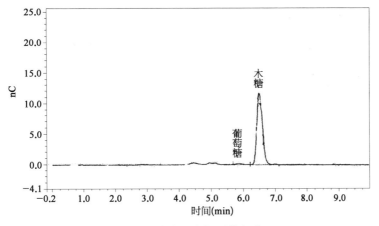

图 3-3　溶液 B 水解后的色谱图

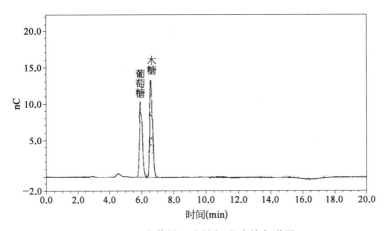

图 3-4　葡萄糖和木糖标准液的色谱图

（3）结果计算

　　用水解后测出的总木糖及葡萄糖的含量,分别减去水解前样品中已经存在的木糖和葡萄糖的含量,这样就得到样品中寡糖水解后产生的木糖及葡萄糖的含量。水解产生的木糖加上水解所产生的葡萄糖(寡糖中会含有少量的葡萄糖)就得到寡糖的总含量。理论上计算出的总含量可能会超过 100%,因为水解后产生的单糖分子中都带有水解过程中引进的额外的水分子。比如,二聚糖水解后会带进 1 个额外的水分子,三聚糖水解后会带进 2 个额外的水分子,四聚糖水解后会带进 3 个额外的水分子,依此类推。所以高纯度、高规格的寡糖水解产生的单糖总含量可能会超出 100%,但不必在乎测出的绝对量,主要看与工业界同规格的标准品相比较的结果。

$$样品中游离葡萄糖(\%) = \frac{C_{样} \times V_{样}}{W_{样}} \times 100\% = B_{葡萄糖}$$

$C_{样}$：水解前样品液中葡萄糖的浓度（mg/mL）

$W_{样}$：样品的质量（mg）

$V_{样}$：水解前样品溶液的总体积（mL）

$$样品中游离木糖(\%) = \frac{C_{样} \times V_{样}}{W_{样}} \times 100\% = B_{木糖}$$

$C_{样}$：水解前样品液中木糖的浓度（mg/mL）

$W_{样}$：样品的质量（mg）

$V_{样}$：水解前样品溶液的总体积（mL）

$$水解后样品液中总葡萄糖(\%) = \frac{C'_{样} \times V'_{样}}{W_{样}} \times 100\% = A_{葡萄糖}$$

$C'_{样}$：水解后样品液中葡萄糖浓度（mg/mL）

$W_{样}$：样品的质量（mg）

$V'_{样}$：水解后样品溶液的总体积（mL）

$$水解后样品液中总木糖(\%) = \frac{C'_{样} \times V'_{样}}{W_{样}} \times 100\% = A_{木糖}$$

$C'_{样}$：水解后样品液中木糖的浓度（mg/mL）

$W_{样}$：样品的质量（mg）

$V'_{样}$：水解后样品溶液 B 的总体积（mL）

$$样品中寡糖(\%) = (A_{木糖} - B_{木糖}) + (A_{葡萄糖} - B_{葡萄糖})$$

其他多糖的测试也可以用类似的方法。

3.3 聚多糖的测试方法

聚多糖的种类很多，这里主要介绍目前保健品行业比较流行且比较重要的两个聚多糖：硫酸软骨素和透明质酸的测试方法。

3.3.1　硫酸软骨素的测试方法

硫酸软骨素(chondroitin sulfate)是动物结缔组织的主要成分,常与氨基葡萄糖和甲基磺胺甲烷一起组成维护关节功能的保健品。

保健品中的硫酸软骨素一般是从动物软骨中提取出来的游离态的硫酸软骨素,但是也有一些保健品、功能性食品、宠物饲料等是直接用动物的软骨来作为原料。要测试软骨中的硫酸软骨素,首先要把硫酸软骨素从软骨中水解出来。本方法最后一节介绍了这个水解的方法。

硫酸软骨素是含有硫酸根的双糖聚合体,平均相对分子质量在 20 000～50 000。每个双糖单体是由一个葡萄糖醛酸和一个半乳糖乙酰胺组成的骨架,其分子结构如下所示。

$\Delta Di-0S$	$R_2=H$	$R_4=H$	$R_6=H$
$\Delta Di-6S$	$R_2=H$	$R_4=H$	$R_6=SO_3^-$
$\Delta Di-4S$	$R_2=H$	$R_4=SO_3^-$	$R_6=H$
$\Delta Di-2,6diS$	$R_2=SO_3^-$	$R_4=H$	$R_6=SO_3^-$
$\Delta Di-4,6diS$	$R_2=H$	$R_4=SO_3^-$	$R_6=SO_3^-$
$\Delta Di-2,4diS$	$R_2=SO_3^-$	$R_4=SO_3^-$	$R_6=H$
$\Delta Di-2,4,6triS$	$R_2=SO_3^-$	$R_4=SO_3^-$	$R_6=SO_3^-$

硫酸软骨素的分子结构:$\Delta Di-0S$ 是无硫酸软骨素的双糖单体;$\Delta Di-6S$ 是硫酸软骨素 C 的双糖单体;$\Delta Di-4S$ 是硫酸软骨素 A 的双糖单体;$\Delta Di-2,6diS$ 是硫酸软骨素 D 的双糖单体;$\Delta Di-4,6diS$ 是硫酸软骨素 E 的双糖单体;$\Delta Di-2,4,6triS$ 是三硫酸软骨素的双糖单体

由于硫酸软骨素的相对分子质量分布很广,和其他的糖胺聚糖(glycosaminoglycan,GAG)的结构相近,没有特征及高灵敏度 UV 吸收,再加上分子的强极性,所以对它的测试很有挑战性。目前工业界流行的一些方法缺少选择性,无法区别硫酸软骨素和其他的 GAG 及一些廉价替代品,举例如下:

● Carbazole 方法。根据 Carbazole 能和硫酸软骨素水解后产生的己糖反应生成红色的化合物,用比色法可测出己糖的含量,然后换算成硫酸软骨素的含量。但 Carbazole 方法无法区别硫酸软骨素和其他的 GAG,以及含有己糖的其他化合物,甚至己糖本身。一些掺假的硫酸软骨素很容易通过这个测试。

● 十六烷基吡啶滴定法。该方法被工业界广泛用来测试硫酸软骨素。但是十六烷基吡啶不仅可以和硫酸软骨素作用形成沉淀，还可与任何相对分子质量足够大的阴离子起反应形成沉淀，包括含有阴离子的 GAG、一些表面活性剂，甚至一些大分子的无机阴离子。很多伪劣和假冒产品能出现在市场上，都是由于这个测试方法的局限性引起的。

● 反相 HPLC 的方法。硫酸软骨素是强极性的化合物，在反相色谱柱中没有作用力，保留时间很短，很难与其他极性化合物分离。而且硫酸软骨素本身是没有特征 UV 吸收的，很难从 UV 光谱来识别硫酸软骨素分子。

● 分子筛的色谱方法。该方法只能鉴别分子的大小，对分子的结构、极性等根本无法鉴定，所以无法区别硫酸软骨素和其他聚合物。

以下介绍一个特征性和选择性很强的方法，即酶解后的液相色谱方法[1]。

硫酸软骨素酶 ACII 和硫酸软骨素酶 ABC 能高选择性地酶解硫酸软骨素和透明质酸(hyaluronic acid)，但对其他 GAG 和聚多糖则不起作用。

硫酸软骨素主要有以下几个组分：硫酸软骨素 A、C、D、E，三硫酸软骨素以及无硫酸软骨素，这些组分的差别就在于硫酸根的数目和位置的不同。

硫酸软骨素 B 不属于硫酸软骨素，因为它有不同的功能。硫酸软骨素 B 还有一个比较通用的名字，叫硫酸皮肤素(dermatan sulfate)。硫酸软骨素 A 和硫酸软骨素 B 是立体异构体，酶解后产生的不饱和双糖也是立体异构体，液相色谱是无法分离的。

为了在最后结果中排除硫酸软骨素 B，本方法选用了硫酸软骨素酶 ACII。硫酸软骨素酶 ACII 只能酶解硫酸软骨素 A、C、D、E 及无硫酸软骨素、三硫酸软骨素和透明质酸，对硫酸软骨素 B 不起作用。

硫酸软骨素 A、C、D、E，三硫酸软骨素和无硫酸软骨素经硫酸软骨素酶 ACII 酶解后会产生相应的不饱和双糖，见图 3 - 5。

酶解后的双糖含有一个双键并与原来的羧酸酸根上的双键形成共轭，所以酶解后的不饱和双糖在 232 nm 有一个特征的 UV 吸收峰，而且有一定的灵敏度。用反相色谱加离子对的方法可以把酶解出来的各种不同的不饱和双糖分离开，并可定量测试出双糖的含量，从而换算出硫酸软骨素的总含量。

硫酸软骨素酶解后产生相应的不饱和双糖，ΔDi - 0S 来自无硫酸软骨素；ΔDi - 4S 来自硫酸软骨素 A；ΔDi - 6S 来自硫酸软骨素 C；ΔDi - 2,6diS 来自硫酸软骨素 D；ΔDi - 4,6diS 来自硫酸软骨素 E；ΔDi - 2,4,6triS 来自三硫酸软骨素。

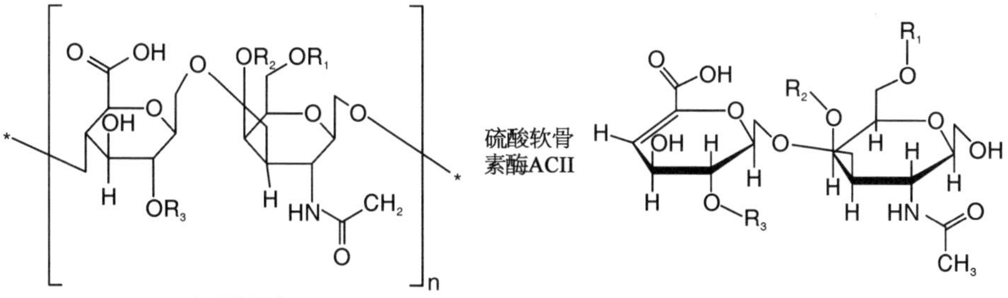

不饱和双糖	R	R_2	R_3
$\Delta Di - 0S$	H	H	H
$\Delta Di - 4S$	H	SO_3^-	H
$\Delta Di - 2,6diS$	SO_3^-	H	SO_3^-
$\Delta Di - 4,6diS$	SO_3^-	SO_3^-	H
$\Delta Di - 2,4,6triS$	SO_3^-	SO_3^-	SO_3^-

图 3-5　硫酸软骨素酶解后生成了相应的不饱和双糖

（1）测试过程

① 试剂

三羟甲基氨基甲烷［tris（hydroxymethyl）aminomethane］　Sigma 货号：S-8750

四丁基铵（tetrabutylammonium hydrogen sulfate）　Sigma 货号：86853

浓盐酸（hydrochloride acid concentrated）　ACS 级

冰醋酸（acetic acid glacial）　Sigma 货号：320099

氯化钠（sodium chloride）　ACS 级

浓磷酸（phosphoric acid concentrated）　LC 级

无水醋酸钠（sodium acetate anhydrous）　Sigma 货号 S8705

α-酮戊二酸（α-ketoglutaric acid）　Fluke 货号：75890

硫酸软骨素二钠盐（chondroitin sulfate sodium）　USP 货号：1133570

磷酸氢二钾（potassium phosphate dibasic）　试剂级 Sigma 货号：P-8281

牛血清蛋白结晶（bovine serum albumin crystallized）　＞97％　Sigma 货号：A4378

硫酸软骨素酶 ACII（chondroitinase ACII）　Sigma 货号：E-2039

② 溶液的配制

• 移动相 A 的配制：称取 340 mg 四丁基铵,转移至 1 000 mL 容量瓶中,加入 500 mL 水溶解后用磷酸和磷酸氢二钾调节 pH 至 3.5。摇匀,过滤待用。

• 移动相 B：乙腈。

• 0.13 mol/L 盐酸的配制：在 100 mL 容量瓶中加入 50 mL 水,准确移取 1.1 mL 浓盐酸至容量瓶中,摇匀,再加水至刻度,摇匀。

• 酶解营养液的配制：用 100 mL 0.13 mol/L 盐酸溶解 3 g 三羟甲基氨基甲烷、2.4 g 醋酸钠、1.46 g 氯化钠和 50 mg 牛血清蛋白结晶,用盐酸和氢氧化钾溶液调节 pH 至 8.0。

• 硫酸软骨素酶溶液的配制：用 1 mL 水溶解 10 单位的硫酸软骨素酶 ACII,不用时可保存在低于 0℃ 的冰箱中。

• 标准品溶液的配制：准确称取 200 mg 硫酸软骨素 USP 标准品,转移至 50 mL 容量瓶中,加入约 30 mL 水,微波超声直至全部溶解,冷却后用水定容,摇匀待用。

• 内标溶液的配制：准确称取 50 mg α-酮戊二酸,转移至 25 mL 容量瓶中,加入约 15 mL 水,微波超声直至全部溶解,冷却后加水至刻度,摇匀,待用。

• 样品溶液的配制：称取一定量碾碎后的含有约 400 mg 硫酸软骨素的固体样品或液体样品,转移至 100 mL 容量瓶中,加入约 60 mL 水,微波超声 20 min,冷却后用水定容,摇匀。取 5 mL 溶液至 10 mL 离心管中,离心 5 min。取清液待用。

③ 标准溶液及样品溶液的酶解过程

精确移取 20 μL 酶解营养液至各个 200 μL 锥形注射瓶中,分别加入 20 μL 标准品溶液,或 20 μL 样品溶液,或 20 μL 水(作空白样品)至上述小瓶中,最后在每个小瓶中再加入 20 μL 硫酸软骨素酶溶液,振荡摇匀,放入 37℃ 恒温箱中,酶解 3 h 后取出,冷却。移取小瓶内的全部溶液至一个 2 mL 注射瓶中,精确移取 100 μL 水清洗 200 μL 的小瓶,移取所有洗液至 2 mL 注射瓶中,重复 1 次。这时注射瓶中已有 260 μL 液体。再精确移取 100 μL 内标溶液至注射瓶中,最后再加 640 μL 移动相 A 至每个注射瓶中,这样每个注射瓶中溶液的总体积为 1 mL,振荡摇匀后即可注射。样品溶液不一定要加内标溶液,最后加 740 mL 移动相 A 即可。

(2) 色谱条件

① HPLC 条件

色谱柱：Phenomenex Prodigy,5 μm,4.6×250 mm

柱温：室温

流速：1.0 mL/min

UV 检测波长：232 nm

移动相：88%移动相 A，12%移动相 B

注射量：10 μL

测试时间：30 min

先重复注射标准品溶液 3 次，检查系统的适应性。3 次注射的峰面积和保留时间的%RSD 必须小于 2。然后可继续注射标准品溶液、空白溶液和样品溶液，直至结束。结束前最好再注射标准品溶液 1 次，和起初注射结果相比较，确认系统的稳定性，见图 3－6、图 3－7。

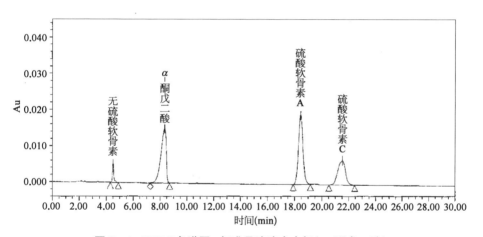

图 3－6　HPLC 色谱图：标准品溶液含内标(α-酮戊二酸)

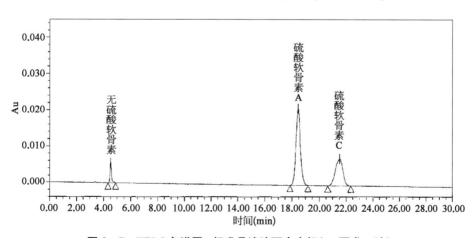

图 3－7　HPLC 色谱图：标准品溶液不含内标(α-酮戊二酸)

② UPLC 条件

色谱柱：Waters Acquity Hss T3(C18),1.8 μm,2.1×150 mm

柱温：45℃

流速：0.4 mL/min

UV 检测波长：232 nm

移动相：85％移动相 A,15％移动相 B

注射量：2 μL

测试时间：8 min

先重复注射标准品溶液 3 次,检查系统的适应性。3 次注射的峰面积和保留时间的％RSD 必须小于 2。然后可继续注射标准品溶液、空白样品溶液和样品溶液,直至结束。结束前最好再注射标准品溶液一次,和起初注射的标准液结果相比较,确认系统的稳定性,见图 3-8、图 3-9。

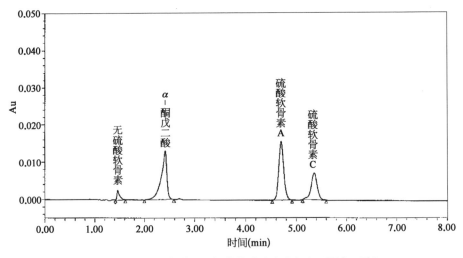

图 3-8 UPLC 色谱图：标准品溶液含内标(α-酮戊二酸)

来自陆地动物的硫酸软骨素主要含有硫酸软骨素 A、硫酸软骨素 C 和无硫酸软骨素三种,而且硫酸软骨素 A 的含量大于硫酸软骨素 C。目前美国药典(USP)的测试方法仅限于陆地动物的硫酸软骨素。

其实海洋动物也含有高质量的硫酸软骨素,比如鲨鱼软骨中就含有高含量的硫酸软骨素,市场上也有很多海洋动物的硫酸软骨素保健品。海洋动物的硫酸软骨素不仅含有硫酸软骨素 A、硫酸软骨素 C 和无硫酸软骨素,还有硫酸软骨素 D、硫酸软骨素 E 和三硫酸软骨素。与陆地动物的硫酸软骨素不同,海洋动物

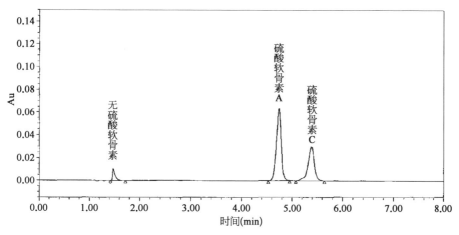

图 3 - 9　UPLC 色谱图：标准品溶液不含内标(α - 酮戊二酸)

的硫酸软骨素 C 的含量大于硫酸软骨素 A。所以依照硫酸软骨素 A 和硫酸软
骨素 C 的比例，可以预测是陆地还是海洋动物的硫酸软骨素，或是陆地和海洋
的混合物。

一般来说，如色谱图中硫酸软骨素 A 和硫酸软骨素 C 的峰面积之比小于
1.5，样品中可能含有海洋动物的硫酸软骨素。这时就必须改变色谱条件(如
下)，让硫酸软骨素 E、硫酸软骨素 D 和三硫酸软骨素也能被依次洗脱出来，然后
用硫酸软骨素 A、硫酸软骨素 C、硫酸软骨素 D、硫酸软骨素 E，无硫酸软骨素和
三硫酸软骨素总的峰面积来计算最终结果，如图 3 - 10 所示。

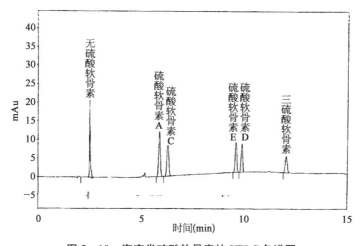

图 3 - 10　海产类硫酸软骨素的 UPLC 色谱图

UPLC 条件

色谱柱：Waters Acquity Hss T3(C18),1.7 μm,2.1×150 mm

柱温：45℃

流速：0.4 mL/min

UV 检测波长：232 nm

注射量：2 μL

测试时间：15 min

梯度：

时间(min)	A(%)	B(%)
0	85	15
0~8	60	40
8~11	60	40
11~11.5	85	15
15	85	15

(3) 计算方法

$$硫酸软骨素(\%)=\frac{A_样\times C_标\times V_样}{A_标\times W_样}\times 100\%$$

$A_样$：样品总的峰面积

$A_标$：标准品总的峰面积

$V_样$：样品溶液的总体积(mL)

$W_样$：样品的质量(mg)

$C_标$：标准溶液的浓度(mg/mL)

为了确认酶的活性,首先要计算酶解后总的不饱和双糖的峰的响应因子要大于内标峰的响应因子1.5倍,即

$$\frac{酶解后标准液中总的双糖的响应因子}{标准液中内标的响应因子}>1.5$$

这里酶解后标准液中总的双糖的响应因子=$\dfrac{标准液酶解后双糖峰的总面积}{标准液中标准品的浓度}$

$$内标(\alpha-酮戊二酸)响应因子 = \frac{标准液中内标的峰面积}{标准液中内标的浓度}$$

如果这个比例小于 1.5,那意味着有可能酶解不完全,或者酶的活性有问题。如果酶的活性太低,那么测出的结果可能会有偏差,尽管样品和标准样用的是相同的酶,酶解条件也相同。从动物软骨中提取硫酸软骨素的步骤如下:称取约 5 g 粉碎的软骨,浸泡在 40℃ 的 1.75% 氢氧化钠水溶液中,每 0.5 h 摇动一次,共浸泡 3 h。冷却后用 1∶3 的盐酸把 pH 调节至 8.5。加 1 g 胰酶,放入 45℃ 的水浴中酶解,每 0.5 h 摇动一次,4 h 后结束酶解。过滤后,取清液,按前述步骤来测试游离硫酸软骨素。

3.3.2　透明质酸的测试方法

透明质酸(hyaluronic acid)是一种不含硫酸根的聚多糖。

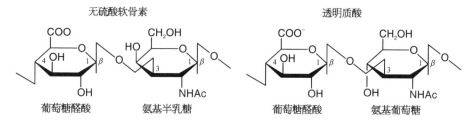

透明质酸的分子结构与无硫酸软骨素的分子结构相似,不同点是无硫酸软骨素的单元骨架结构是葡萄糖醛酸-氨基半乳糖,而透明质酸是葡萄糖醛酸-氨基葡萄糖。氨基葡萄糖和氨基半乳糖是手性异构体,所以透明质酸的双糖单体与无硫酸软骨素的双糖单体是对映体。

透明质酸的测试方法与硫酸软骨素的相似,用选择性强的酶来酶解透明质酸,随后用色谱法来定量测试酶解产物的量,最后换算成透明质酸的含量。

有两种酶可以分解透明质酸:一种是透明质酸酶,另一种是硫酸软骨素酶。SIGMA 提供的透明质酸酶的效果不好,而且对硫酸软骨素也有活性,可选用硫酸软骨素酶来分解透明质酸。酶解的过程和测试硫酸软骨素的方法完全一样,只是透明质酸的酶解产物除了不饱和双糖分子外还有不饱和四糖分子,所以色谱测试要包括双糖和四糖两者的含量。

(1)测试过程

① 试剂

三羟甲基氨基甲烷[tris(hydroxymethyl)aminomethane]　Sigma 货号:

S-8750

四丁基铵(tetrabutylammonium hydrogen sulfate)　Sigma 货号：86853

浓盐酸(hydrochloride acid concentrated)　ACS 级

冰醋酸(acetic acid glacial)　Sigma 货号：320099

氯化钠(sodium chloride)　ACS 级

浓磷酸(phosphoric acid concentrated)　LC 级

无水醋酸钠(sodium acetate anhydrous)　Sigma 货号：S8705

α-酮戊二酸(α-ketoglutaric acid)　Fluke 货号：75890

硫酸软骨素二钠盐(chondroitin sulfate sodium)　USP 货号：1133570

磷酸氢二钾(potassium phosphate dibasic)　试剂级 Sigma 货号：P-8281

牛血清蛋白结晶(bovine serum albumin crystallized)＞97％ Sigma 货号：A4378

硫酸软骨素酶 ACII(chondroitinase ACII)　Sigma 货号：E-2039

② 溶液的配制

● 移动相 A 的配制：称取 340 mg 四丁基铵,转移至 1 000 mL 容量瓶中,加入 500 mL 水溶解,后用磷酸和磷酸氢二钾调节 pH 至 3.5,摇匀,过滤待用。

注意：透明质酸不含硫酸根,仅在葡萄糖醛酸上有一个羧酸根。由于羧酸是弱酸,葡萄糖醛酸的 pKₐ 是 3.2,如第 1 章 1.2.2"离子对的应用"所述,为了让离子对有效工作,移动相的 pH 要大于 pKₐ+1。所以这里建议把移动相的 pH 调至 4.5,这时由于离子对的作用力增强,要把移动相 B 的比例提高,才能得到理想的保留时间,起到更好的分离效果。

● 移动相 B：乙腈。

● 0.13 mol/L 盐酸的配制：在 100 mL 容量瓶中加入 50 mL 水,准确移取 1.1 mL 浓盐酸,转移至容量瓶中,摇匀,再加水至刻度,摇匀。

● 酶解营养液的配制：用 100 mL 0.13 mol/L 盐酸溶解 3 g 三羟甲基氨基甲烷、2.4 g 醋酸钠、1.46 g 氯化钠和 50 mg 牛血清蛋白结晶,用盐酸和氢氧化钾溶液调节 pH 至 8.0。

● 硫酸软骨素酶溶液的配制：用 1 mL 水溶解 10 单位的硫酸软骨素酶 ACII,不用时可保存在温度低于 0℃的冰箱中。

● 标准品溶液的配制：准确称取 200 mg 透明质酸标准品,转移至 50 mL 容量瓶中,加入约 30 mL 水,微波超声直至全部溶解,冷却后用水定容,摇匀待用。

● 样品溶液的配制：称取一定量的碾碎的含有约 400 mg 透明质酸的固体或液体样品，转移至 100 mL 容量瓶中，加入约 60 mL 水，微波超声 20 min，冷却后用水定容，摇匀。取 5 mL 溶液至 10 mL 离心管中，离心 5 min。取清液待用。

③ 标准溶液及样品溶液的酶解过程：精确移取 20 μL 酶解营养液至各个 200 μL 锥形注射瓶中，分别加入 20 μL 标准品溶液或 20 μL 样品溶液或 20 μL 水（作空白样品）到上述锥形注射瓶中，最后在每个锥形注射瓶中再加入 20 μL 硫酸软骨素酶溶液，振荡摇匀，放入 37℃ 烘箱，酶解 3 h 后取出，冷却。移取锥形注射瓶内的全部溶液至一个 2 mL 注射瓶中，精确移取 100 μL 水清洗 200 μL 锥形注射瓶，移取所有洗液至 2 mL 注射瓶中，重复 1 次。这时注射瓶中已有 260 μL 液体，最后再加 740 μL 移动相 A 至每个注射瓶中，这样每个注射瓶中溶液的总体积为 1 mL，振荡摇匀后即可注射。

（2）UPLC 条件

色谱柱：Acquity UPLC® BEH C18，1.7 μm，2.1×150 mm

柱温：45℃

流速：0.45 mL/min

UV 检测波长：232 nm

移动相：93% 移动相 A，7% 移动相 B

注射量：3 μL

测试时间：10 min

先重复注射标准品溶液 3 次，检查系统的适应性。3 次注射的峰面积和保留时间的%RSD 必须小于 2。然后可继续注射标准品溶液、空白溶液和样品溶液，直至结束。结束前最好再注射标准品溶液 1 次，和起初注射的结果相比较，确认系统的稳定性，见图 3-11。

（3）计算方法

$$透明质酸(\%)=\frac{样品的总面积(HA1_样+HA2_样)×C_标×V_样}{标样的总面积(HA1_标+HA2_标)×W_样}×100\%$$

$C_标$：标准溶液的浓度（mg/mL）

$V_样$：样品溶液的体积（mL）

$W_样$：样品的质量（mg）

由于反相色谱无法分离酶解后产生的无硫酸软骨素和透明质酸的不饱和双糖，所以假如样品中含有硫酸软骨素，可以用硫酸软骨素的色谱条件来走一下，按

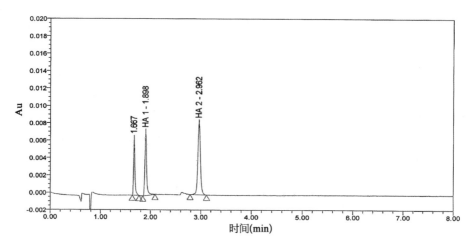

图3-11　水解后透明质酸的色谱图：HA1是酶解后产生的
不饱和双糖，HA2是酶解后产生的不饱和四糖

照一般的规律，无硫酸软骨素的峰面积大概是其他硫酸软骨素总的峰面积的5%，然后从样品液中总的峰面积里减去来自无硫酸软骨素的面积，即可以算出透明质酸的含量。

3.3.3　葡萄糖胺的测试方法

葡萄糖胺(glucosamine)往往与硫酸软骨素和甲基磺酰基甲烷(MSM)组成关节类保健品。葡萄糖胺是极性化合物，在反相色谱中没有保留时间，也没有特征的紫外吸收波，所以用普通的 HPLC-UV 无法测试。用 IC-ED 来测试葡萄糖胺是一个选择。这里介绍一个葡萄糖胺的柱前衍生测试法。葡萄糖胺含有一个一级胺，很容易与异硫氰酸苯酯(PITC)反应生成苯硫脲的衍生物。

葡萄糖胺

反应后产生的葡萄糖苯硫脲含有一个非极性的苯环，延长了色谱的保留时间，起到有效的分离效果。另外，葡萄糖苯硫脲的紫外光谱显示在 240 nm 处有一个最大吸收值，这样在 240 nm 处可以得到非常高的检测灵敏度(<0.1 ug/mL)。

(1) 测试步骤

① 试剂

异硫氰酸苯酯(PITC Sigma P – 4396)

D–葡萄糖胺盐酸的标准品(Sigma,G4875)

② 溶液的配制

• 5% PITC 甲醇溶液的配制：移取 2.5 mL 异硫氰酸苯酯至 50 mL 容量瓶中,加甲醇至刻度,摇匀后待用。

• pH 8.3 缓冲液的配制：称取 5.22 g 磷酸氢二钾,转移至 100 mL 容量瓶中,加入 60 mL 水,水浴超声至全部溶解,用磷酸调节 pH 至 8.3,加水至刻度,摇匀后待用。

• 移动相 A：0.1% 磷酸水溶液。

• 移动相 B：0.1% 磷酸甲醇溶液。

• 标准品溶液的配制：准确称取 50 mg 葡萄糖胺标准品,转移至 100 mL 容量瓶中,加入约 60 mL 水,微波超声直至全部溶解,冷却后用水定容。再用水稀释 5 倍、25 倍及 125 倍,摇匀,标上标签,待用。

• 样品溶液的配制：称取一定量含有约 50 mg 硫酸软骨素的碾碎的样品,转移至 100 mL 容量瓶中,加入约 60 mL 水,微波超声 20 min,冷却后用水定容,摇匀。取 5 mL 溶液至 10 mL 离心管中,离心 5 min,取清液稀释 10 倍,摇匀待用。

③ 柱前衍生反应

分别准确移取 1 mL 各个浓度的标准溶液或样品溶液、1 mL pH 为 8.3 的缓冲液及 1 mL 5% 的 PITC 甲醇溶液至各个不同的 10 mL 带有螺盖的试管中。用干净的盖子拧紧试管,然后在 80℃的水浴中加热 30 min,每隔 5 min 振荡 1 次。将试管移至冰水中冷却 20 min,然后放入离心机离心 5 min(3 000～5 000 r/min)。移取上层清液至 2 mL 注射瓶中,待注射。空白溶液可用水来代替标准溶液或者样品溶液进行衍生反应。

(2) 色谱条件

色谱柱：Betasil C18,4.6×250 mm(Keystone Scientific P/N 255 – 701)或其他等效柱子

流速：1 mL/min

注射量：20 μL

UV 检测波长：240 nm

注射时间：30 min

柱温：室温

梯度：

时间(min)	A(%)	B(%)
0	92	8
0~14.0	80	20
14.0~16.0	10	90
23.0~3.5	92	8
30.0	92	8 结束

注射 3 个不同浓度的标准液，作出一工作曲线，线性必须大于 0.995。然后注射空白液，看有无干扰峰。最后注射样品溶液。

在色谱中衍生后的葡萄糖胺往往会出现两个峰，如图 3–12 所示，这可能是由于葡萄糖胺在溶液中有直链、环型、α 和 β 不同构型共存而造成的。但这种结构的转换最终会达到动态的平衡，所以不管选用哪个峰来计算，最后的结果相同。如果用两个峰的总面积来计算最终也会得到同样的结果。

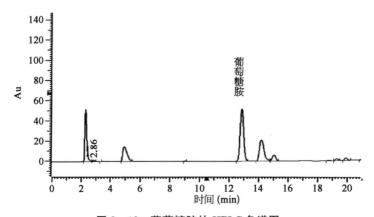

图 3–12 葡萄糖胺的 HPLC 色谱图

（3）结果计算

$$葡萄糖胺(\%) = \frac{C \times V \times D}{W} \times 100\%$$

C：从工作曲线上得到的样品溶液的浓度(mg/mL)

V：样品溶液的体积(mL)

W：样品的质量(mg)

D：样品溶液的稀释系数

3.3.4 甲基磺胺甲烷的测试方法

甲基磺胺甲烷(methylsulfonylmethane，MSM)通常与葡萄糖胺和硫酸软骨素组成复方的关节保健品。从分子式可以看出 MSM 是极性化合物，没有特征的紫外光谱，所以不能用 HPLC － UV 来测试。目前常用的方法是 GC/FID 的方法，由于 MSM 的沸点较低(248℃)，所以 GC/FID 可以用来测试 MSM。

甲基磺胺甲烷

(1) 测试过程

① 内标溶液的配制：准确称取 20 mg 磺酸甲酯，转移至 100 mL 容量瓶中，加入甲醇溶解，然后定容。

② 标准溶液的配制：准确称取 20 mg MSM 标准品，转移至 25 mL 容量瓶中，用以上内标液溶解并定容。

③ 样品溶液：准确称取一定量约含有 20 mg MSM 的样品，转移至 25 mL 容量瓶中，用内标液溶解并定容。

(2) GC/FID 工作条件

气相色谱柱：毛细管柱子，Restek Stabile Wax，30 m×0.25 mm，0.25 μm

注射器温度：250℃

检测器温度：250℃

注射量：2 μL

起始温度：100℃

梯度：8℃/min，走 20 min，保持 5 min

(3) 计算方法

$$MSM(\%) = \frac{C_{标} \times PAR_{样} \times V_{样}}{PAR_{标} \times W_{样}} \times 100\%$$

$C_{标}$：标准溶液的浓度（mg/mL）

$PAR_{样}$：样品溶液中 MSM 的峰面积/内标的峰面积

$PAR_{标}$：标准溶液中 MSM 的峰面积/内标的峰面积

$V_{样}$：样品溶液的体积（mL）

$W_{样}$：样品的质量（mg）

第 4 章
保健品中常用的植物及植物提取物的测试方法

植物或者中草药样品可分为两类：第一类是原植物的有效部位经干燥后碾碎直接作为原料；第二类是植物的提取物，即植物有效部位萃取后的液体经浓缩后喷洒在载体的颗粒上干燥后形成的粉末。这两类不同的样品在处理方法上是有区别的。原草样品需要有一个萃取过程，把植物中的有效成分提取出来再进行测试，提取方法一般用合适的溶剂经回流或者超声萃取出有效成分。而植物提取物的原料因为已经过提取，所以只要把已经提取出的化合物溶解出来即可。但有些提取物的载体本身就是原草粉末，这类样品最好还是要萃取，以保证载体中的有效成分也包含在样品溶液中。

天然植物或提取物的测试比较复杂。目前一般都是定量测试植物中的有效成分或标志性的化合物。但是有些成分或标志性化合物存在于多种不同的植物中，还有一些伪劣产品是人为地在产品中添加合成的化合物以通过测试的指标。所以在测试天然植物产品时，对植物的种类进行验证很重要。验证的方法有：

1. 与植物标准品或验证过的产品的色谱图以及主要峰的 UV 光谱图相比较。如果样品的色谱图及主要峰的光谱与参照物不一致，那么这个产品就可能是问题产品。当然，含有多种成分的保健品的色谱图比较复杂，所以只要样品的色谱图中含有的所有标准品的峰及主要峰的光谱图与参照物的光谱图一致，就可认证该产品含有待测的植物或植物提取物。

2. 比较有效成分或标志化合物的比例。不同物种的这些比例可能不同，比如天然银杏含有的各种黄酮是有一定比例的，超出这个比例就有可能不是纯天然产品了。

3. 水解样品和参照品。使植物中的糖苷水解成糖和糖苷原，或使植物中的酯水解成酸和醇，这时色谱图可能会简单些，然后进行比较，如比较水解后产生的新的峰及它们的比例，比较水解后失去或者缩小的峰及比例。注意：植物及植物提取物的色谱可能不一样，所以在做定性比较时，植物样品必须与植物标准品相比，植物提取物必须与植物提取物的标准品相比。

4.1 大豆异黄酮（葛根、红三叶草）的测试方法

大豆异黄酮是黄酮类化合物，主要来源于豆科植物，其中大豆中的含量较高。其结构与雌激素相似，表现为弱雌激素作用，可预防骨质疏松症的发生。大豆异黄酮主要有染料木黄酮（genistein）、染料木苷（genistin）、乙酰染料木苷（acetyl genistin）、丙二酰基染料木苷（malonyl genistin）、大豆苷元（daidzein）、大豆苷（daidzin）、乙酰基大豆苷（acetyl daidzin）、丙二酰基大豆苷（malonyl daidzin）、黄素（glyctein）、黄素苷（glyctin）、乙酰基凝集素（acetyl glyctin）和丙二酰基凝集素（malonyl glyctin）。

染料木黄酮

染料木苷

乙酰染料木苷

丙二酰基染料木苷

大豆苷元

大豆苷

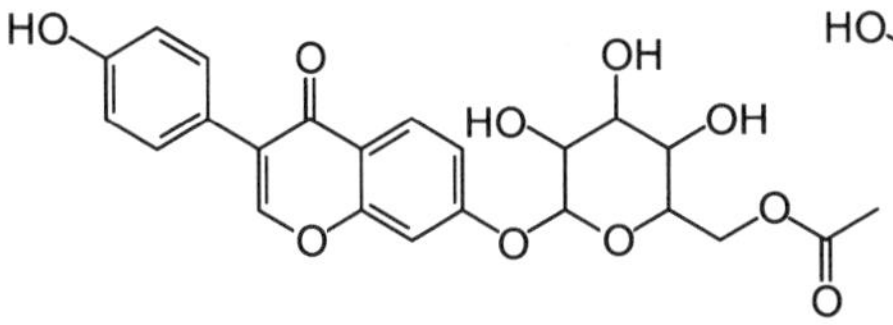

乙酰基大豆苷 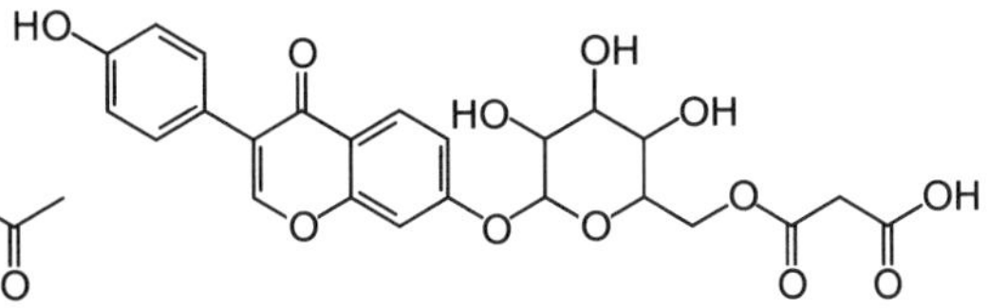　　　　　　　　　　　丙二酰基大豆苷

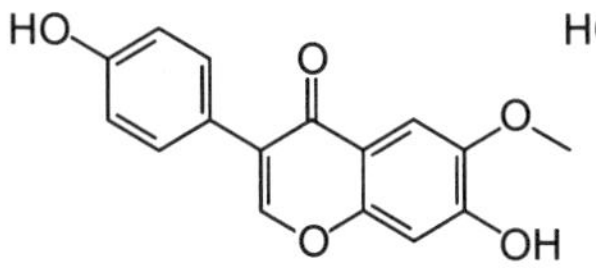

黄素 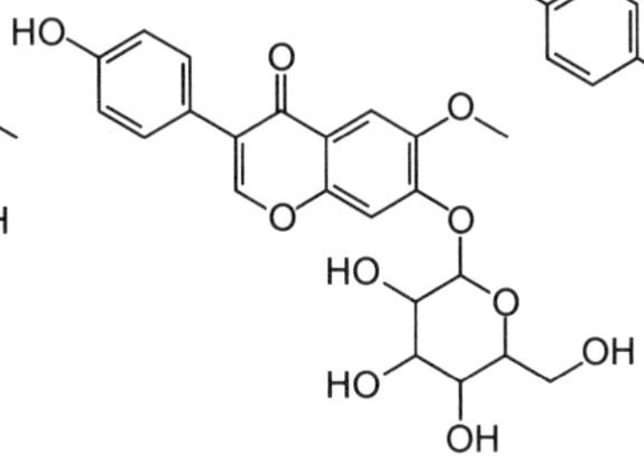　　　　　　　　　黄素苷 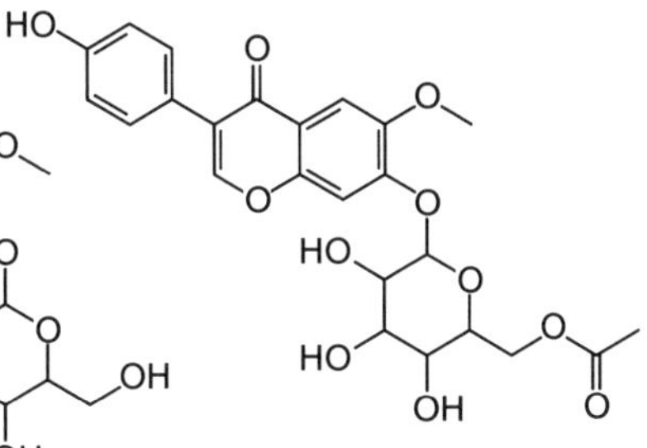　　　　　　　乙酰基凝集素

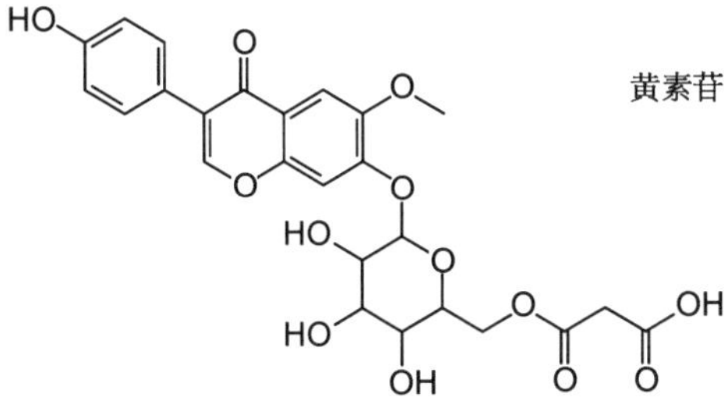

丙二酰基凝集素

从以上分子式可以看出这些分子基本上都是弱极性的,所以反相色谱方法是最佳候选方法。在反相色谱中极性最强的糖苷物(大豆苷、黄素苷和染料木苷)应该是相应的每组化合物中最早出峰的一个,而极性最弱的糖苷元(染料木黄酮、大豆苷元和黄素)应该是相应的每组化合物中最晚出峰的一个。

(1)测试过程

① 标准溶液的配制:用 6 个市场上比较容易找到的标准品(染料木黄酮、染料木苷、黄素、黄素苷、大豆苷元和大豆苷)来配制标准溶液(甲醇溶液),使每个标准品的浓度大约在 0.5 $\mu g/mL$。

② 样品溶液的配制:称取一定量碾碎的约含有 10 mg 大豆异黄酮的样品,转移至 100 mL 容量瓶中,加入约 15 mL 温水,振荡 15 min,再加入约 55 mL 乙醇,摇匀,超声处理(大豆粉或其他植物的粉末超声 30 min;大豆提取物或其他植物的提取物超声 10 min),冷却后用甲醇定容。离心或过滤后移取 1 mL 清液至 100 mL 容量瓶中,用甲醇定容,摇匀后可直接注射。

(2) 液相色谱的操作条件

① HPLC 条件

色谱柱：Luna C18,5 μm,4.6×250 mm,100 A

移动相 A：0.1%醋酸水溶液

移动相 B：0.1%醋酸乙腈溶液

流速：1.0 mL/min

UV 波长：260 nm

柱温：室温

注射量：20 μL

梯度：

时间(min)	A(%)	B(%)
0	85	15
0～50	65	35
60.0～60.5	85	15
70	85	15 结束

② UPLC 条件

色谱柱：Acquity BEH Phenyl,1.7 μm, 2.1×150 mm

移动相 A：0.1%醋酸水溶液

移动相 B：0.1%醋酸乙腈溶液

流速：0.40 mL/min

柱温：45℃

UV 波长：260 nm

注射量：2 μL

梯度：

时间(min)	A(%)	B(%)
0	90	10
0～7.0	68	32
8.5～9	50	50
9.8～10.0	90	10
12.0	90	10 结束

反相色谱的出峰次序应是：大豆苷、黄素苷、染料木苷、丙二酰基大豆苷、丙二酰基凝集素、乙酰基大豆苷、丙二酰基染料木苷、乙酰基凝集素、乙酰基染料木苷、大豆苷元、黄素、染料木黄酮，如图 4-1 所示。

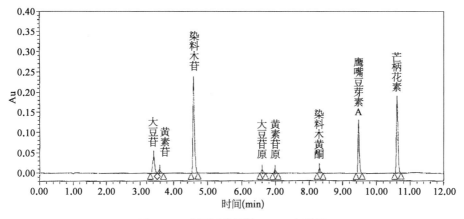

图 4-1　大豆异黄酮的 UPLC 色谱图

葛根(pueraria lobata)也含有大量的大豆异黄酮，与大豆不同的是葛根还含有葛根素(puerarin)，含量可高达总异黄酮量的 50%。葛根可以用与大豆异黄酮同样的方法来测试，只要在标准溶液中加入葛根素。葛根素的出峰时间在黄素苷和染料木苷之间。

葛根素

红三叶草(trifolium pratense)也含有大豆异黄酮，另外还含有两个大豆不含有的异黄酮：鹰嘴豆芽素 A(biochanin A)和芒柄花素(formonetin)。在标准液中加入这两个标准品，就可以用测大豆异黄酮的方法来测试红三叶草。从以下分子结构可以看到鹰嘴豆芽素 A 和芒柄花素分子所含的羟基少于其他大豆异黄酮，所以出峰时间要晚于其他大豆异黄酮。

鹰嘴豆芽素A

芒柄花素

（3）结果计算

$$单一异黄酮(\%)=\frac{A_样 \times C_标 \times V_样}{A_标 \times W_样} \times 100\%$$

$A_标$：相应的标准品峰面积

$A_样$：相应的样品峰面积

$C_标$：相应标准品在标准溶液中的浓度（mg/mL）

$W_样$：样品的质量（mg）

$V_样$：样品溶液的总体积（mL）

没有标准样的化合物按同类化合物的糖苷物作标准来计算,最后用相对分子质量来加以调整。

样品所含的总异黄酮含量等于测试到的各种不同的异黄酮含量的总和。

4.2　黄曲霉毒素的 LC‒MS／MS 测试方法

黄曲霉毒素(aflatoxins)是强烈致癌物质,主要存在于腐败的谷物及豆科作物中。美国 FDA 把黄曲霉毒素 B_1、黄曲霉毒素 B_2、黄曲霉毒素 G_1 和黄曲霉毒素 G_2 的总量的检测极限设在 20 ppb,这是很有挑战性的。这么低的测试极限用 LC‒MS/MS 方法可以实现。

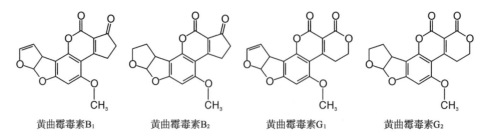

黄曲霉毒素B_1　　黄曲霉毒素B_2　　黄曲霉毒素G_1　　黄曲霉毒素G_2

从以上分子结构可以看到黄曲霉毒素 B_1 比黄曲霉毒素 B_2 多了 1 个双键，黄曲霉毒素 G_1 和黄曲霉毒素 G_2 也一样；黄曲霉毒素 G_1 和黄曲霉毒素 G_2 与对应的黄曲霉毒素 B_1 和黄曲霉毒素 B_2 相比各多了 1 个氧原子。所以这 4 个分子用 C18 反相柱是可以分开的，尽管 MS/MS 对分离的要求不是很高。

（1）测试步骤

① 标准溶液的配制：准确称取 500 mg 黄曲霉毒素标准品（Sigma - P9441）至 100 mL 容量瓶中，加入约 60 mL 甲醇，摇匀后再加甲醇定容，标上"黄曲霉毒素标准原始液"。

移取 50 μL 标准原始液至 50 mL 容量瓶中，加甲醇至刻度，摇匀，标上"高浓度标准溶液"（用来确认黄曲霉毒素的色谱峰，检测仪器的适应性）。

用甲醇将高浓度标准溶液稀释 10 倍，得到低浓度标准溶液，标上"低浓度标准溶液"（用来作定量测试）。

标准溶液的浓度见表 3：

表 3　黄曲霉毒素标准溶液浓度

黄曲霉毒素	高浓度标准溶液（ppb）	低浓度标准溶液（ppb）
黄曲霉毒素 B_1	50	5
黄曲霉毒素 B_2	15	1.5
黄曲霉毒素 G_1	50	5
黄曲霉毒素 G_2	15	1.5

② 样品溶液的配制：称取 2 g 样品，转移入 50 mL 容量瓶中，加入 20 mL 甲醇，振荡 2 min，超声 20 min。摇匀后离心 10 min，抽取上层清液至 2 mL 注射瓶中，可直接注射。

（2）UPLC 条件

色谱柱：Acquity UPLC® HSS C18，1.8 μm，2.1×150 mm

流速：0.40 mL/min

移动相 A：0.01% 醋酸水溶液

移动相 B：0.01% 醋酸甲醇溶液

注射量：1.0 μL

梯度：

时间（min）	A（%）	B（%）
0	70	30
4.0	40	60
4.0～4.5	40	60
4.5～4.8	70	30
7.0	70	30 结束

（3）质谱数据（Waters TQS）

模式	MRM
极性	ES+
通道驻留时间（sec）	−1.000
扫描时间（sec）	−1.000
质量跨度（Da）	0.0
启动时间（min）	1.0
结束时间（min）	6.0

黄曲霉毒素 B_1 离子对的测试

Ch	母离子质量（Da）	子离子质量（Da）	离子驻留时间（s）	锥孔电压（V）	碰撞能量（eV）	通道驻留时间（s）
1	312.65	213.18	0.080	46.00	58.00	−1.000
2	312.65	241.02	0.080	46.00	52.00	−1.000
3	312.65	284.71	0.080	46.00	32.00	−1.000

黄曲霉毒素 B_2 离子对的测试

Ch	母离子质量（Da）	子离子质量（Da）	离子驻留时间（s）	锥孔电压（V）	碰撞能量（eV）	通道驻留时间（s）
1	314.46	242.90	0.080	48.00	56.00	−1.000
2	314.46	258.96	0.080	48.00	44.00	−1.000
3	314.46	286.91	0.080	48.00	38.00	−1.000

黄曲霉毒素 G₁ 离子对的测试

Ch	母离子质量(Da)	子离子质量(Da)	离子驻留时间(s)	锥孔电压(V)	碰撞能量(eV)	通道驻留时间(s)
1	328.58	199.75	0.080	42.00	56.00	−1.000
2	328.58	214.57	0.080	42.00	42.00	−1.000
3	328.58	242.91	0.080	42.00	38.00	−1.000

黄曲霉毒素 G₂ 离子对的测试

Ch	母离子质量(Da)	子离子质量(Da)	离子驻留时间(s)	锥孔电压(V)	碰撞能量(eV)	通道驻留时间(s)
1	330.52	216.84	0.080	46.00	50.00	−1.000
2	330.52	244.92	0.080	46.00	34.00	−1.000

黄曲霉毒素 G₂ 只能找到两对离子对。

（4）结果计算

参照第 1 章"LC - MS/MS 的定性和定量测试"。如回收率好，则按如下计算式计算：

$$相应的黄曲霉毒素（ppb）=\frac{A_{样}\times C_{标}\times V_{样}}{A_{标}\times W_{样}}$$

$A_{标}$：低浓度标准液中相应的黄曲霉毒素 TIC 的面积

$A_{样}$：样品液中相应的黄曲霉毒素 TIC 的面积

$C_{标}$：低浓度标准液中相应的黄曲霉毒素浓度（ppb）

$V_{样}$：样品液的总体积（mL）

$W_{样}$：样品的质量（g）

4.3 人参皂苷的测试方法

人参属多年生草本植物，具有大补元气，生津，安神功用。根据现在的科学研究，人参有效成分主要是人参多糖，但传统上人参皂苷（ginsenosides）被用来

衡量人参的质量。现在已发现至少有 150 多种不同的人参皂苷，但目前工业界
主要测试以下 7 种人参皂苷：

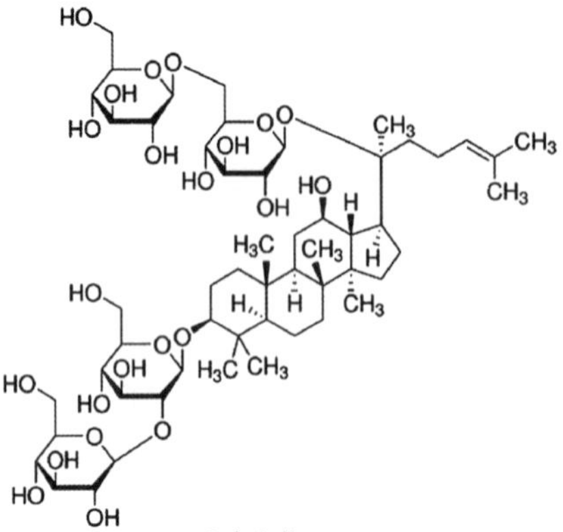

人参皂苷 Re

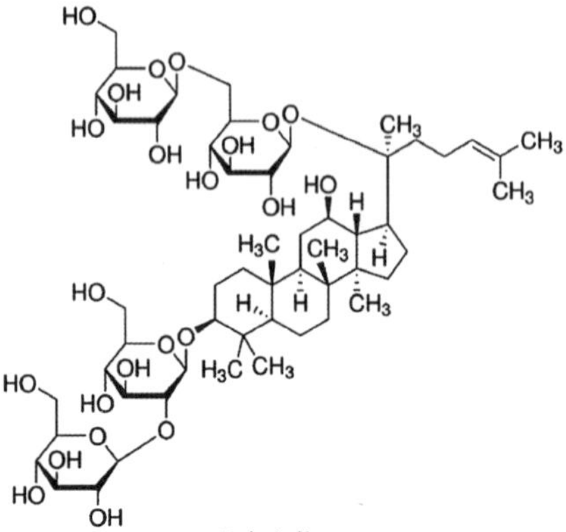

人参皂苷 Rb1

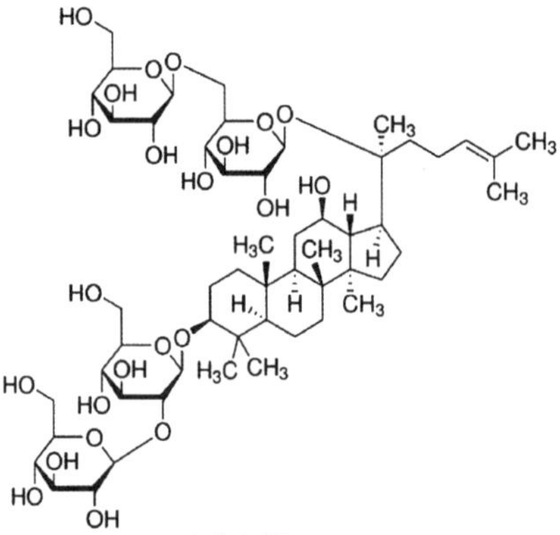

人参皂苷 Rf

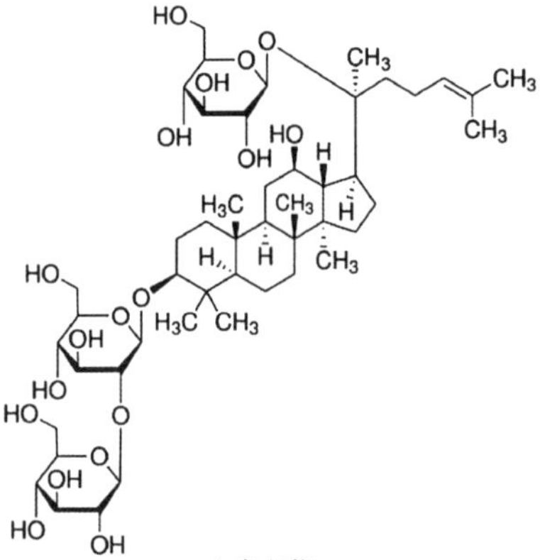

人参皂苷 Rd

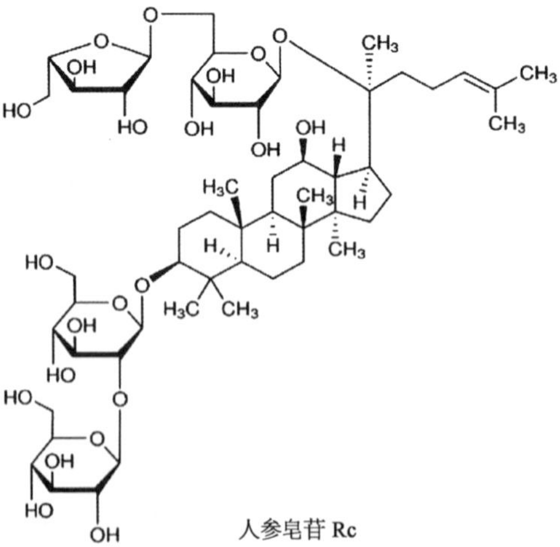

人参皂苷 Rc

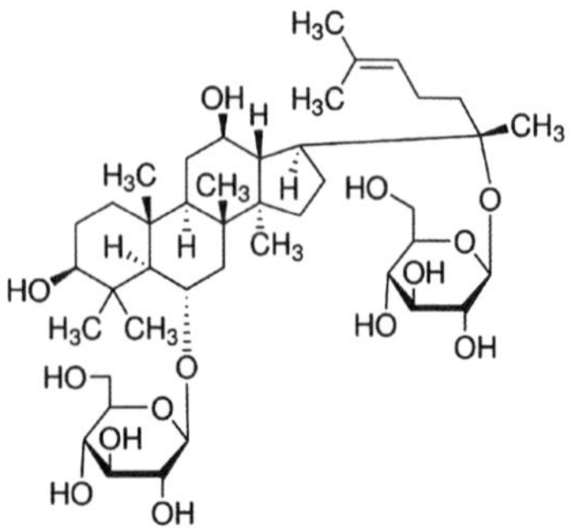

人参皂苷 Rg1

人参皂苷 Rb2

测试的方法主要有液相色谱和 GC 两种。液相色谱的方法是样品萃取后直接注射进液相色谱仪;GC 的方法是先用三甲基硅烷把人参皂苷分子上的羟基硅烷基化以降低分子的沸点,再用 GC 加以分离和定量。

不管 GC 或液相色谱方法都不能测试所有的人参皂苷,因为不是所有的标准品都可以获得。目前一般只测试 7 种主要的人参皂苷:人参皂苷 Rg1、人参皂苷 Re、人参皂苷 Rf、人参皂苷 Rb1、人参皂苷 Rb2、人参皂苷 Rd 和人参皂苷 Rc。液相色谱- UV 的方法得到最广泛使用。所有人参皂苷的 UV 光谱都是相似的,一般定量分析时都选用 205 nm。由于受标准品的限制,目前还无法验证色谱峰的单一性,即无法证明是否有多种人参皂苷分子同时出现在同一个峰里,因为所有人参皂苷的紫外光谱都是一样的。LC - MS/MS 或许可以帮助我们验证一些峰的纯度,或许还可以帮助我们为那些没有标准品的人参皂苷作一些定性的测试。目前的方法还有待今后不断改进。

(1)测试步骤

① 标准液的配制:准确称取 5 mg 上述 7 种人参皂苷标准品,转移至 25 mL 容量瓶中。用水和甲醇的混合溶液(30%的水,70%的甲醇)来配制标准溶液。先加入 15 mL 上述溶液,水浴超声 5 min,待所有的标准品溶解后,加入上述溶液至刻度,摇匀待用。若需要可进一步稀释。

② 样品溶液的配制:称取一定量含有约 20 mg 人参皂苷的人参或人参提取物样品,转移至 50 mL 锥形瓶中,加入 25 mL 水和甲醇的混合溶液(30%的水,70%的甲醇),超声处理(原草样品超声 30 min,提取物样品超声 5 min)。离心或过滤后直接注射。

（2）UPLC 条件

色谱柱：Acquity Hss T3(C18),1.8 μm,2.1×150 mm

移动相 A：0.1%磷酸水溶液

移动相 B：0.1%磷酸乙腈溶液

流速：0.4 mL/min

注射量：2 μL

UV 检测波长：205 nm

注射时间：12 min

柱温：45℃

梯度：

时间(min)	A(%)	B(%)
0~2.0	72	28
2.0~7.0	50	50
7.0~7.5	50	50
7.5~8.0	30	70
8.0~8.5	30	70
8.5~9.0	72	28
12.0	72	28 结束

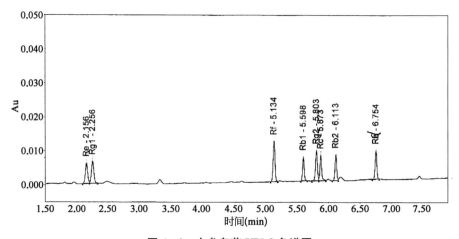

图 4-2　人参皂苷 UPLC 色谱图

下面再介绍一个 Hee-Won Park 等研发的 UPLC 方法[2]。

色谱柱：Waters Acquity BEH C8，2.1 mm×100 mm，1.7 μm

移动相 A：0.001％ 磷酸水溶液

移动相 B：0.001％磷酸乙腈溶液

流速：0.6 mL/min

柱温：40℃

梯度：

时间（min）	移动相 A（％）	移动相 B（％）
0～0.5	85	15
14.5	70	30
15.5	68	32
18.5	62	38
24.0	57	43
27.0	45	55
31.0	45	55
35.0	30	70
38.0	10	90
38.1	85	15
43.0	85	15

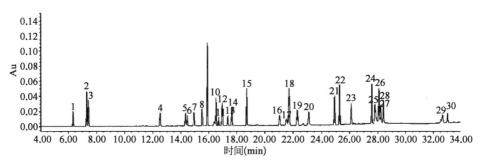

NG-R1,1；G-Rg1,2；G-Re,3；G-Rf,4；20(S)-G-Rh1,5；20(S)-G-Rg2,6；20(R)-G-Rg2,7；G-Ro,8；G-Rb1,9；G-Rc,10；G-Ra1,11；G-F1,12；G-Rb2,13；G-Rb3,14；G-Rd,15；G-Rg6,16；G-Rk3,17；G-F4,18；G-Rh4,19；G-F2,20；20(S)-G-Rg3,21；20(R)-G-Rg3,22；C-Y,23；C-K,24；G-Rk1,25；G-Rg5,26；20(S)-G-Rh2,27；20(R)-G-Rh2,28；G-Rk2,29；G-Rh3,30. NG,notoginsenoside；G,ginsenoside；C,compound.

图 4-3　30 种人参皂苷的色谱图[2]

（3）结果计算

$$单一人参皂苷(\%) = \frac{A_样 \times V_样 \times W_标 \times C_标}{A_标 \times V_标 \times W_样} \times 100\%$$

$A_样$：样品液中对应的人参皂苷峰面积

$A_标$：标准液中对应的人参皂苷峰面积

$V_样$：样品液的总体积(mL)

$V_标$：标准液的总体积(mL)

$W_样$：样品的质量(mg)

$W_标$：对应的人参皂苷标准品的质量(mg)

$C_标$：标准品的纯度

总的人参皂苷含量＝测到的各单一人参皂苷含量的总和

（4）LC－MS/MS 方法

由于人参皂苷没有特征性的紫外吸收光谱,紫外吸收的灵敏度较低,而且容易受到干扰,所以检测极限比较高,很难对一些含量低、基质复杂的样品进行测试,这时可以考虑用 LC－MS/MS 的方法。

① UPLC 的条件

色谱柱：Acquity Hss T3(C18),1.8 μm,2.1×150 mm

移动相 A：0.1％甲酸水溶液

移动相 B：0.1％甲酸甲醇溶液

流速：0.4 mL/min

注射量：2 μL

柱温：45℃

梯度：

时间(min)	A(%)	B(%)
0	72	28
0～2.0	71	29
2.0～9.0	54	46
9.0～9.2	30	70

(续表)

时间(min)	A(%)	B(%)
9.2~9.8	30	70
9.8~10.0	72	28
12.0	72	28　结束

② LC - MS/MS 数据(仪器 Waters TQS)

Function 1 : MRM of 3 mass pairs, Time 6.20 to 7.20, ES- (Ginsenoside Rg2)

```
Type                         MRM
Ion Mode                     ES-
Inter Channel Delay (sec)    -1.000
InterScan Time (sec)         -1.000
Span (Da)                    0.0
Start Time (min)             6.2
End Time (min)               7.2
  Ch Prnt(Da) Dau(Da) Dwell(s) Cone(V) Coll(eV) Delay(s) Compound       Formula Comments


   1   783.34  100.92   0.025  100.00    34.00   -1.000 Ginsenoside Rg2 784.5   IntelliStart Gener

ated
   2   783.34  475.23   0.025  100.00    36.00   -1.000 Ginsenoside Rg2 784.5   IntelliStart Gener

ated
   3   783.34  637.30   0.025  100.00    26.00   -1.000 Ginsenoside Rg2 784.5   IntelliStart Gener

ated
```

Function 2 : MRM of 3 mass pairs, Time 2.00 to 3.00, ES- (Ginsenoside Rg1)

```
Type                         MRM
Ion Mode                     ES-
Inter Channel Delay (sec)    -1.000
InterScan Time (sec)         -1.000
Span (Da)                    0.0
Start Time (min)             2.0
End Time (min)               3.0
  Ch Prnt(Da) Dau(Da) Dwell(s) Cone(V) Coll(eV) Delay(s) Compound       Formula Comments


   1   799.34  100.92   0.025   98.00    32.00   -1.000 Ginsenoside Rg1 800.5   IntelliStart Gener

ated
   2   799.34  475.24   0.025   98.00    32.00   -1.000 Ginsenoside Rg1 800.5   IntelliStart Gener

ated
   3   799.34  637.31   0.025   98.00    20.00   -1.000 Ginsenoside Rg1 800.5   IntelliStart Gener

ated
```

Function 3 : MRM of 3 mass pairs, Time 5.00 to 6.00, ES- (Ginsenoside Rf)

Type	MRM
Ion Mode	ES-
Inter Channel Delay (sec)	-1.000
InterScan Time (sec)	-1.000
Span (Da)	0.0
Start Time (min)	5.0
End Time (min)	6.0

Ch	Prnt(Da)	Dau(Da)	Dwell(s)	Cone(V)	Coll(eV)	Delay(s)	Compound	Formula	Comments
1	799.34	100.92	0.025	88.00	36.00	-1.000	Ginsenoside Rf	800.5	IntelliStart Generated
2	799.34	475.24	0.025	88.00	38.00	-1.000	Ginsenoside Rf	800.5	IntelliStart Generated
3	799.34	637.31	0.025	88.00	26.00	-1.000	Ginsenoside Rf	800.5	IntelliStart Generated

Function 4 : MRM of 3 mass pairs, Time 8.00 to 9.00, ES- (Ginsenoside Rd)

Type	MRM
Ion Mode	ES-
Inter Channel Delay (sec)	-1.000
InterScan Time (sec)	-1.000
Span (Da)	0.0
Start Time (min)	8.0
End Time (min)	9.0

Ch	Prnt(Da)	Dau(Da)	Dwell(s)	Cone(V)	Coll(eV)	Delay(s)	Compound	Formula	Comments
1	945.38	88.94	0.025	100.00	44.00	-1.000	Ginsenoside Rd	946.6	IntelliStart Generated
2	945.38	100.98	0.025	100.00	46.00	-1.000	Ginsenoside Rd	946.6	IntelliStart Generated
3	945.38	783.28	0.025	100.00	36.00	-1.000	Ginsenoside Rd	946.6	IntelliStart Generated

Function 5 : MRM of 3 mass pairs, Time 1.80 to 2.80, ES- (Ginsenoside Re)

Type	MRM
Ion Mode	ES-
Inter Channel Delay (sec)	-1.000
InterScan Time (sec)	-1.000
Span (Da)	0.0
Start Time (min)	1.8
End Time (min)	2.8

Ch	Prnt(Da)	Dau(Da)	Dwell(s)	Cone(V)	Coll(eV)	Delay(s)	Compound	Formula	Comments
1	945.38	100.98	0.025	100.00	42.00	-1.000	Ginsenoside Re	946.6	IntelliStart Generated
2	945.38	475.23	0.025	100.00	40.00	-1.000	Ginsenoside Re	946.6	IntelliStart Generated
3	945.38	637.29	0.025	100.00	32.00	-1.000	Ginsenoside Re	946.6	IntelliStart Generated

Function 6 : MRM of 3 mass pairs, Time 6.50 to 7.30, ES- (Ginsenoside Rc)

Type	MRM
Ion Mode	ES-
Inter Channel Delay (sec)	-1.000
InterScan Time (sec)	-1.000
Span (Da)	0.0
Start Time (min)	6.5
End Time (min)	7.3

Ch	Prnt(Da)	Dau(Da)	Dwell(s)	Cone(V)	Coll(eV)	Delay(s)	Compound	Formula	Comments
1	1077.38	100.92	0.025	100.00	56.00	-1.000	Ginsenoside Rc	1078.6	IntelliStart Genera ted
2	1077.38	783.31	0.025	100.00	38.00	-1.000	Ginsenoside Rc	1078.6	IntelliStart Genera ted
3	1077.38	945.34	0.025	100.00	38.00	-1.000	Ginsenoside Rc	1078.6	IntelliStart Genera ted

Function 7 : MRM of 3 mass pairs, Time 7.20 to 8.10, ES- (Ginsenoside B2)

Type	MRM
Ion Mode	ES-
Inter Channel Delay (sec)	-1.000
InterScan Time (sec)	-1.000
Span (Da)	0.0
Start Time (min)	7.2
End Time (min)	8.1

Ch	Prnt(Da)	Dau(Da)	Dwell(s)	Cone(V)	Coll(eV)	Delay(s)	Compound	Formula	Comments
1	1077.44	89.03	0.025	94.00	56.00	-1.000	Ginsenoside B2	1078.6	IntelliStart Genera ted
2	1077.44	149.06	0.025	94.00	42.00	-1.000	Ginsenoside B2	1078.6	IntelliStart Genera ted
3	1077.44	945.46	0.025	94.00	34.00	-1.000	Ginsenoside B2	1078.6	IntelliStart Genera ted

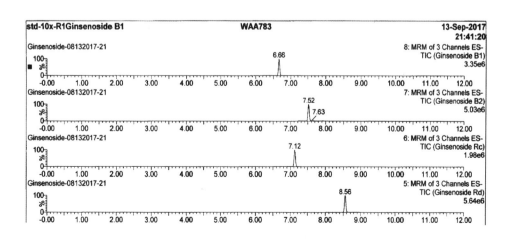

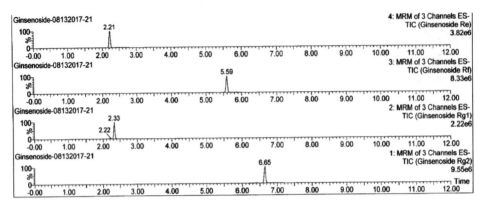

图 4 - 4　人参皂苷的 LC - MS/MS 图谱(自上而下分别为
人参皂苷 Re、Rg1、Rf、Rg2、Rc、Rb2、Rd)

4.4　绿茶中茶多酚和咖啡因的测试方法

　　绿茶中的主要活性成分是茶多酚(catechins),是强抗氧化剂,具有降血糖、血压,抑制动脉硬化、杀菌、消炎作用。本方法可以同时测试 8 种不同的茶多酚:没食子儿茶素(gallocatechin, GC)、表儿茶素没食子酸酯(epigcatechin gallate, ECG)、儿茶素(catechin, C)、表没食子儿茶素没食子酸酯(epigallocatechin gallate, EGCG)、没食子儿茶素没食子酸酯(gallocatechin gallate, GCG)、表没食子儿茶素(epigallocatechin, EGC)、表儿茶素(epicatechin, EC)和没食子酸(gallic acid, GA)。除了茶多酚,绿茶中还含有咖啡因。

没食子儿茶素　　　　　表儿茶素没食子酸酯　　　　　儿茶素

| 表没食子儿茶素没食子酸酯 | 没食子儿茶素没食子酸酯 | 表没食子儿茶素 |

| 表儿茶素 | 没食子酸 | 咖啡因 |

从以上分子结构可以看出所有茶多酚的分子都是弱极性的,而且都含有苯基低能量的电子云,所以可以用反相苯基柱子来分离它们。

(1) 测试步骤

① 标准液的配制:准确称取 10 mg 茶多酚(GC、ECG、C、EGCG、GCG、EGC、EC、GA)和咖啡因标准品,转移至 100 mL 容量瓶中。用 0.1%磷酸水溶液加入 5%乙腈的混合液作为溶剂来配制标准溶液和样品溶液。加入 60 mL 上述混合液,水浴超声 2 min,待所有标准品溶解后,加入上述溶液至刻度,摇匀待用。若需要可进一步稀释。

② 样品溶液的配制:称取约含有 10 mg 任何以上茶多酚的待测样品,转移至 100 mL 容量瓶中,加入约 15 mL 温水(70℃),微波超声 5 min,加入 55 mL 0.1%磷酸水溶液和 5%乙腈的混合溶液,微波超声 5 min(茶叶提取物)或 20 min(茶叶或茶叶粉末),振荡 15 min,再加以上混合溶液至刻度,离心后取清液即可注射。

(2) UPLC 条件

色谱柱:Acquity BEH Phenyl,1.7 μm,2.1×150 mm

移动相 A:0.1%甲酸水溶液

移动相 B:0.1%甲酸甲醇溶液

流速：0.4 mL/min

注射量：1 μL

柱温：45℃

梯度：

时间(min)	A(%)	B(%)
0	97	3
0～7.0	65	35
7.0～8.0	55	45
8.0～8.5	55	45
8.5～8.8	97	3
11.0	97	3 结束

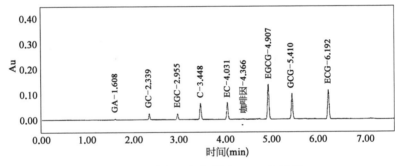

图 4-5　茶多酚和咖啡因 UPLC 色谱图

（3）结果计算

$$单一茶多酚(\%) = \frac{A_样 \times V_样 \times W_标 \times C_标}{A_标 \times V_标 \times W_样} \times 100\%$$

$A_样$：样品液中对应的茶多酚峰面积

$A_标$：标准液中对应的茶多酚峰面积

$V_样$：样品液的总体积(mL)

$V_标$：标准液的总体积(mL)

$W_样$：样品的质量(mg)

$W_标$：对应的茶多酚标准品的质量(mg)

$C_标$：标准品的纯度

总茶多酚含量为测到的各个单一茶多酚含量的总和。

相对于儿茶素,大多数茶多酚在溶液中容易分解,所以每次测试都要用以上所有的茶多酚标准品来配制标准溶液,这样既花时间,费用又高(标准品的价格相当贵)。在日常测试中我们可以用不同的茶多酚与儿茶素的转换系数来计算结果,这样就不必每次测试都要用所有的茶多酚的标准品。

转换系数的建立:当第一次测试时,必须要用所有的标准品来配标准样品溶液,然后计算出每个茶多酚相对于儿茶素的转换系数。

$$转换系数 R_n(n=1\sim6)=\frac{相应的茶多酚的峰面积 \times 儿茶素的浓度}{儿茶素的峰面积 \times 相应的茶多酚的浓度}$$

$$各个不同的茶多酚(\%)=\frac{A_样 \times C_标 \times V_样}{A_标 \times W_样 \times R_n} \times 100\%$$

$A_样$:样品中相应茶多酚的峰面积

$A_标$:标准液中儿茶素的峰面积

$C_标$:标准液中儿茶素的浓度(mg/mL)

$V_样$:样品溶液的总体积(mL)

$W_样$:样品的质量(mg)

R_n:相应的茶多酚的转换系数

由于各实验室的条件不同、仪器不同、试剂不同等因素,不同的实验室得到的转换系数可能也不相同,所以转换系数不能通用,并且一段时间后转换系数还必须重新确认。

为了确保儿茶素在标准溶液中没有分解,可以在配标准溶液时加入稳定的咖啡因作为参照物,算出两峰的比例。只要比例在控制范围内,标准液就可以一直用下去,一旦比例超出范围,就应停止使用,重新配制新标准液。

儿茶素和咖啡因在有些色谱条件下是分不开的,所以在单独测试咖啡因时也要确认咖啡因和茶多酚能分开,特别是在测试含茶叶的产品时。

4.5　红茶中茶黄素的测试方法

绿茶经发酵加工后制成红茶,此时绿茶中的茶多酚被氧化成红茶中的茶黄素(theaflavin)和其他酚类化合物(如茶红素、茶褐素等)。茶黄素的含量常常被作为红茶质量的指标来测定。

茶黄素

C18 或苯基柱子可以分离及定量测试茶黄素。

(1) 测试过程

① 溶剂 1 配制：900 mL 水中加 99 mL 甲醇、1 mL 磷酸，摇匀即可。

② 标准溶液的配制：准确称取 5 mg 茶黄素标准品，转移至 50 mL 容量瓶中，加入 30 mL 溶剂 1，超声 5 min，再加入溶剂 1 至刻度，摇匀。标上"茶黄素原始溶液"。

准确移取 1 mL 茶黄素原始溶液至 50 mL 容量瓶中，用溶剂 1 稀释至刻度，摇匀即可注射。

③ 样品溶液的配制：称取一定量约含有 5 mg 茶黄素的红茶样品，转移至 100 mL 容量瓶中，加入 60 mL 溶剂 1，振荡 5 min，放入 70℃ 的水浴中超声 10 min(提取物)或 30 min(红茶或红茶粉)；冷却后加入溶剂 1 至刻度，摇匀，离心(1 200 r/min)5 min，吸取上层滤液 1 mL 转移至 25 mL 容量瓶中，用溶剂 1 稀释至刻度，摇匀后即可注射。

(2) UPLC 条件

色谱柱：Acquity Hss T3(C18)，1.8 μm，2.1×150 mm

移动相 A：0.1%磷酸水溶液

移动相 B：0.1%磷酸乙腈溶液

流速：0.4 mL/min

注射量：2 μL

UV 检测波长：380 nm

测试时间：12 min

柱温：45℃

梯度：

时间（min）	A(%)	B(%)
0	95	5
1.0～7.0	65	35
7.0～8.0	58	42
8.8～9.0	95	5
12.0	95	5　　结束

（3）结果计算

$$茶黄素(\%)=\frac{A_样\times C_标\times V_样}{A_标\times W_样}\times 100\%$$

$A_标$：标准品的峰面积

$A_样$：样品的峰面积

$C_标$：标准溶液的浓度（mg/mL）

$W_样$：样品的质量（mg）

$V_样$：样品溶液的总体积（mL）

4.6　红景天的测试方法

红景天为景天科全瓣红景天的全草，为多年生草本植物。具有活血止血、清肺止咳作用。本方法主要定量测试红景天（phodiola rosea）中的一些主要成分：红景天苷（salidroside）、络塞维（rosavin）、络塞因（rosarin）和络塞（rosin）。

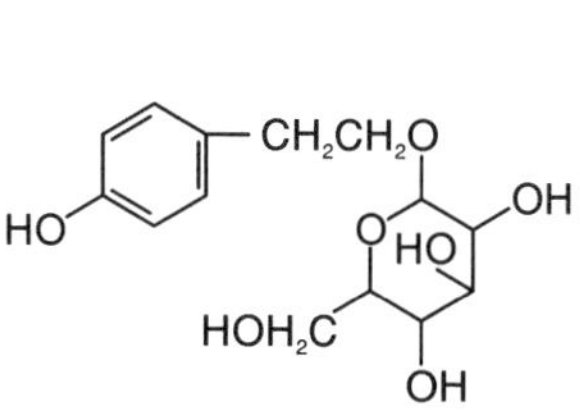

红景天苷 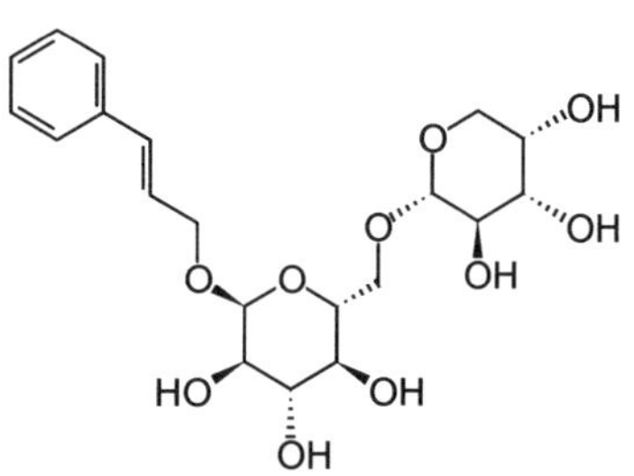　　　　　　　　　　络塞维

络塞因   络塞

从以上分子结构可以看出络塞维、络塞因和络塞很相似,都是苯乙烯基的糖苷物,可以用苯基的色谱柱把它们分开。

（1）测试步骤

① 标准液的配制：分别准确称取 10 mg 红景天苷、络塞维、络塞因和络塞标准品,转移至 100 mL 容量瓶中,加入约 60 mL 甲醇,水浴超声 2 min,待所有的标准品溶解后,加入甲醇至刻度,摇匀待用。若需要可进一步稀释。

② 样品溶液的配制：称取约含有 5 mg 待测化合物的样品,转入 50 mL 容量瓶中,加入约 5 mL 温水(70℃),微波超声 5 min,加入 15 mL 乙醇,微波超声 40 min(植物原草样品)或 5 min(植物提取物样品)。冷却后加入甲醇至刻度,摇匀,离心后取清液即可注射。

（2）色谱条件

色谱柱：Acquity BEH Phenyl,1.8 μm, 2.1×150 mm

移动相 A：0.1％醋酸水溶液

移动相 B：0.1％醋酸乙腈溶液

流速：0.40 mL/min

柱温：45℃

UV 检测波长：250 nm

注射量：2 μL

梯度：

时间（min）	A（％）	B（％）
0	95	5
0～7.0	70	30
7.0～7.8	95	5
10.0	95	5 结束

（3）结果计算

$$单一化合物（\%）=\frac{A_样 \times C_标 \times V_样}{A_标 \times W_样} \times 100\%$$

或

$$单一化合物（mg/unit）=\frac{A_样 \times C_标 \times V_样 \times 平均单位质量}{A_标 \times W_样}$$

$A_标$：对应的化合物标准品的峰面积

$A_样$：样品溶液中对应的化合物的峰面积

$C_标$：相应标准品的浓度（mg/mL）

$W_样$：样品的质量（mg）

$V_样$：样品溶液的总体积（mL）

总含量为每个测试到的化合物的含量的总和。

图 4-6 色谱图在实验时没有加红景天苷的标准品，所以图像中没有红景天苷的峰，实际上红景天苷的保留时间比其他 3 个化合物短很多。

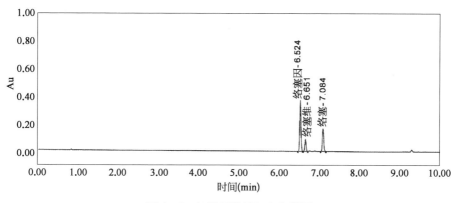

图 4-6　红景天的 UPLC 色谱图

4.7　缬草的测试方法

缬草为败酱科植物，其有效部位是根及根茎。可治心神不安，胃弱，腹痛，月经不调，跌打损伤。缬草（valerian）的测试主要用 UPLC-UV 方法来定量分析如下 4 种成分：缬草烯醛(valerenal)、羟基缬草酸(hydroxyvalerenic acid)、缬草烯酸(valerenic acid)和乙酰氧基缬草酸(acetoxyvalerenic acid)。

缬草烯醛　　　　羟基缬草酸　　　　缬草烯酸　　　　乙酰氧基缬草酸

以上 4 个化合物可以用 C18 柱加以分离及定量测试。

(1) 测试步骤

① 标准液的配制：分别准确称取 10 mg 缬草烯醛、羟基缬草酸、缬草烯酸和乙酰氧基缬草酸标准品，转移至 50 mL 容量瓶中，加入约 30 mL 甲醇，水浴超声 2 min，待所有的标准品溶解后，加入甲醇至刻度，摇匀待用。若需要可进一步稀释。

② 样品溶液的配制：称取约含有 10 mg 待测化合物的样品，转移至 50 mL 容量瓶中，加入约 5 mL 温水(70℃)，微波超声 5 min，加入 20 mL 乙醇，超声 40 min (植物原草样品)或 5 min(植物提取物样品)。冷却后再用甲醇定容。离心后取清液即可注射。

(2) 色谱条件

色谱柱：Acquity Hss T3 C18,1.8 μm,2.1×150 mm

移动相 A：0.1％醋酸水溶液

移动相 B：0.1％醋酸乙腈溶液

流速：0.40 mL/min

柱温：45℃

UV 波长：218 nm

注射量：2 μL

梯度：

时间(min)	A(％)	B(％)
0	60	40
0~7.0	10	90

(续表)

时间(min)	A(%)	B(%)
7.8~8.0	60	40
10.0	60	40　结束

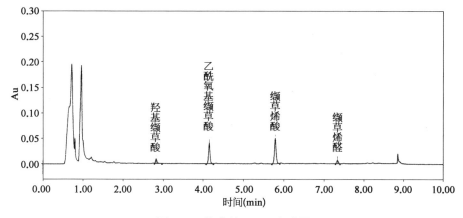

图 4 - 7　缬草的 UPLC 色谱图

4.8　银杏黄酮的测试方法

　　银杏黄酮一般都是以黄酮苷的形式存在于银杏叶或提取物中。主要有 3 类黄酮苷：槲皮素苷、山奈素苷和异鼠李素苷。黄酮类苷数量很多,要定量测试每一种黄酮苷工作量很大,而且标准品也不容易找到,所以本方法是采用酸水解法将黄酮苷水解成糖和黄酮,后用色谱法来定量以上 3 种黄酮苷元,然后用平均转换系数来计算黄酮苷的总量。

槲皮素苷　　　　　　　　山奈素苷　　　　　　　　异鼠李素苷

127

从以上结构式可以看出这 3 个分子的羟基数及甲氧基数不一样，可以用 C18 柱来分离。

（1）测试步骤

① 标准液的配制：准确称取 15 mg 槲皮素苷、15 mg 山奈素苷、5 mg 异鼠李素苷，转移至 100 mL 容量瓶中，加入 40 mL 甲醇，超声 5 min，再加入甲醇至刻度，摇匀即可注射。

② 样品液的配制：称取约含有 70 mg 总黄酮苷的提取物样品或 5 g 银杏叶粉，转移至 250 mL 回流瓶中，加 20 mL 水和 50 mL 乙醇，超声 10 min；加入 8 mL 浓盐酸和小旋转磁棒，在 100℃ 的水浴中用磁棒搅拌 2 h；冷却后将液体转移至 100 mL 容量瓶中，用水冲洗回流瓶，将洗液转移入容量瓶，定容，摇匀。用 0.45 μm 的过滤纸过滤溶液，收集滤液至 2 mL HPLC 注射瓶中，待注射。

（2）HPLC 条件

色谱柱：Waters Symmetry C18，3.5 μm，4.6×150 mm

流速：1 mL/min

注射量：10 μL

波长：270 nm

柱温：35℃

移动相：甲醇、0.5%磷酸水溶液（47：53）

（3）结果计算

$$各黄酮苷(\%)=\frac{A_{样}\times C_{标}\times 100\times 转换率}{A_{标}\times W_{样}}\times 100\%$$

$A_{样}$：样品的峰面积

$A_{标}$：标准品的峰面积

$C_{标}$：标准溶液的浓度（mg/mL）

$W_{样}$：样品的质量（mg）

黄酮转换成黄酮苷的转换率：

槲皮素苷＝756.3/302.2＝2.504

山奈素苷＝740.7/286.2＝2.588

异鼠李素苷＝770.6/316.2＝2.437

以上 3 个黄酮苷的总和为总黄酮苷。

4.9　银杏萜内酯的测试方法

银杏叶或银杏叶提取物的主要有效成分有两大类,即银杏黄酮和银杏萜内酯(ginkgolactons)。银杏黄酮的测试见上文,以下介绍银杏萜内酯的测试方法。银杏萜内酯是总称,包括银杏萜内酯和银杏半萜内酯。

银杏萜内酯　　　　　　　　　　　　　　银杏半萜内酯

银杏萜内酯 A　　　R_1＝H,　　　R_2＝H,　　　R_3＝OH
银杏萜内酯 B　　　R_1＝OH,　　 R_2＝H,　　　R_3＝OH
银杏萜内酯 C　　　R_1＝OH,　　 R_2＝OH,　　R_3＝OH
银杏萜内酯 J　　　 R_1＝H,　　　R_2＝OH,　　R_3＝OH
银杏萜内酯 M　　　R_1＝OH,　　 R_2＝OH,　　R_3＝H

从以上分子结构可以看出银杏萜内酯和银杏半萜内酯只含有少数几个不共轭的双键,UV 的吸收不强,没有特征性的吸收光谱,容易受干扰,而且含量很少,所以 HPLC‐UV 方法不是最理想的方法。有的实验室用 HPLC‐ELSD 的方法来测试银杏萜内酯和半萜内酯,只要 ELSD 检测器的线性得到验证,这种方法是可以选择的,以下介绍一个 GC‐FID 的方法。

用 GC 来测试,就要降低化合物的沸点。这里用三甲基硅烷把银杏萜内酯和银杏半萜内酯分子中的羟基硅烷化,起到降低沸点的效果,然后注射进 GC,使被测分子易汽化。

（1）测试步骤

● 试剂

DHEA（dehydroisoandrosterone, internal standard）,Sigma,D‐4000
Bilobalide,95％,Sigma,S‐9031

　　银杏萜内酯 A，90％，Sigma，G-4028

　　银杏萜内酯 B，90％，Sigma，G-6910

　　银杏萜内酯 C，98.5％，MP，199661

　　银杏萜内酯 J，86.9％，ChromaDex，ASB-00007186

　　乙腈(ACN)，HPLC Grade

　　N,N-二甲基甲酰胺(DMF)，HPLC Grade

　　N,O-双(三甲基硅烷基)三氧乙酰胺(BSTFA)含 1％三甲基氯硅烷(TMCS)，reagent grade

　　● 内标液的配制：准确称取 15 mg DHEA，转移至 25 mL 容量瓶中，加入 10 mL DMF 来溶解，然后加入 DMF 至刻度。

　　● 标准溶液的配制：准确称取 10 mg 银杏萜内酯 A 和银杏半萜内酯，5 mg 银杏萜内酯 B、银杏萜内酯 C、银杏萜内酯 J，转移至 10 mL 容量瓶中，加入 1 mL DMF，超声 5 min，使所有标准品全部溶解，加入乙腈至刻度，摇匀。该标准品的原始液可以稳定 6 个月。

　　移取 500 μL 标准原始液至 2 mL 注射瓶，加 200 μL 内标液和 200 μL BSTFA(含 1％ TMCS)。盖紧后摇匀，放入 100℃水浴中反应 20 min。冷却至室温，等待注射。

　　● 样品溶液的配制(银杏叶粉)：称取 8.0 g 银杏叶粉，转移至 50 mL 圆底回流瓶中，加入 30 mL 30％的甲醇水溶液，回流 15 min。把回流液转移至 200 mL 容器内，重复回流两次，合并回流液。用减压挥发器把回流液挥发干。用 1 mL DMF 超声水浴 15 min 来溶解挥发干后的残留物，移取全部 1 mL DMF 溶液至 1 mL 离心管内，离心(12 000 r/min)5 min。移取 500 μL 上层清液至 2 mL 注射瓶内，加入 200 μL 内标液、200 μL BSTFA(含 1％ TMCS)，盖紧瓶口，摇匀放入 100℃水浴中反应 20 min，冷却至室温，可直接注射。

　　样品溶液配制(银杏叶萃取物及含有萃取物的保健品)：称取 500 mg 萃取物或含有等量成分的保健品，转移至 50 mL 容量瓶中，加入 3 mL DMF，超声 15 min，每 5 min 摇 30 s，加入 27 mL 乙腈，剧烈摇晃 2 min，移取 10 mL，离心 5 min。取 500 μL 上层清液至 2 mL 注射瓶内，加入 200 μL 内标液、200 μL BSTFA(含 1％ TMCS)，放入 100℃水浴中反应 20 min，冷却至室温，可直接注射。

　　(2) GC 操作条件

　　色谱柱：J&W 19091 J-012 HP-5，0.318 mm×25 m，0.17 μm

　　温度梯度：

起　始	200℃
1～31 min	260℃
31～33 min	290℃
33～35 min	290℃
35 min 之后	200℃

FID 检测器温度：300℃

注射室温度：250℃

（3）结果计算

$$各个银杏萜内酯(\%) = \frac{C_标 \times A_样 \times V_样}{A_标 \times W_样} \times 100\%$$

$C_标$：相应的银杏萜内酯标样的浓度（mg/mL）

$W_样$：样品的质量（mg）

$A_标$：标准液中相应的银杏萜内酯的峰面积/标准液中内标的峰面积

$A_样$：样品液中相应的银杏萜内酯的峰面积/样品液中内标的峰面积

$V_样$：样品液的总体积（mL）

总银杏萜内酯的含量为各个测到的银杏萜内酯含量的总和。

4.10　姜的测试方法

姜（ginger）或姜的提取物一般测试 6～10 种标志性化合物就足够了，主要有姜辣素（gingerol）、姜烯酚（shogaol）、姜辣二醇和姜辣二酮。

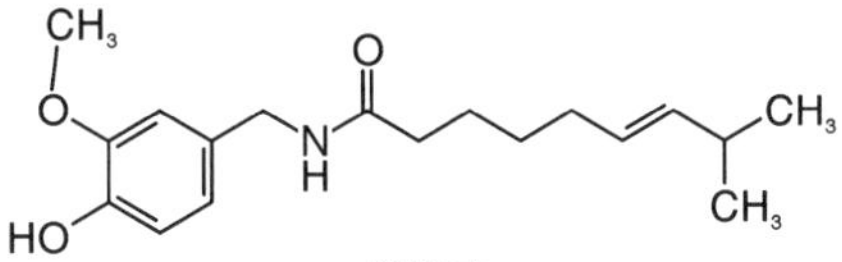

辣椒素

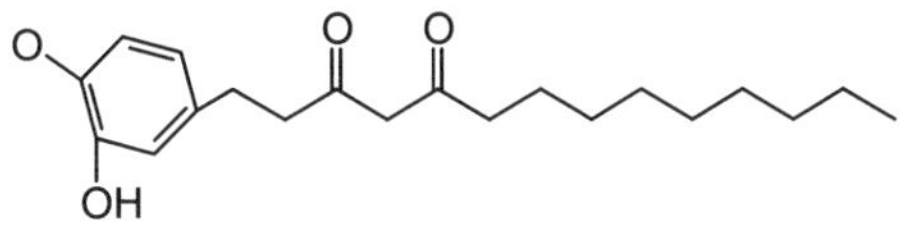

6-姜辣二酮

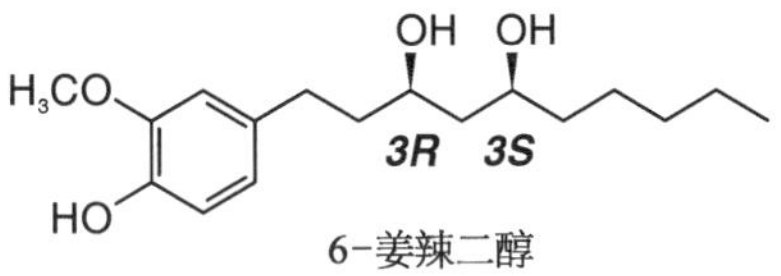

6-姜辣二醇

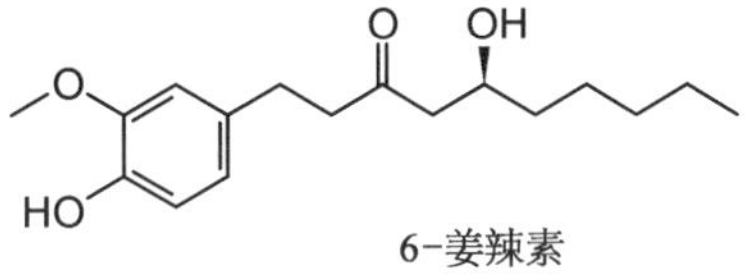

6-姜辣素

8-姜辣素

10-姜辣素

6-姜烯酚

8-姜烯酚

10-姜烯酚

从上面的分子结构可以看出这一组化合物都含有一个苯酚基团，所以 UV 的灵敏度比较高，用 PDA 检测器可以满足一般测试的需要。对含量极少的样品可以考虑用 MS/MS 检测器。固定相可用 C18 柱或苯基柱。以上标准品市场上都有出售，所以最准确的方法应该是用相应的标准品来定量各个待测化合物。但是在实际测试中有些方法仅用辣椒素一个标准品来定量所有的待测化合物。显然这两种方法测得的结果会有一定的差异。

（1）测试步骤

① 标准溶液的配制：首先配制各个成分的原始标准液，准确称取 5 mg 标准品，转移至各个不同的 25 mL 容量瓶中，加入 15 mL 80％甲醇水溶液，超声 1～5 min 直至完全溶解，再加甲醇水溶液至刻度，标上标准品的化学名称。然后转移 3 mL 辣椒素，1 mL 6 -姜辣素、8 -姜辣素和 10 -姜辣素的原始标准液至一个 50 mL 容量瓶中，再加入 1 mL 6 -姜烯酚、8 -姜烯酚、10 -姜烯酚的原始液，1 mL 6 -姜辣二醇和 6 -姜辣二酮的原始液，然后加入 80％甲醇水溶液至刻度，摇匀即可注射。

② 样品液的配制（生姜干粉）：准确称取 1 g 生姜干粉，转入 100 mL 容量瓶中，加入 60 mL 80％甲醇水溶液，振荡 1 min，在 50℃水浴中超声 30 min，每 5 min 摇动 10 s。冷却后加入 80％甲醇水溶液至刻度，摇匀，离心 10 min，取上层清液即可注射。

样品液的配制(生姜提取物)：准确称取 200 mg 提取物或含有等量成分的产品,转移至 100 mL 容量瓶中,加入 10 mL 水,振荡 5 min,超声 5 min,加入 60 mL 甲醇,振荡 1 min,放入 50℃水浴中超声 5 min,冷却后加 80%甲醇水溶液至刻度,摇匀,离心(1 200 r/min)10 min,取上层清液即可注射。

(2) HPLC 条件

色谱柱：Phenomenex LUNA C18(2),5 μm,4.6×250 mm,100 A

移动相 A：0.1%磷酸水溶液

移动相 B：0.1%磷酸乙腈溶液

流速：1.0 mL/min

柱温：室温

UV 检测波长：282 nm

注射量：20 μL

梯度：

时间(min)	A(%)	B(%)
0	65	35
0~15	0	100
15~20	0	100
20~21	65	35
30	65	35　　结束

出峰次序：6-姜辣素、辣椒素、8-姜辣素、6-姜烯酚、6-姜辣二醇、6-姜辣二酮、10-姜辣素、8-姜烯酚、10-姜烯酚。

(3) 结果计算

$$每个化合物(\%)=\frac{A_{样}\times C_{标}\times V_{样}}{A_{标}\times W_{样}}\times 100\%$$

$A_{标}$：标准液中相应标准品的峰面积

$A_{样}$：样品液中相应待测物的峰面积

$V_{样}$：样品液的总体积(mL)

$C_{标}$：标准液中相应标准品的浓度(mg/mL)

$W_样$：样品的质量(mg)

总含量为每个成分含量的总和。

4.11　紫锥菊的测试方法

紫锥菊(echinacea)及提取物在美国是一个很大众化的保健品,主要功能是增强免疫力、消炎等。现在的测试方法就是定量测试 4 个主要的有效化合物(或标志化合物)：咖啡酰酒石酸(caftaric acid)、绿原酸(chlorogenic acid)、紫锥菊苷(echinocoside)和菊苣酸(cichoric acid)。

历史上有两种紫锥菊被作为药用：紫花紫锥菊(echinacea purpurea)和狭叶紫锥菊(echinacea angustifolia)。这两种紫锥菊都含有以上 4 个化合物,但比例不一样,所以从色谱图上就可以识别是哪一种紫锥菊。

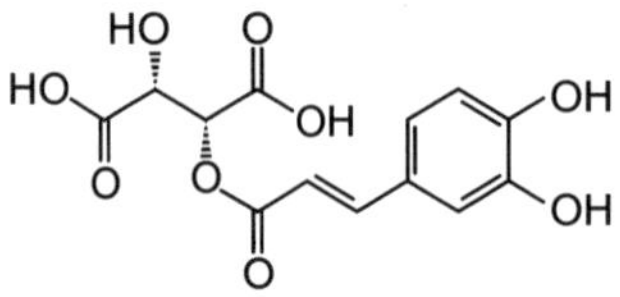

咖啡酰酒石酸 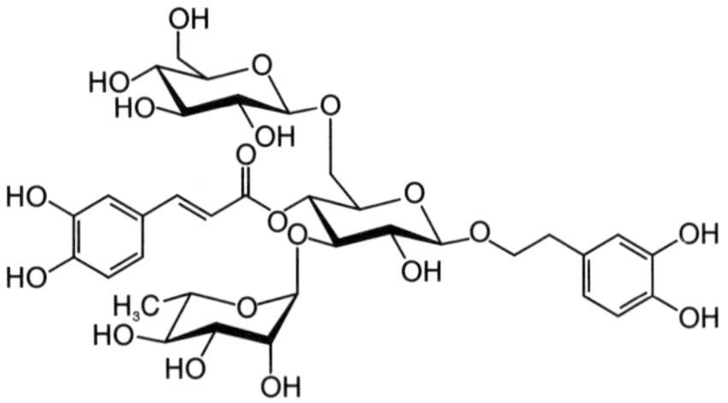　　　　　　　　　　　紫锥菊苷

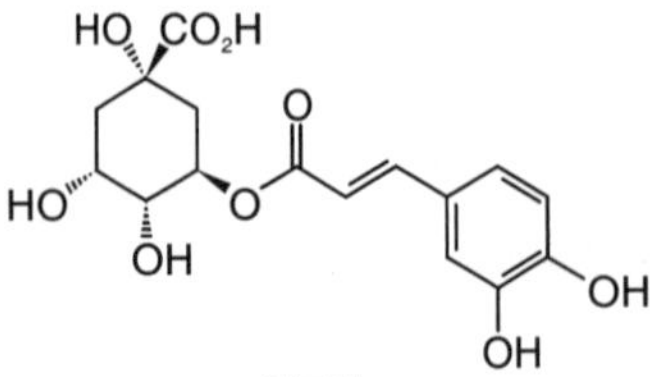

绿原酸 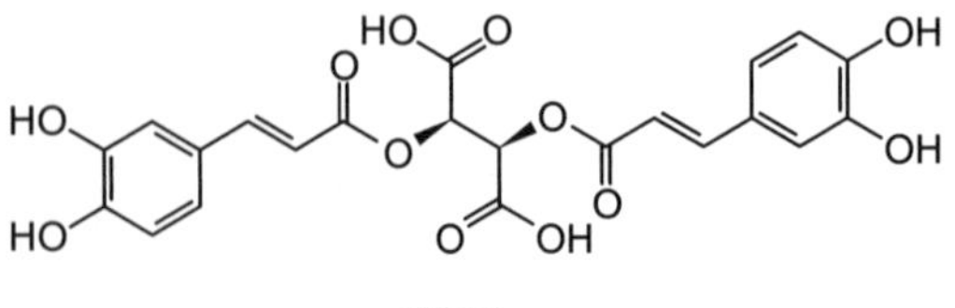　　　　　　　　　　　　　菊苣酸

从以上分子结构可以看出这组化合物都含有芳香基团,而且相对分子质量也不一样,所以反相色谱柱 C18 或苯基柱都可以用作测试的固定相。

（1）测试步骤

① 溶剂 1 的配制：700 mL 乙醇加 300 mL 水，摇匀，冷却待用。

② 标准溶液的配制：准确称取 5 mg 每个标准品，转移至 50 mL 容量瓶中，加 30 mL 溶剂 1，超声 1 min 至所有标准品全部溶解，再加溶剂 1 至刻度，摇匀。标上"原始标准液"。

准确移取 1 mL 原始标准液至 25 mL 容量瓶中，加入溶剂 1 至刻度，摇匀后即可注射。

③ 样品液的配制（紫锥菊干粉）：准确称取 1 g 紫锥菊干粉或含有等量成分的样品，转入 50 mL 容量瓶中，加入 30 mL 溶剂 1，振荡 1 min，在 50℃ 水浴中超声 20 min，每 5 min 振荡 10 s。冷却后加溶剂 1 至刻度，摇匀，离心 10 min，取上层清液即可注射。

样品液的配制（紫锥菊提取物）：准确称取 200 mg 提取物或含有等量成分的产品，转移至 50 mL 容量瓶中，加入 10 mL 水，振荡 5 min，超声 5 min，再加入 30 mL 乙醇，振荡 1 min，超声 5 min，冷却后加溶剂 1 至刻度，离心（1 200 r/min）10 min，取上层清液即可注射。

（2）HPLC 条件

色谱柱：Prodigy ODS（3）C18，5 μm，4.6×250 mm，100 A

移动相 A：0.1％磷酸水溶液

移动相 B：0.1％磷酸乙腈溶液

流速：1.0 mL/min

柱温：室温

UV 检测波长：330 nm

注射量：20 μL

梯度：

时间（min）	A（％）	B（％）
0	90	10
0～15	70	30
15～16	50	50
16.0～16.5	90	10
25	90	10　　结束

紫锥菊一共有 9 个不同的品种,用来做保健品的有两种:紫花紫锥菊和狭叶紫锥菊。这两种紫锥菊的主要成分是一样的,但各组分的比例不一样,从色谱图即可识别这两种不同的紫锥菊,见图 4-8 和图 4-9。

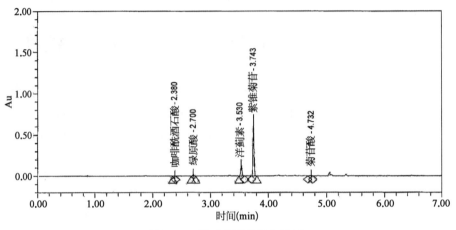

图 4-8 狭叶紫锥菊的色谱图

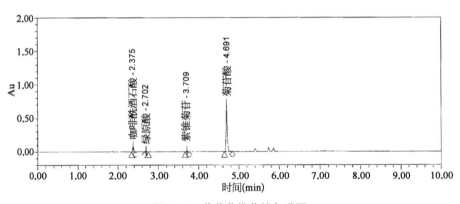

图 4-9 紫花紫锥菊的色谱图

(3) 结果计算

$$各个成分(\%) = \frac{A_样 \times C_标 \times V_样}{A_标 \times W_样} \times 100\%$$

$A_标$:相对应的标准品的峰面积

$A_样$:相对应的样品的峰面积

$V_样$:样品液的体积(mL)

$C_标$：标准液中相应标准品的浓度(mg/mL)

$W_样$：样品的质量(mg)

总含量为每个成分的含量的总和。

4.12　羟基柠檬酸的测试方法

羟基柠檬酸(hydroxy citric acid)最初来自印度的一种植物藤黄果(*Garcina cambogia*)，被认为能抑制碳水化合物及脂肪转化成能量，所以被用作减肥保健品。

羟基柠檬酸

从分子结构可以看出羟基柠檬酸含有 3 个羧基和 2 个羟基，所以是酸性的极性分子。为了延长在反相柱中的保留时间，可以降低移动相的 pH 或者加离子对试剂(如四丁基季铵盐)到移动相里。这两种方法都可以选择，只要能把干扰物分离出去即可。降低移动相 pH 的操作简单，但保留时间比较短，所以遇到样品杂质分不开时可以考虑用离子对的方法(见第 1 章 1.2 节)。

(1) 测试步骤

① 标准溶液的配制：准确称取 20 mg 羟基柠檬酸标准品，转移至 100 mL 容量瓶中，加水溶解，再加水至刻度，摇匀即可注射。

② 样品溶液的配制：称取一定量含有约 20 mg 羟基柠檬酸的样品，转移至 100 mL 容量瓶中，加入 60 mL 水，振荡 1 min，再超声 10 min(提取物)或 40 min(原草)。冷却后再加水至刻度，离心后取上层清液即可注射。

(2) UPLC 的条件

色谱柱：Acquity UPLC® HSS T3，1.8 μm，2.1×150 mm

移动相 A：0.1％磷酸水溶液

移动相 B：0.1％磷酸乙腈溶液

移动相 A：移动相 B＝97：3

流速：0.4 mL/min

柱温：45℃

UV 检测波长：210 nm

注射量：2.0 μL

（3）结果计算

$$羟基柠檬酸(\%)=\frac{A_样 \times C_标 \times V_样}{A_标 \times W_样} \times 100\%$$

$A_标$：标准品的峰面积

$A_样$：样品的峰面积

$V_样$：样品溶液的体积(mL)

$C_标$：标准溶液的浓度(mg/mL)

$W_样$：样品的质量(mg)

4.13　香豆素的测试方法

香豆素（coumarin）存在于许多天然植物中,有一种甜高甘的香味,常作为香料被用在化妆品、烟酒行业中,有时也被用作食品添加剂,但大量摄取有可能会引发癌症。

香豆素

香豆素是非极性的化合物,可以用 C18 或苯基柱来测试。

（1）测试步骤

① 标准液的配制：准确称取 10 mg 香豆素标准品,转移至 100 mL 容量瓶中,加 60 mL 甲醇,超声 2 min 使其完全溶解,再加甲醇至刻度,摇匀。如需要可进一步稀释。香豆素有很强的 UV 吸收,所以标准液浓度最低可稀释至 0.1 ppm。

② 样品溶液的配制：称取一定量含有约 10 mg 香豆素的样品,转移至 100 mL 容量瓶中,加入 10 mL 水,振荡 5 min,再超声 5 min,加入约 60 mL 乙

醇,超声 10 min,冷却后加甲醇至刻度,摇匀,离心,吸取上层清液,如需要可以用甲醇进一步稀释直至接近标准液的浓度。

（2）UPLC 条件

色谱柱：Acquity UPLC® BEH C18,1.8 μm,2.1×150 mm

移动相 A：0.1%磷酸水溶液

移动相 B：0.1%磷酸乙腈溶液

流速：0.4 mL/min

柱温：45℃

UV 检测波长：276 nm

注射量：1 μL

梯度：

时间(min)	A(%)	B(%)
0	90	10
0~6	40	60
6.0~7.0	40	60
7.0~7.5	90	10
10.0	90	10 结束

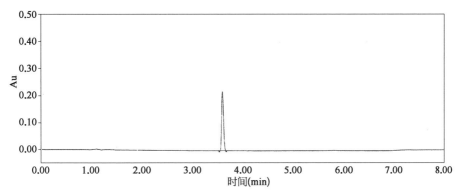

图 4-10 香豆素标准液的色谱图

（3）结果计算

$$香豆素(\%)=\frac{A_样 \times W_标 \times V_样}{A_标 \times W_样 \times V_标} \times 100\%$$

$A_标$：标准品的峰面积

$A_样$：样品的峰面积

$V_样$：样品溶液的总体积(mL)

$V_标$：标准溶液的总体积(mL)

$W_样$：样品的质量(mg)

$W_标$：标准品的质量(mg)

4.14　欧洲越橘中花青素和花色苷的测试方法

欧洲越橘(bilberry)中含有花青素(anthocyanidins)及花色苷(anthocyanins)，是高质量的还原剂，同时对改善视力(特别是夜盲症)也有帮助。欧洲越橘主要含有 5 类花青素(见下面的分子结构式)以及它们的糖苷。所有这些化合物都是 pH 敏感化合物，改变 pH 就会变色。

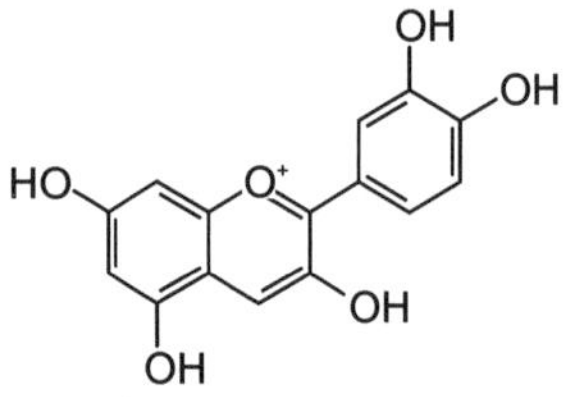

花青素 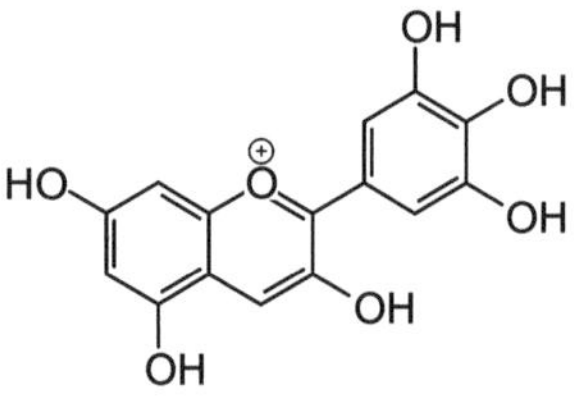　　　　　花翠素 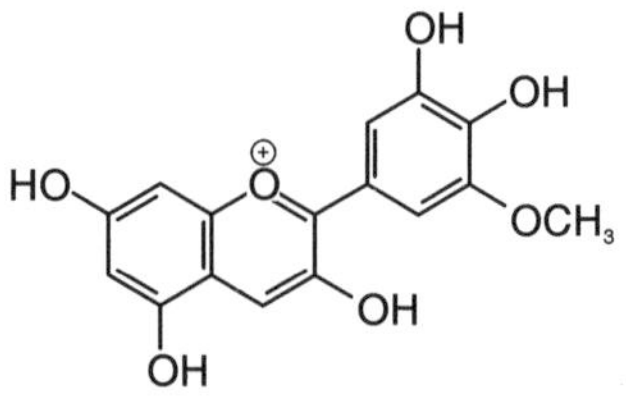　　　　　牵牛花色素

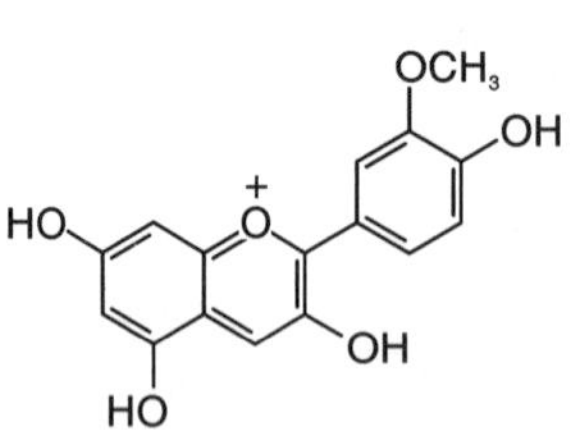

芍药素 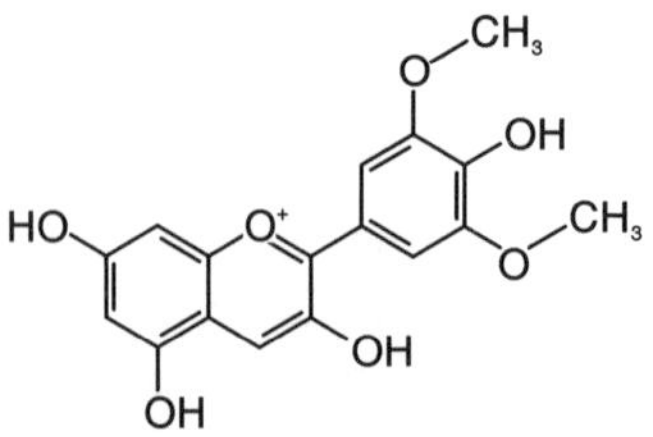　　　　　锦葵色素

反相色谱能把 20 来个欧洲越橘含有的花青素及花青素糖苷分离开，见图 4-11。

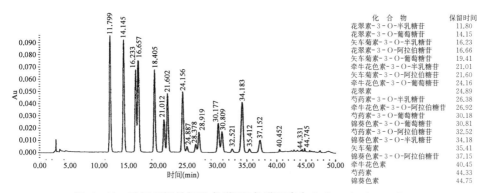

化　合　物	保留时间
花翠素 - 3 - O - 半乳糖苷	11.80
花翠素 - 3 - O - 葡萄糖苷	14.15
矢车菊素 - 3 - O - 半乳糖苷	16.23
花翠素 - 3 - O - 阿拉伯糖苷	16.66
矢车菊素 - 3 - O - 葡萄糖苷	19.41
牵牛花色素 - 3 - O - 半乳糖苷	21.01
矢车菊素 - 3 - O - 阿拉伯糖苷	21.60
牵牛花色素 - 3 - O - 葡萄糖苷	24.16
花翠素	24.89
芍药素 - 3 - O - 半乳糖苷	26.38
牵牛花色素 - 3 - O - 阿拉伯糖苷	26.92
芍药素 - 3 - O - 葡萄糖苷	30.18
锦葵色素 - 3 - O - 葡萄糖苷	30.81
芍药素 - 3 - O - 阿拉伯糖苷	32.52
锦葵色素 - 3 - O - 半乳糖苷	34.18
矢车菊素	35.41
锦葵色素 - 3 - O - 阿拉伯糖苷	37.15
牵牛花色素	40.45
芍药素	44.33
锦葵色素	44.75

图 4 - 11　欧洲越橘的标准色谱图(色谱图来自 Indena Anthrocynines and Anthrocyindins test method)

下面介绍 2 种测试方法：UV 光谱法定量测试花青素及其糖苷、液相色谱定性及定量测试花青素及其糖苷。

1. UV 光谱法作定量测试[3]

（1）测试步骤

① pH 1.0 的缓冲液配制：称取 1.49 g 氯化钾溶解于 100 mL 水中。另移取 1.7 mL 浓盐酸至 100 mL 容量瓶中，加水稀释至 100 mL，摇匀。移取 25 mL 氯化钾溶液，加入 67 mL 盐酸，调节 pH 至 1.0。

② pH 4.5 的缓冲液配制：将 1.64 g 醋酸钠溶解在 100 mL 水中，用盐酸把 pH 调节至 4.5。

③ 样品溶液的配制：称取 75 mg 30% 的欧洲越橘提取物，转入 100 mL 容量瓶中，加入 80 mL 水，超声 15 min 使其全部溶解，冷却后加水至刻度，摇匀。

④ 准确移取 1 mL 样品液至 25 mL 容量瓶中，加入 pH 1.0 缓冲液至刻度，摇匀。

⑤ 准确移取 1 mL 样品溶液至 25 mL 容量瓶中，加入 pH 4.5 缓冲液至刻度，摇匀。

若样品液浑浊，可离心取得澄清的溶液。

⑥ 将 UV 光谱仪用水归零。

⑦ 测量 pH 1.0 样品溶液的 UV 吸收值（在 700 nm 和 510 nm 处）；

⑧ 测量 pH 4.5 样品溶液的 UV 吸收值（在 700 nm 和 510 nm 处）。

（2）计算结果

$$花青素(\%) = \frac{A \times V \times M}{\varepsilon \times L \times W} \times 100\%$$

A：UV 吸收的差值 = pH 1.0（UV$_{吸收510\,nm}$ － UV$_{吸收700\,nm}$）－ pH 4.5（UV$_{吸收510\,nm}$－UV$_{吸收700\,nm}$）

ε：1 mol/L 花青素-3-葡萄糖苷的吸收差值(26 900)

M：花青素-3-葡萄糖苷的相对分子质量(449.2)

V：最终体积(100×25 mL)

L：UV 经过样品液的长度(一般是 1.0 cm)

W：样品的质量(mg)

2. 用液相色谱来定性及定量测试花青素及其糖苷

UV 的方法可以定量测试花青素及花青素苷的含量,但不能确定花青素来自哪种植物,具体的花青素组分是什么。由于欧洲越橘价格要高于其他浆果,所以市场上有很多假货,用其他植物所含的花青素来代替欧洲越橘的花青素,所以必须用色谱方法得到一个完整色谱图才能确定花青素的来源。如图 4-11 就是一个标准欧洲越橘的色谱图,与其他浆果完全不一样。只有显示上述色谱指纹的才是真的欧洲越橘。对色谱峰面积积分,并与已知量的标准品相比就能得到定量的结果。

(1) 测试步骤

① 标准溶液的配制：准确称取 100 mg Indena 的 30％欧洲越橘提取物,转入 50 mL 容量瓶中,加入约 30 mL 含有 1％盐酸的甲醇溶液,振荡或超声直到全部溶解,加入甲醇定容,摇匀后即可注射。如需要,可用甲醇稀释,直至合适的浓度。

② 样品溶液的配制：称取相当于含有 30 mg 花青素的样品,转入 50 mL 容量瓶中。样品若是提取物,则按照上述标准溶液的配制步骤；样品若是原始的植物或干燥后的粉末,则按照如下步骤：将样品转入 50 mL 容量瓶中,加入 40 mL 含有 1％盐酸的甲醇溶液,超声 1 h,冷却后加入甲醇定容,摇匀,离心,取上层清液即可注射。若需要,可用甲醇稀释至合适的浓度。

(2) HPLC 条件

色谱柱：Prodigy ODS(2),5 μm,4.6×150 mm

移动相 A：10％甲酸水溶液

移动相 B：甲醇

流速：1.0 mL/min

柱温：室温

UV 检测波长：460 nm

注射量：10 μL

梯度：

时间(min)	A(%)	B(%)
0~5	90	10
5~40	35	65
40~42	0	100
42~45	0	100
45~46	90	10
46~55	90	10 结束

按照以上条件所得的色谱图可能与上面 Indena 色谱图不完全一样，但必须要与在同样条件下走出的标准品图像相一致，否则就不是欧洲越橘。

（3）结果计算

$$总花青素(\%) = \frac{A_样 \times W_标 \times V_样 \times C_标}{A_标 \times W_样 \times V_标} \times 100\%$$

$A_标$：标准品总的峰面积

$A_样$：样品总的峰面积

$V_样$：样品液的总体积(mL)

$V_标$：标准液的总体积(mL)

$W_样$：样品的质量(mg)

$W_标$：标准品的质量(mg)

$C_标$：标准品的纯度

标准品的纯度可按照上面的 UV 方法来测定。

4.15　辣椒中辣椒总碱的测试方法

辣椒总碱包括辣椒素（capsaicin）、降二氢辣椒碱（nordihydrocapsaicin）、二

氢辣椒碱（dihydrocapsaicic）、高辣椒碱（homocapsicin）和高二氢辣椒碱（homodihydrocasaicin）。

辣椒素

降二氢辣椒碱

二氢辣椒碱

高辣椒碱

高二氢辣椒碱

用反相色谱 C18 柱可以分离及定量测试这 5 个化合物。按照非极性强弱来判断出峰时间，应该是直链碳链最短的降二氢辣椒碱先出峰，然后是辣椒素、二氢辣椒碱、高辣椒碱和高二氢辣椒碱。知道出峰的次序，再根据峰的紫外光谱，就可以判断是哪个辣椒碱了。从上面的分子结构可以看出，所有辣椒碱的分子结构都很相似，所以它们的紫外光谱及紫外吸收的灵敏度也很相似。在实际测试中，可用单一的辣椒素作标样来定性和定量其他各个辣椒碱。最后将计算得到的每个辣椒碱的含量用相对分子质量的比例来校正，就可得到准确的结果。把所有的结果相加即为辣椒总碱的含量。

（1）测试步骤

① 标准液的配制：称取 10 mg 辣椒素，转入 100 mL 容量瓶中，加甲醇溶解，定容，摇匀。如需要，可进一步用甲醇稀释。

② 样品液的配制：若样品是提取物或含有提取物的产品，称取相当于含有 10 mg 辣椒素的样品，转入 100 mL 容量瓶中，加入 10 mL 水，超声 10 min，加入 50 mL 乙醇，再超声 5 min，冷却后加入甲醇至刻度，摇匀后取 10～20 mL 至离心管中，离心 5 min，取清液即可注射。如必要可用甲醇稀释后再注射。

若样品是辣椒或辣椒粉，称取相当于含有 10 mg 辣椒素的样品，转入 200 mL 容量瓶中，加入 90 mL 醋酸钠饱和了的 95％乙醇溶液，放入 60℃水浴中，用磁棒搅拌 5 h。冷却后加入 10 mL 甲醇，摇匀，离心。取上层清液可直接注射，如需要也可稀释后再注射。

（2）HPLC 条件

色谱柱：Phenomenex Luna C18(2),5 μm 4.6×250 mm,100 A

流速：1.0 mL/min

注射量：10 μL

UV 波长：282 nm

移动相 A：水

移动相 B：乙腈

移动相 C：甲醇

梯度：（25 min 结束）

A(%)	B(%)	C(%)
60	20	20

（3）结果计算

$$辣椒碱(\%) = \frac{A_样 \times W_标 \times V_样 \times R_{w/w}}{A_标 \times W_样 \times V_标} \times 100\%$$

$A_标$：辣椒素标准品的峰面积

$A_样$：样品液中相应的辣椒碱的峰面积

$V_样$：样品液的总体积(mL)

$V_标$：标准液的总体积(mL)

$W_样$：样品的质量(mg)

$W_标$：辣椒素标准品的质量(mg)

$R_{w/w}$：被测物的相对分子质量/辣椒素的相对分子质量

总辣椒碱的含量为所有测到的辣椒碱的总和。

4.16　淫羊藿中淫羊藿苷的测试方法

淫羊藿（epimedium）为多年生草本，其有效成分有淫羊藿苷（icariins）和淫羊藿定等 10 多种，其中淫羊藿苷和淫羊藿定 C 含量最多。有补肾壮阳，祛风除湿功用。

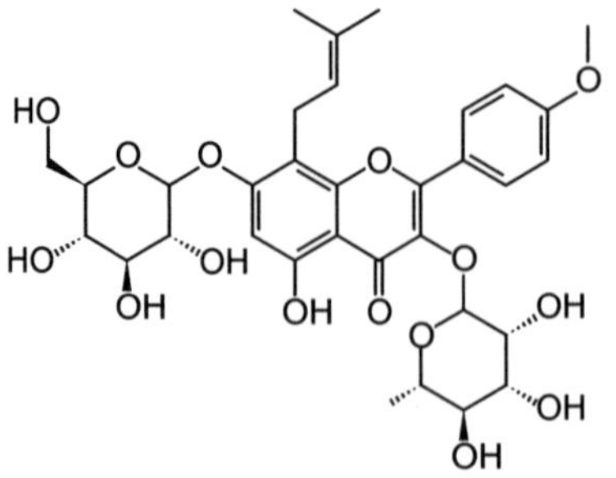

淫羊藿苷

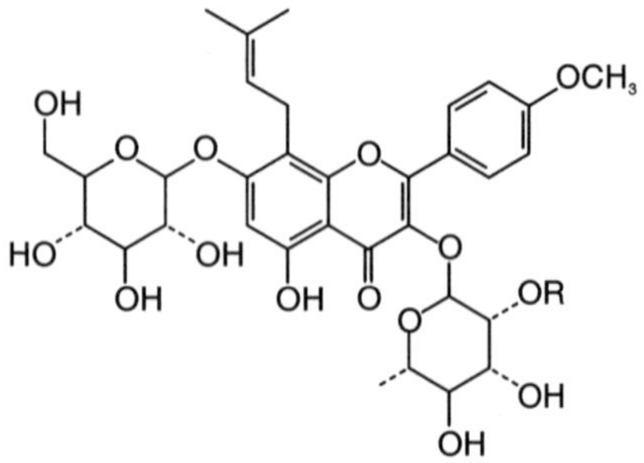

淫羊藿定

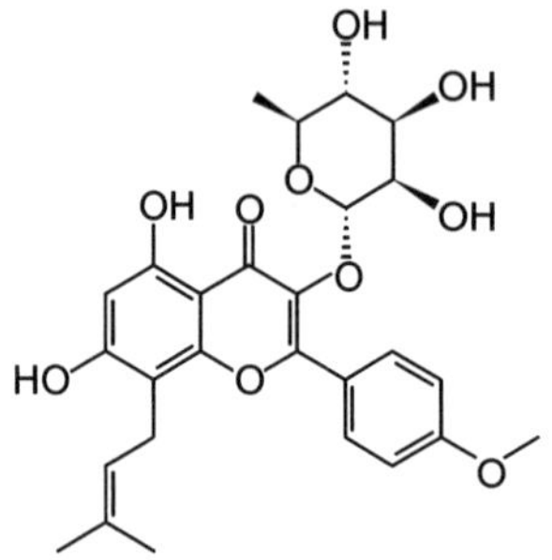

宝藿苷 I

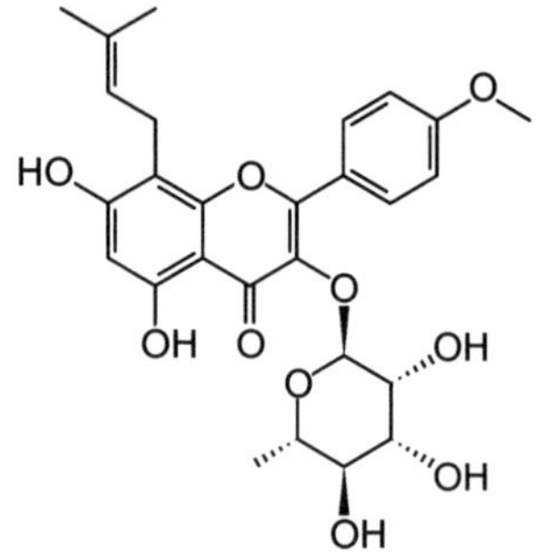

宝藿苷 II

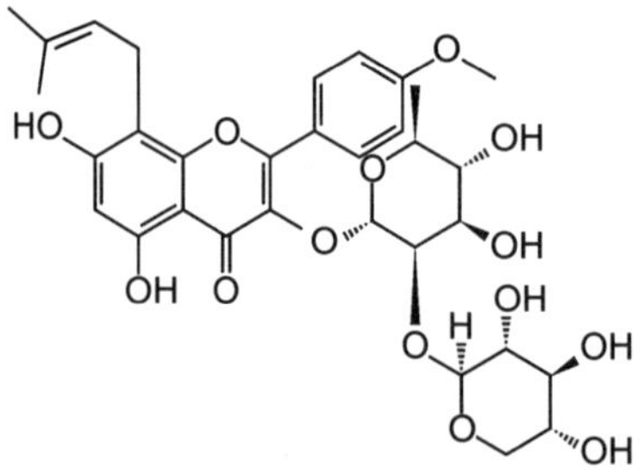

淫羊藿苷B

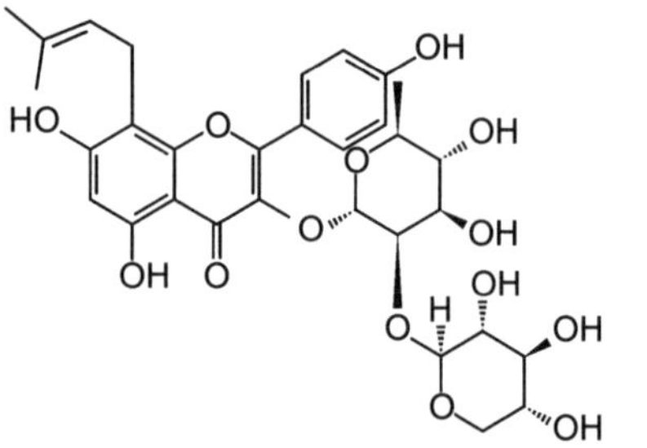

淫羊藿次苷F

从以上分子结构可以看出淫羊藿的有效成分都是黄酮苷，可以用反相色谱加以分离并定量测试。

（1）测试步骤

① 标准液的配制：准确称取 5 mg 淫羊藿苷标准品，转移至 25 mL 容量瓶中，加入甲醇溶解后再加入甲醇至刻度，摇匀。若需要可以用甲醇进一步稀释。

② 样品液的配制：称取一定量含有相当于 10 mg 淫羊藿苷的样品，转入 50 mL 容量瓶中，加入 5 mL 水，超声 5 min 后再加入 30 mL 乙醇，提取物超声 10 min，淫羊藿原草超声 40 min。冷却后加入乙醇至刻度，摇匀，离心，移取上层

清液即可注射。如需要可用甲醇进一步稀释。

（2）HPLC条件

色谱柱：Phenyl type column,250×4.6 mm,4 μm,Phenomenex Synergic

流速：1.0 mL/min

注射量：10 μL

UV检测波长：272 nm

移动相A：0.1%磷酸水溶液

移动相B：乙腈

梯度：

时间(min)	A(%)	B(%)
0	80	20
10	75	25
26	62	38
38	55	45
39.5	55	45
40.0	80	20
46.0	80	20　　结束

出峰时间见图4-12。

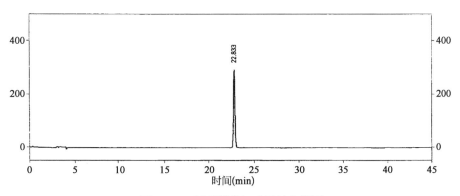

图4-12　淫羊藿苷标准品的色谱图

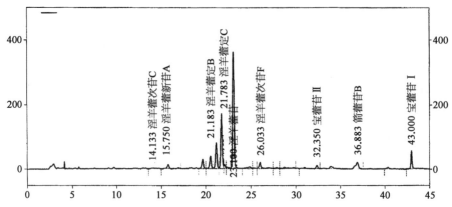

图 4‑13　天然淫羊藿的色谱图，按出峰顺序依次为：淫羊藿次苷 C、淫羊藿新苷 A、淫羊
　　　　藿定 B、淫羊藿定 C、淫羊藿苷、淫羊藿次苷 F、宝藿苷 Ⅱ、箭藿苷 B、宝藿苷 Ⅰ

（3）结果计算

$$淫羊藿苷(\%) = \frac{A_{样} \times W_{标} \times V_{样}}{A_{标} \times W_{样} \times V_{标}} \times 100\%$$

$A_{标}$：标准品的峰面积

$A_{样}$：样品的峰面积

$V_{样}$：样品液的总体积（mL）

$V_{标}$：标准液的总体积（mL）

$W_{样}$：样品的质量（mg）

$W_{标}$：标准品的质量（mg）

其他淫羊藿苷和淫羊藿定也可用淫羊藿苷作标样来计算含量。

4.17　柑橘生物类黄酮的测试方法

已知的柑橘生物类黄酮(citribioflavonoids)有 10 多种，本方法测试 9 种柑橘生
物类黄酮：圣草次苷(eriocitrin)、芸香柚皮苷(narirutin)、柚皮苷(naringin)、甲
基橙皮苷（hesperidin）、橙皮素（hesperitin）、圣草酚（eriodictyol）、柚配质
(naringenin)、川皮苷(nobiletin)和红橘素(tangeritin)。

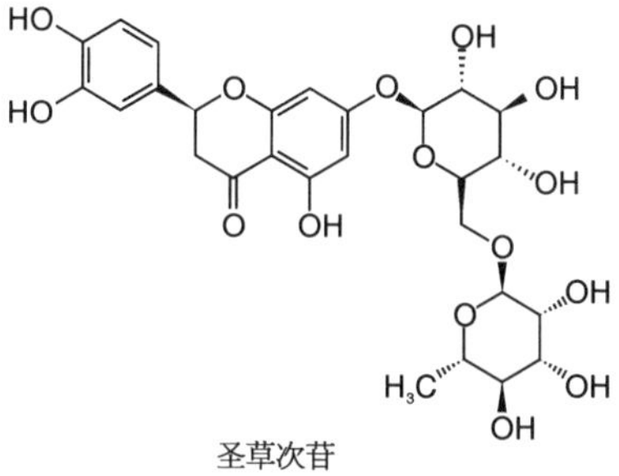

圣草次苷

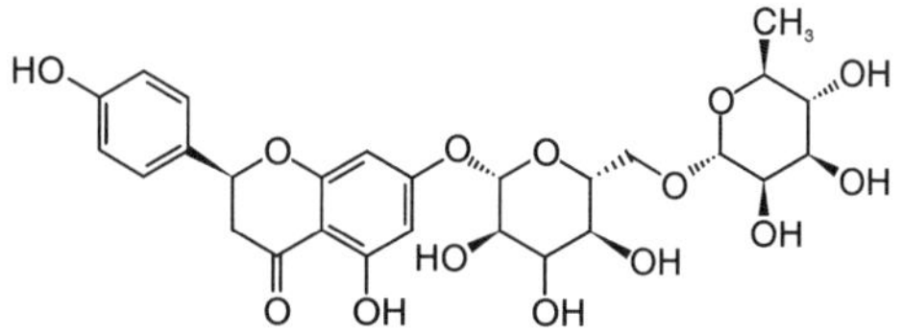

芸香柚皮苷

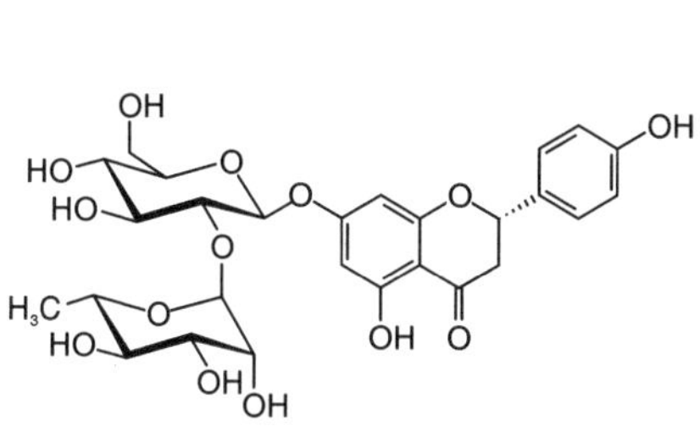

柚皮苷

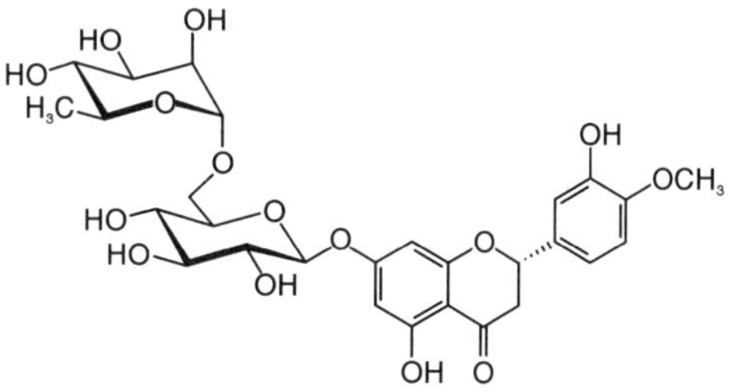

甲基橙皮苷

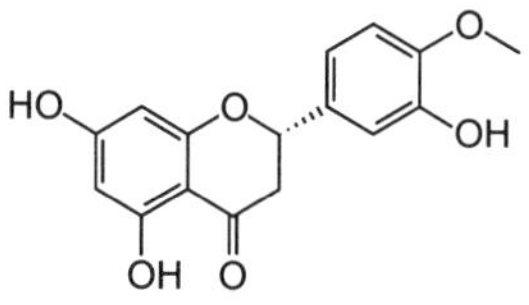

橙皮素

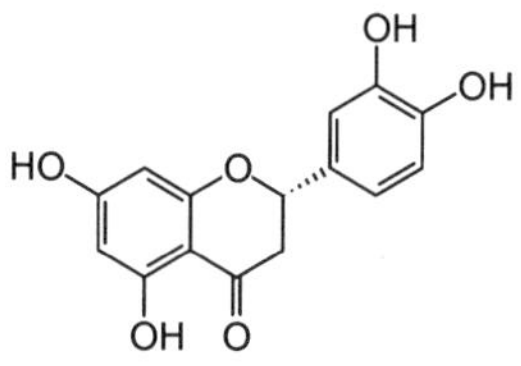

圣草酚

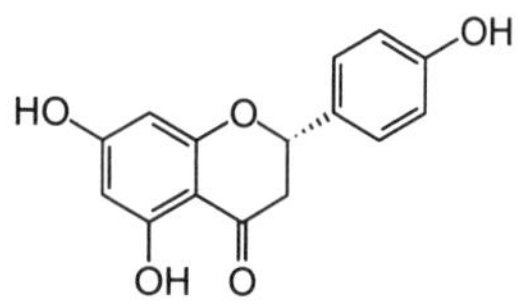

柚配质

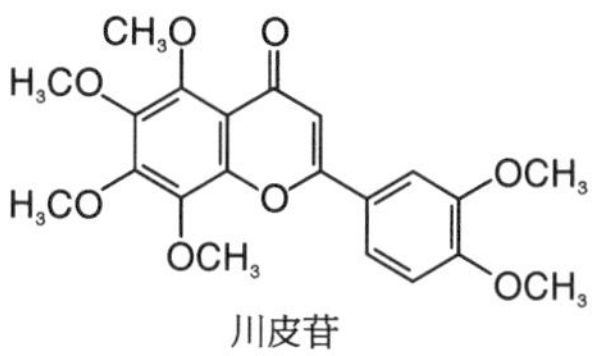

川皮苷

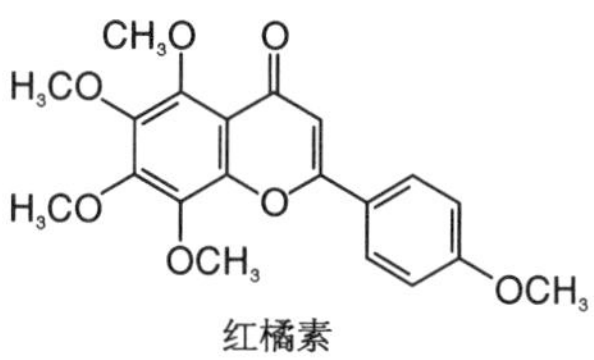

红橘素

以上分子都是非极性的黄酮类分子,可以用反相 C18 来分离和测试。按极性强弱来排列,出峰次序依次为:圣草次苷、芸香柚皮苷、柚皮苷、甲基橙皮苷、圣草酚、柚配质、橙皮素、红橘素、川皮苷。

(1)测试步骤

① 标准液的配制:分别准确称取 2.5 mg 柚皮苷、圣草酚、橙皮素、红橘素和川皮苷,分别转入相应的 10 mL 容量瓶中,在每一个容量瓶中加入 3 mL 二甲基亚砜/甲醇(50∶50)混合液,超声 10 min,待标准品完全溶解后,加入甲醇至刻度,摇匀。另外称取 25 mg 甲基橙皮苷,转入 50 mL 容量瓶中,加入 15 mL 二甲

基亚砜/甲醇混合液,超声 10 min,加入甲醇至刻度,摇匀。

分别移取 1 mL 柚皮苷、圣草酚、红橘素、川皮苷和橙皮素的原始液至 50 mL 容量瓶中,再加入 10 mL 甲基橙皮苷原始液,加入甲醇至刻度,摇匀即可注射。

② 样品液的配制:称取约含有 10 mg 总柑橘生物类黄酮的样品,转入 100 mL 容量瓶中,加入 30 mL 二甲基亚砜/甲醇混合液,超声 10 min(提取物)或 40 min (原草),冷却后加入甲醇至刻度,摇匀,离心后即可注射。

(2) UPLC 条件

色谱柱:Acquity HSS T3 C18,100×2.1 mm

流速:0.5 mL/min

注射量:2 μL

UV 检测波长:280 nm

移动相 A:0.1% 磷酸水溶液

移动相 B:乙腈

梯度:

时间(min)	A(%)	B(%)
0	82	18
4	58	30
9.0	30	70
9.8	30	70
10.0	82	18
12.0	82	18 结束

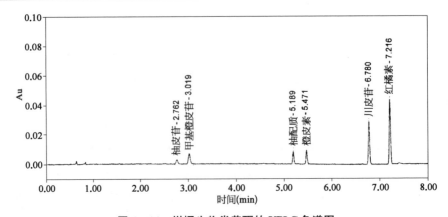

图 4-14　柑橘生物类黄酮的 UPLC 色谱图

（3）结果计算

$$柚皮苷（\%）=\frac{A_样\times W_标\times V_样}{A_标\times W_样\times V_标}\times100\%$$

甲基橙皮苷、圣草酚、橙皮素、红橘素、川皮苷的计算公式同上。

$A_标$：相应标准品的峰面积

$A_样$：相应样品的峰面积

$V_样$：样品液的总体积（mL）

$V_标$：标准液的总体积（mL）

$W_样$：样品的质量（mg）

$W_标$：相应标准品的质量（mg）

没有标样的柑橘类黄酮的计算：

$$圣草次苷（\%）=\frac{A_样\times W_标\times V_样}{A_标\times W_样\times V_标}\times\frac{596.3}{288.4}\times100\%$$

$A_标$：圣草酚的峰面积

$A_样$：圣草次苷的峰面积

$W_标$：圣草酚标准品的质量（mg）

596.3/288.4＝圣草次苷的相对分子质量/圣草酚的相对分子质量

$$芸香柚皮苷（\%）=\frac{A_样\times W_标\times V_样}{A_标\times W_样\times V_标}\times\frac{580.5}{580.5}\times100\%$$

$A_标$：柚皮苷的峰面积

$A_样$：芸香柚皮苷的峰面积

$W_标$：柚皮苷标准品的质量（mg）

$$柚配质（\%）=\frac{A_样\times W_标\times V_样}{A_标\times W_样\times V_标}\times\frac{272.1}{580.5}\times100\%$$

$A_标$：柚皮苷的峰面积

$A_样$：柚配质的峰面积

$W_标$：柚皮苷标准品的质量（mg）

柑橘生物类黄酮的总含量为所有测到的柑橘生物类黄酮量的总和。

4.18 桃叶珊瑚苷的测试方法

桃叶珊瑚苷(aucubin)是从杜仲子中提取出来的,主要有消炎止痛功能。

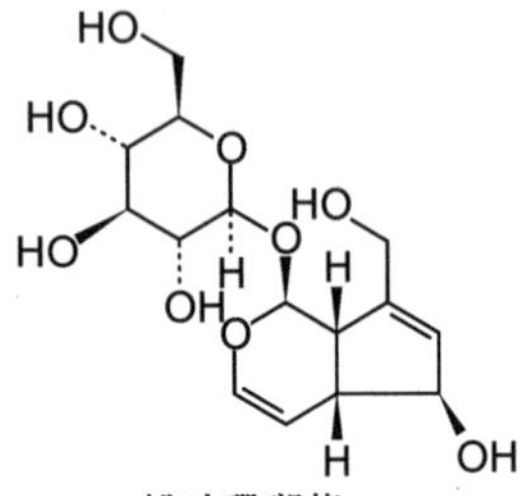

桃叶珊瑚苷

(1) 测试步骤

① 溶剂 1 的配制:量取 250 mL 甲醇加 750 mL 水,摇匀,超声 10 min。

② 标准液的配制:准确称取桃叶珊瑚苷标准品 20 mg,转入 100 mL 容量瓶中,加入 60 mL 溶剂 1,振荡至标准品全部溶解,再加入溶剂 1 至刻度,摇匀后即可注射。

③ 样品液的配制:称取一定量含有约 20 mg 桃叶珊瑚苷的样品,转入 100 mL 容量瓶中,加入 10 mL 水,超声 5 min,再加入 50 mL 溶剂 1,超声 10 min(提取物)或 40 min(原草),冷却后再加入溶剂 1 至刻度,摇匀后离心 5 min,吸取清液即可注射。

(2) HPLC 条件

色谱柱:Acquity HSS T3 C18,1.8 μm,2.1×150 mm

流速:0.4 mL/min

注射量:2 μL

UV 检测波长:210 nm

移动相 A:0.1%磷酸水溶液

移动相 B:乙腈

柱温:45℃

梯度:

时间(min)	A(%)	B(%)
0	97	3
2.0	97	3
6.0	92	8
6.8	50	50
7.8	50	50
8.0	97	3
10.0	97	3

（3）结果计算

$$桃叶珊瑚苷(\%)=\frac{A_样×W_标×V_样}{A_标×W_样×V_标}×100\%$$

$A_标$：桃叶珊瑚苷标准品总的峰面积

$A_样$：样品中桃叶珊瑚苷的峰面积

$V_标$：标准液的总体积(mL)

$V_样$：样品液的总体积(mL)

$W_样$：样品的质量(mg)

$W_标$：标准品的质量(mg)

4.19　山楂的测试方法

山楂为蔷薇科植物，山楂或野山楂的果实有消食积、散瘀血、驱绦虫功用。本方法可以分离及定量测试山楂中的 3 个有效成分：牡荆素(vitexin)、异牡荆素(isovitexin)和牡荆素鼠李糖苷(vitexin‐2‐O‐rhamniside)。

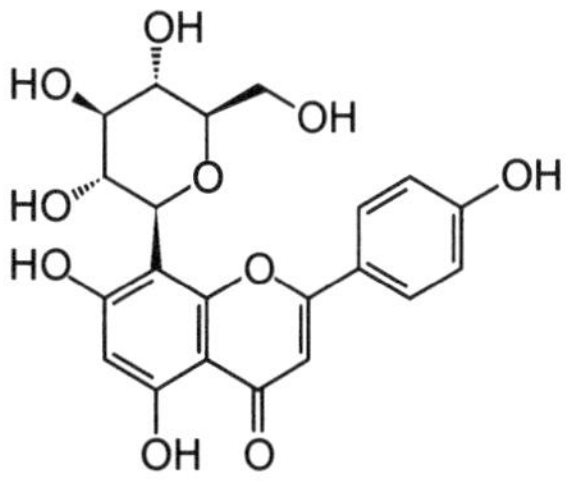

牡荆素

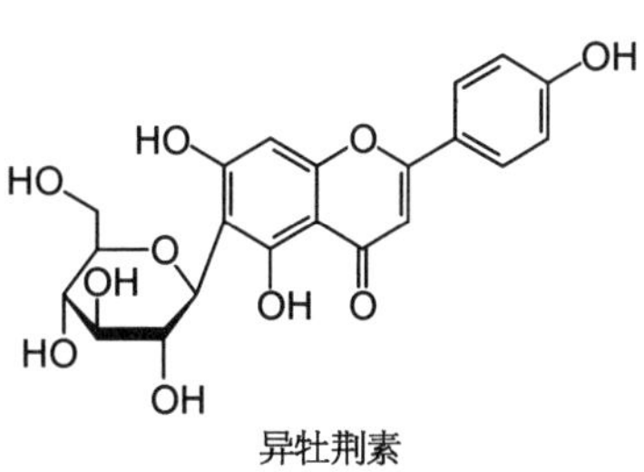

异牡荆素

牡荆素鼠李糖苷

（1）测试步骤

① 标准液的配制：准确称取 5 mg 牡荆素、牡荆素鼠李糖苷和异牡荆素,转移至 100 mL 容量瓶中,加入 60 mL 甲醇,超声 5 min,冷却后加入甲醇至刻度,摇匀即可注射。

② 样品液的配制：称取约含有 5 mg 待测化合物的样品,转入 100 mL 容量瓶中,加入 10 mL 水,超声 5 min,加入 45 mL 乙醇,再超声 10 min(提取物)或 40 min(山楂或山楂粉),冷却后加入甲醇至刻度,摇匀,离心(1 200 r/min)5 min,取上层清液即可注射。

（2）UPLC 的条件

色谱柱：Acquity UPLC® BEH C18,1.7 μm,2.1×100 mm

流速：0.4 mL/min

注射量：1 μL

UV 检测波长：340 nm

移动相 A：0.1%磷酸水溶液

移动相 B：130 mL 甲醇加 70 mL 乙醇

柱温：45℃

梯度：

时间(min)	A(%)	B(%)
0	90	10
7.0	75	25
7.2	75	25
7.8	40	60
8.0	90	10
1.0	90	10 结束

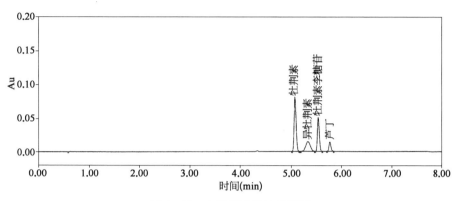

图 4 - 15　山楂标准品的色谱图

（3）结果计算

$$牡荆素(\%)=\frac{A_样 \times W_标 \times V_样}{A_标 \times W_样 \times V_标} \times 100\%$$

牡荆素鼠李糖苷、异牡荆素的计算公式同上。

$A_标$：相应标准品的峰面积

$A_样$：相应样品的峰面积

$V_样$：样品液的总体积（mL）

$V_标$：标准液的总体积（mL）

$W_样$：样品的质量（mg）

$W_标$：相应标准品的质量（mg）

4.20　红曲米的测试方法

红曲米（red yeast rice）中含有多种红曲霉素（monacolins），红曲霉素有降低胆固醇和血脂的功能。特别是红曲霉素 K（monacolin K），就是降胆固醇的西药洛伐他汀（lovastatin）的成分。红曲霉素有红曲霉素 K、红曲霉素 J、红曲霉素 M、红曲霉素 X 等，都有类似的功效。下表列出了不同红曲霉素的分子结构、相对分子质量以及化合物的紫外吸收的光谱[4]。

表4 红曲霉素的分子结构、分子量和紫外吸收

分子结构	化 合 物	R	分子量	UV(λ_{max})
	1. 红曲霉素 K(MK)		404	230,237,246
	2. 红曲霉素 J(MJ)	OH	320	230,237,247
	3. 红曲霉素 L(ML)	H	304	230,237,247
	4. 红曲霉素 X(MX)		418	230,237,247
	5. 红曲霉素 M(MM)		406	
	1a. 红曲霉素 K 酸(MKA)		422	
	2a. 红曲霉素 J 酸(MJA)	OH	338	
	3a. 红曲霉素 L 酸(MLA)	H	322	
	4a. 红曲霉素 X 酸(MXA)		436	
	5a. 红曲霉素 M 酸(MMA)		424	
	6. 美伐他汀(PI)		390	230,237,247
	7. 去氢红曲霉素 K(DMK)		386	
	8. 去氢红曲霉素L(DML)	H	306	

(续表)

分子结构	化　合　物	R	分子量	UV(λ_{max})
	9. 二氢红曲霉素 L(HDML)	H	340	

（1）测试步骤

① 溶剂 1 的配制：在 750 mL 乙醇中加入 250 mL 水，摇匀即可。

② 标准液的配制：准确称取 10 mg 红曲霉素 K，转入 50 mL 容量瓶中，加入约 30 mL 溶剂 1，振荡直至全部溶解，再加入溶剂 1 至刻度，摇匀即可注射。如需要可再用溶剂 1 来稀释。

③ 样品液的配制：称取一定量相当于含有 10 mg 红曲霉素 K 的样品，转入 50 mL 容量瓶中，加入 30 mL 溶剂 1，超声 90 min，冷却后再加入溶剂 1 至刻度，摇匀，离心 10 min，取上层清液即可注射。如需要可再稀释。

（2）UPLC 条件

色谱柱：Acquity UPLC® BEH C18,1.7 μm,2.1×150 mm

流速：0.4 mL/min

注射量：2 μL

UV 检测波长：239 nm

移动相 A：0.1% 磷酸水溶液

移动相 B：乙腈

柱温：45℃

梯度：

时间(min)	A(%)	B(%)
0	75	25
13.0	20	80
15	10	90
15.8	10	90

（续表）

时间(min)	A(%)	B(%)
16.0	75	25
18.0	75	25　结束

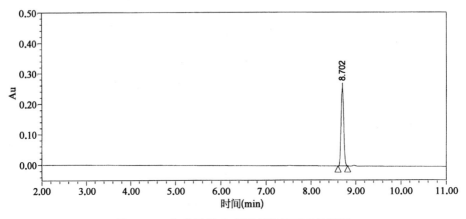

图 4-16　红曲霉素 K 标准品的 UPLC 色谱图

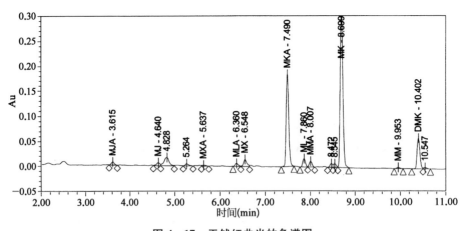

图 4-17　天然红曲米的色谱图

（3）结果计算

$$每个单独的红曲霉素(\%)=\frac{A_{样}\times W_{标}\times V_{样}}{A_{标}\times W_{样}\times V_{标}}\times R\times 100\%$$

每个单独的红曲霉素都以红曲霉素 K 为标准来计算，再用相对分子质量来加以校正。

$A_标$：红曲霉素 K 标准品的峰面积

$A_样$：样品中相应的红曲霉素的峰面积

$V_样$：样品液的总体积(mL)

$V_标$：标准液的总体积(mL)

$W_样$：样品的质量(mg)

$W_标$：红曲霉素 K 标准品的质量(mg)

$$R = \frac{\text{被测物的相对分子质量}}{\text{红曲霉素 K 的相对分子质量}} = \frac{\text{被测物的相对分子质量}}{404}$$

总的红曲霉素为所有单独的红曲霉素的总和。

4.21　水飞蓟及其萃取物的测试方法

水飞蓟素(silmyrin)是水飞蓟(milk thistle)的主要成分,是黄酮木素类的化合物,主要有水飞蓟亭(silychristin)、水飞蓟宁(silydianin)、水飞蓟宾 A(silbinin A)、水飞蓟宾 B(silbinin B),还有异水飞蓟宾 A(isosilbinin A)和异水飞蓟宾 B(isosilybinin B)。

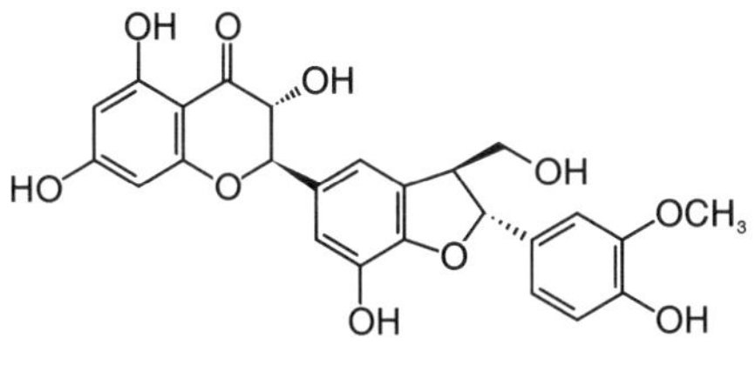

水飞蓟亭

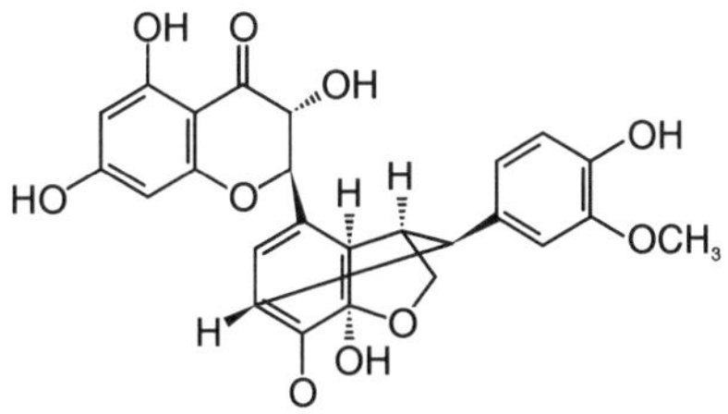

水飞蓟宁

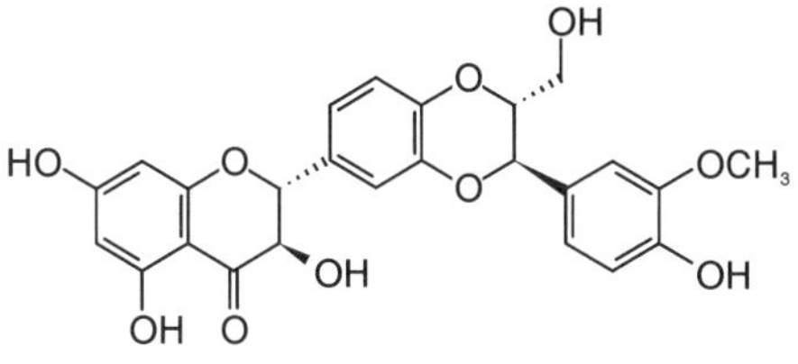

水飞蓟宾A

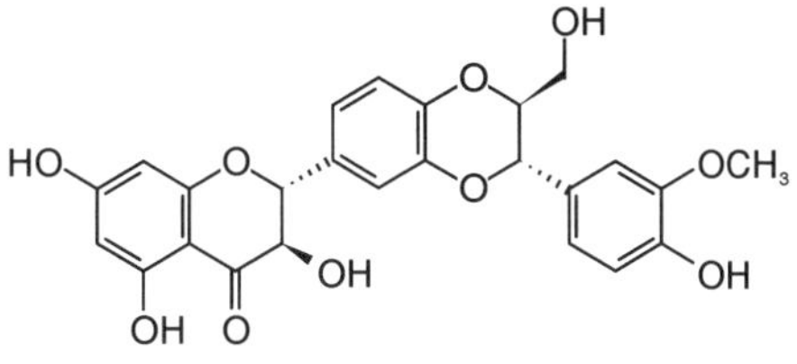

水飞蓟宾B

异水飞蓟宾A　　　　　　　　　　异水飞蓟宾B

以上化合物都是非极性的,可以用 C18 柱来分离和检测。水飞蓟宾 A 和水飞蓟宾 B 是一对立体异构体,也能被有效地分离。

(1) 测试步骤

① 标准液 1 的配制:准确称取 10 mg 水飞蓟宾标准品,转入 50 mL 容量瓶中,加入约 30 mL 甲醇,振荡直至全部溶解,再加入甲醇至刻度,摇匀后标明"水飞蓟宾标准液"。如需要可再稀释。

② 标准液 2 的配制:准确称取 20 mg 水飞蓟素标准品,转入另一个 50 mL 容量瓶中,加入约 30 mL 甲醇,振荡直至全部溶解,再加入甲醇至刻度,摇匀后标明"水飞蓟素标准液"。如需要可再稀释。

③ 样品液的配制:称取一定量相当于含有 10 mg 水飞蓟宾或 20 mg 水飞蓟素的样品,转入 50 mL 容量瓶中,加入 5 mL 水,超声 5 min,再加入 30 mL 乙醇,超声 20 min(提取物)或 40 min(原草),冷却后再加入甲醇至刻度,摇匀,离心 10 min,取上层清液即可注射。如需要可再稀释。

(2) UPLC 条件

色谱柱:Acquity UPLC® HSS T3 C18,1.8 μm,2.1×150 mm

流速:0.4 mL/min

注射量:2 μL

UV 检测波长:286 nm

移动相 A:0.1% 磷酸水溶液

移动相 B:乙腈

柱温:45℃

梯度:

时间(min)	A(%)	B(%)
0	85	15
5.0	75	25
11	45	55
12.5	45	60
13.0	85	15
16.0	85	15　结束

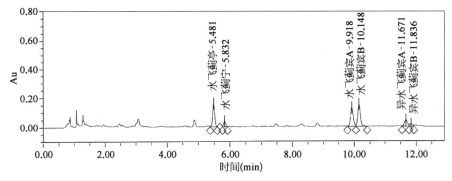

图 4 - 18　水飞蓟素的 UPLC 色谱图

（3）结果计算

① 以水飞蓟宾标准液作参照,计算每个成分的含量,然后把所有成分的含量相加得到总含量。

$$每个成分(\%)=\frac{A_样\times W_标\times V_样}{A_标\times W_样\times V_标}\times100\%$$

$A_标$：水飞蓟宾标准品的峰面积

$A_样$：样品中相应成分的峰面积

$V_样$：样品液的总体积(mL)

$V_标$：水飞蓟宾标准液的总体积(mL)

$W_样$：样品的质量(mg)

$W_标$：水飞蓟宾标准品的质量(mg)

② 将样品液中所有水飞蓟素的峰面积相加,与水飞蓟素标准液的总的峰面积相比较,计算出总含量。

$$总含量(\%)=\frac{A_样 \times W_标 \times V_样}{A_标 \times W_样 \times V_标} \times 100\%$$

$A_标$：水飞蓟素标准品总的峰面积

$A_样$：样品液中水飞蓟素总的峰面积

$V_样$：样品液的总体积(mL)

$V_标$：水飞蓟素标准液的总体积(mL)

$W_样$：样品的质量(mg)

$W_标$：飞蓟素标准品的质量(mg)

用此方法测试水飞蓟素要注意以下两点：一是在波长 286 nm 处样品和标准品的色谱图要一致，并且每个峰的紫外光谱也要一致。二是在复杂的样品背景下要准确地找到与标准品相似的峰，并确保每个峰的光谱与标准品相一致，各个峰的大小比例要与标准品相似。

4.22 刺五加的测试方法

刺五加也称西伯利亚人参，具有潜在的免疫增强作用。其有效成分是刺五加苷(eleutheroside)A、B、C、D、E、F、G，其中以刺五加苷 B 和 E 为主要成分。

刺五加苷 B 和 E 都是芳香化合物的糖苷，但是分子式和分子结构不一样，所以用反相柱就可以分离及定量测试。

（1）测试步骤

① 标准液的配制：准确称取 5 mg 刺五加苷 B 和刺五加苷 E，转入 100 mL

容量瓶中,加入 60 mL 甲醇,超声 10 min,待标准品完全溶解后,加入甲醇至刻度,摇匀后即可注射。或用甲醇进一步稀释后注射。

②样品液的配制：称取约含有 5 mg 刺五加苷 B 或刺五加苷 E 的样品,转入 100 mL 容量瓶中,加入 10 mL 水,超声 10 min,再加入 50 mL 甲醇,超声 10 min(提取物)或 40 min(刺五加原草),摇匀,冷却后再加入甲醇至刻度,摇匀,离心后即可注射。

(2) UPLC 条件

色谱柱：Acquity UPLC® HSS Ts C18,1.8 μm,2.1×150 mm

柱温：45℃

流速：0.4 mL/min

注射量：2 μL

UV 检测波长：220 nm

移动相 A：0.1% 磷酸水溶液

移动相 B：0.1% 磷酸乙腈溶液

梯度：

时间(min)	A(%)	B(%)
0	95	5
5	75	25
6.0	65	35
6.7	65	35
7.0	95	5
9.0	95	5　　结束

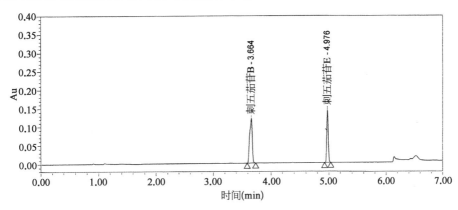

图 4-19　刺五加苷 B 和刺五加苷 E 标准液的 UPLC 色谱图

163

（3）结果计算

$$刺五加苷\ B(\%) = \frac{A_样 \times W_标 \times V_样}{A_标 \times W_样 \times V_标} \times 100\%$$

$$刺五加苷\ E(\%) = \frac{A_样 \times W_标 \times V_样}{A_标 \times W_样 \times V_标} \times 100\%$$

$A_标$：相应标准品的峰面积

$A_样$：相应样品的峰面积

$V_样$：样品液的总体积(mL)

$V_标$：标准液的总体积(mL)

$W_样$：样品的质量(mg)

$W_标$：相应标准品的质量(mg)

总的刺五加苷为刺五加苷 B 与刺五加苷 E 的含量之和。

4.23　短碳链有机酸的测试方法

蔓越莓、草莓、蓝莓、树莓等浆果以及其他一些水果都含有短碳链的有机酸。这里介绍蔓越莓所含的有机酸的测试方法，这些有机酸包括奎宁酸、莽草酸、苹果酸和柠檬酸。

| 奎宁酸 | 莽草酸 | 苹果酸 | 柠檬酸 |

第1章的"移动相的应用"中讨论过有机酸在酸性的移动相中降低了极性，从而在反相的色谱柱上增加了保留时间，有利于化合物的分离。一般来说，移动相的 pH 越低，有机酸的保留时间越长。所以测试中遇到杂质干扰时，可以考虑用强酸来配制移动相，如用三氟乙酸、盐酸都可以，但一般 pH 不宜小于1，以保护固定相不被水解。假如降低 pH 还是不能解决问题，则可以考虑用离子对来

延长保留时间,比如在移动相中加入强碱性的季铵盐等。

（1）测试步骤

① 莽草酸原始溶液的配制：准确称取 10 mg 莽草酸标准品,转入 25 mL 容量瓶中,加水溶解并定容,摇匀,标上"莽草酸原始溶液",待用。

② 标准液的配制：准确称取 10 mg 奎宁酸、苹果酸和柠檬酸的标准品,转入 100 mL 容量瓶中,再移取 1 mL 莽草酸原始溶液至容量瓶中,加水溶解并定容,摇匀后即可注射。

③ 样品液的配制：称取一定量含有与标准液差不多量的有机酸的样品,转入 100 mL 容量瓶中,加入 30 mL 水,振荡 5 min,超声 15 min,冷却后再加水至刻度,摇匀后离心 10 min,移取上层清液即可注射。

（2）UPLC 条件

色谱柱：Acquity UPLC® HSS T3,1.8 μm,2.1×150 mm

流速：0.4 mL/min

注射量：2 μL

UV 检测波长：210 nm

移动相：1.0% 磷酸水溶液

柱温：45℃

如果需要,移动相的 pH 可用不同的酸(如 TFA、盐酸)来调节。

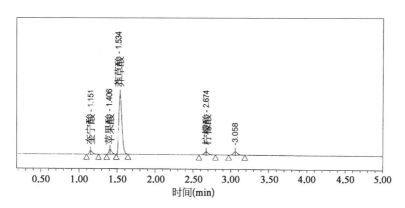

图 4 - 20　4 个有机酸标准液的色谱图

（3）结果计算

$$\text{每个有机酸}(\%) = \frac{A_{\text{样}} \times W_{\text{标}} \times V_{\text{样}}}{A_{\text{标}} \times W_{\text{样}} \times V_{\text{标}}} \times 100\%$$

$A_标$：相应标准品的峰面积

$A_样$：相应样品的峰面积

$V_样$：样品液的总体积(mL)

$V_标$：相应标准液的总体积(mL)

$W_样$：样品的质量(mg)

$W_标$：相应标准品的质量(mg)

总的有机酸为所有有机酸的总和。

4.24　黄芩的测试方法

黄芩含有多种黄酮及黄酮苷,其中含量最多的是黄芩苷和黄芩素。这两种化合物的标准品在市场上都可以买到。反相色谱柱可以有效分离这两种化合物,并可进行定量测试。

黄芩苷　　　　　　　　　　　黄芩素

像其他黄酮苷和黄酮一样,在反相色谱中黄酮苷要比黄酮更快出峰,因为黄酮苷含有极性的糖分子。

（1）测试步骤

① 标准液的配制：准确称取 10 mg 黄芩苷和 2 mg 黄芩素标准品,转入 100 mL 容量瓶中,加入 60 mL 甲醇,超声 2 min,冷却后加入甲醇至刻度,摇匀,再用甲醇稀释 5 倍。

② 样品液的配制：称取一定量约含有 2 mg 黄芩苷的样品,转入 100 mL 容量瓶中,加入 10 mL 水,振荡 5 min,超声 2 min,加入 60 mL 乙醇,再超声 10 min（提取物）或 40 min（原草）,冷却后加入甲醇至刻度,摇匀后离心 10 min,移取上

层清液即可注射。

（2）UPLC 条件

色谱柱：Acquity UPLC® BEH C18,1.7 μm,2.1×150 mm

流速：0.4 mL/min

注射量：1 μL

UV 检测波长：275 nm

移动相 A：0.1% 磷酸水溶液

移动相 B：乙腈

柱温：45℃

梯度：

时间(min)	A(%)	B(%)
0	80	20
8.0	35	65
9.0	35	65
9.5	80	20
12.0	80	20　结束

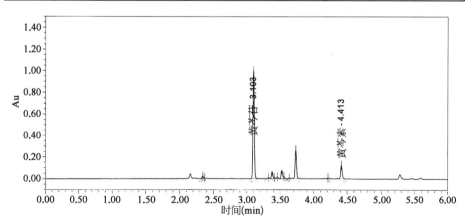

图 4‑21　黄芩样品的色谱图

（3）结果计算

$$黄芩苷(\%) = \frac{A_样 \times W_标 \times V_样}{A_标 \times W_样 \times V_标} \times 100\%$$

$A_{标}$：标准液中黄芩苷的峰面积

$A_{样}$：样品液中黄芩苷的峰面积

$V_{样}$：样品液的总体积(mL)

$V_{标}$：标准液的总体积(mL)

$W_{样}$：样品的质量(mg)

$W_{标}$：黄芩苷标准品的质量(mg)

$$黄芩素(\%) = \frac{A_{样} \times W_{标} \times V_{样}}{A_{标} \times W_{样} \times V_{标}} \times 100\%$$

$A_{标}$：标准液中黄芩素的峰面积

$A_{样}$：样品液中黄芩素的峰面积

$V_{样}$：样品液的总体积(mL)

$V_{标}$：标准液的总体积(mL)

$W_{样}$：样品的质量(mg)

$W_{标}$：黄芩素标准品的质量(mg)

4.25　芹菜素的测试方法

芹菜素(apigenin)广泛分布于温热带的蔬菜和水果中,尤以芹菜中含量为高,是天然抗氧化剂。属于黄酮类化合物,分子为非极性,但有很强的 UV 吸收,所以可以用反相色谱‐UV 的方法来测。

芹菜素

（1）测试步骤

① 溶剂 1:水与甲醇按 3:7 混合。

② 标准液的配制:准确称取 5 mg 芹菜素标准品,转入 25 mL 容量瓶中,加入溶剂 1 溶解并定容。移取 1 mL 上述标准液至 25 mL 容量瓶中,加入溶剂 1

至刻度,摇匀即可注射。

③ 样品液的配制:称取一定量约含有 1 mg 芹菜素的样品,转入 100 mL 容量瓶中,加入 15 mL 水,振荡 5 min,超声 10 min,再加入 40 mL 甲醇,超声 10 min,冷却后加入溶剂 1 至刻度,摇匀后离心 10 min,移取上层清液即可注射。

(2) UPLC 条件

色谱柱:Acquity UPLC® BEH C18,1.7 μm,2.1×150 mm

流速:0.4 mL/min

注射量:2 μL

UV 检测波长:338 nm

移动相 A:0.1% 磷酸水溶液

移动相 B:乙腈

柱温:45℃

梯度:

时间(min)	A(%)	B(%)
0	80	20
6.0	40	60
6.8	40	60
7.0	80	20
9.0	80	20 结束

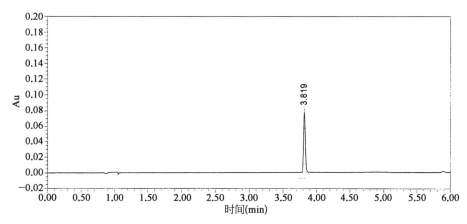

图 4‑22　芹菜素的色谱图

(3) 结果计算

$$芹菜素(\%)=\frac{A_样\times W_标\times V_样}{A_标\times W_样\times V_标}\times100\%$$

$A_标$：标准品的峰面积

$A_样$：样品的峰面积

$V_样$：样品液的总体积(mL)

$V_标$：标准液的总体积(mL)

$W_样$：样品的质量(mg)

$W_标$：标准品的质量(mg)

4.26 木樨草素的测试方法

木樨草素(luteolin)存在于多种植物中,主要功能是消炎、抗过敏,对治疗呼吸道疾病有帮助。

木樨草素是黄酮类的化合物,可以用 C18 柱加以分离并定量测试。

木樨草素

(1) 测试步骤

① 标准液的配制：准确称取 10 mg 木樨草素标准品,转入 100 mL 容量瓶中,加入 60 mL 甲醇,超声 5 min,冷却后再加入甲醇至刻度,摇匀后即可注射。

② 样品液的配制：称取一定量约含有 10 mg 木樨草素的样品,转入 100 mL 容量瓶中,加入 15 mL 水,振荡 5 min,超声 5 min,加入 55 mL 乙醇,超声 15 min,冷却后再加入甲醇至刻度,摇匀后离心 10 min,移取上层清液即可注射。

(2) UPLC 条件

色谱柱：Acquity UPLC® BEH C18,1.7 μm,2.1×150 mm

流速：0.4 mL/min

注射量：1 μL

UV 检测波长：348 nm

移动相 A：0.1% 磷酸水溶液

移动相 B：乙腈

柱温：45℃

梯度：

时间（min）	A（%）	B（%）
0	85	15
5	50	50
5.8	50	50
6.2	85	15
9.0	85	15　　结束

（3）结果计算

$$木樨草素（\%）=\frac{A_样 \times W_标 \times V_样}{A_标 \times W_样 \times V_标} \times 100\%$$

$A_标$：标准品的峰面积

$A_样$：样品的峰面积

$V_样$：样品液的总体积（mL）

$V_标$：标准液的总体积（mL）

$W_样$：样品的质量（mg）

$W_标$：标准品的质量（mg）

4.27　玛卡的测试方法

玛卡（maca）是原产于南美洲安第斯山脉的一种十字花科植物，有抗疲劳、提高睡眠等功用。它的测试包括两组有效成分：玛卡烯（macaene）和玛卡酰胺

(macamides)的测试。因为市场上很难找到单独的玛卡烯和玛卡酰胺的标准品，所以本方法是用一个已知含量的玛卡粉作标准品。样品中总的玛卡烯的峰面积与标准品的玛卡烯的总面积相比，就可算出样品中玛卡烯的含量。玛卡烯用 UV 波长 210 nm 来测定。

同样，样品中总的玛卡酰胺峰面积与标准品中玛卡酰胺的总面积相比，可算出样品中玛卡酰胺的含量。

玛卡酰胺有两组：一组用 UV 波长 275 nm 来测定，另一组用 UV 波长 315 nm 测定。这两组玛卡酰胺的总和就是样品中玛卡酰胺的含量。

一般来说玛卡烯和玛卡酰胺的总含量不超过 1%。以下是玛卡烯和玛卡酰胺分子结构的例子。

玛卡烯 (例)

玛卡酰胺 (例)

(1) 测试步骤

① 标准液的配制：准确称取 2 g 已知含量的打碎了的玛卡标准品，转入 50 mL 容量瓶中，加入 30 mL 甲醇，超声 30 min，冷却后再加入甲醇至刻度，摇匀后再离心 10 min，吸取上层清液即可注射。

② 样品液的配制：准确称取含有约相当于 2 g 玛卡标准品的样品，转入 50 mL 容量瓶中，加入 30 mL 甲醇，超声 30 min，冷却后再加入甲醇至刻度，摇匀后再离心 10 min，吸取上层清液即可注射。

(2) UPLC 条件

色谱柱：Acquity UPLC® BEH C18,1.7 μm,2.1×150 mm

流速：0.4 mL/min

注射量：1 μL

UV 检测波长：210 nm(玛卡烯)，275 nm 和 315 nm(玛卡酰胺)

移动相 A：0.1%磷酸水溶液

移动相 B：乙腈

柱温：45℃

梯度：

时间（min）	A(%)	B(%)
0	75	25
15	5	95
17.5	5	95
18	75	25
20	75	25　　结束

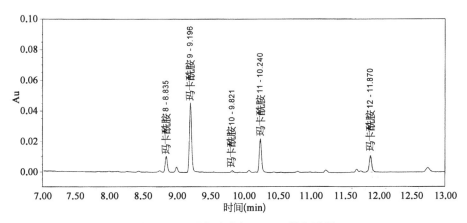

图 4-23　玛卡酰胺在 275 nm 的色谱图

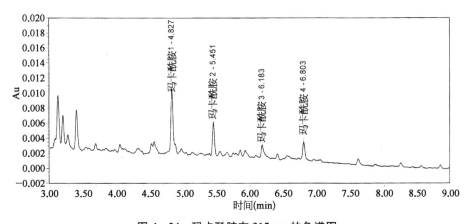

图 4-24　玛卡酰胺在 315 nm 的色谱图

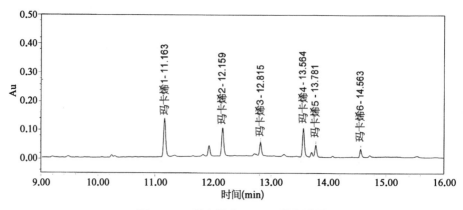

图 4‑25　玛卡烯在 211 nm 的色谱图

（3）结果计算

$$玛卡酰胺(\%)=\frac{A_样\times W_标\times V_样\times C_标}{A_标\times W_样\times V_标}\times100\%$$

$A_标$：标准品中玛卡酰胺峰的总面积(包括 275 nm 总面积和 315 nm 总面积)

$A_样$：样品中玛卡酰胺峰的总面积(包括 275 nm 总面积和 315 nm 总面积)

$V_样$：样品液的总体积(mL)

$V_标$：标准液的总体积(mL)

$W_样$：样品的质量(mg)

$W_标$：标准品的质量(mg)

$C_标$：标准品中玛卡酰胺的含量(%)

$$玛卡烯(\%)=\frac{A_样\times W_标\times V_样\times C_标}{A_标\times W_样\times V_标}\times100\%$$

$A_标$：标准品中玛卡烯峰的总面积

$A_样$：样品中玛卡烯峰的总面积

$V_样$：样品液的总体积(mL)

$V_标$：标准液的总体积(mL)

$W_样$：样品的质量(mg)

$W_标$：标准品的质量(mg)

$C_标$：标准品中玛卡烯的含量(%)

4.28　虫草素的测试方法

虫草素(cordycepin)是冬虫夏草的有效成分之一,具有调节免疫的作用,还有抗真菌和抗病毒的功能。

虫草素

从分子结构来看虫草素是碱性化合物,与反相柱子没有作用力。本方法在移动相中加入己磺酸作离子对以延长保留时间,获得较好的分离效果(见第 1 章的 1.2 节)。

(1) 测试步骤

① 标准液的配制:准确称取 5 mg 虫草素标准品,转入 100 mL 容量瓶中,加入 60 mL 水,振荡至标准品全部溶解,再加水至刻度,摇匀后即可注射。

② 样品液的配制:把样品打成粉末,称取一定量含有约 5 mg 虫草素的样品,转入 100 mL 容量瓶中,加入 60 mL 水,超声 10 min(提取物)或 40 min(冬虫夏草原草),冷却后再加水至刻度,摇匀后离心 5 min,吸取清液即可注射。

(2) UPLC 条件

色谱柱:Acquity UPLC HSS T3,2.1×150 mm,1.8 μm

流速:0.4 mL/min

注射量:2 μL

UV 检测波长:258 nm

移动相 A:10 mmol/L 己烷基磺酸的 pH 2.0 的水溶液

移动相 B:乙腈

柱温:45℃

梯度:

时间(min)	A(%)	B(%)
0	95	5
4.0	85	15
4.5	70	30
5.0	70	30
5.5	95	5
8.0	95	5

（3）结果计算

$$虫草素(\%)=\frac{A_样\times W_标\times V_样}{A_标\times W_样\times V_标}\times 100\%$$

$A_标$：虫草素标准品的峰面积

$A_样$：样品中虫草素的峰面积

$V_标$：标准液的总体积(mL)

$V_样$：样品液的总体积(mL)

$W_样$：样品的质量(mg)

$W_标$：虫草素标准品的质量(mg)

4.29　漆黄素的测试方法

漆黄素(fisetin)可从木蜡树(*Rhus succedanea*)中提取得到,有抗氧化的功能。

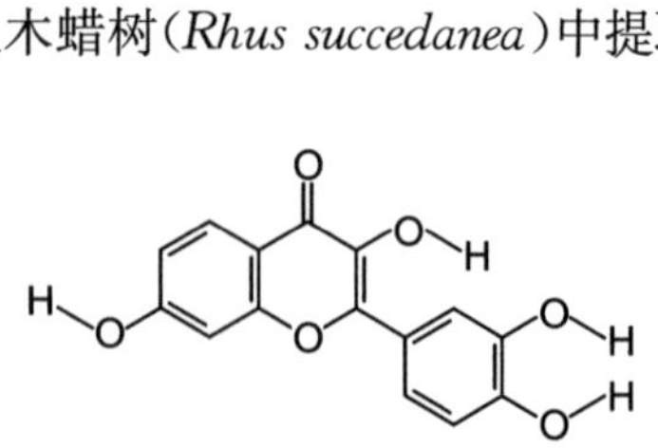

漆黄素

（1）测试步骤

① 标准液的配制：准确称取 5 mg 漆黄素标准品,转入 100 mL 容量瓶中,加

入 60 mL 甲醇,振荡至标准品全部溶解,再加入甲醇至刻度,摇匀后即可注射。

② 样品液的配制:把样品打成粉末,称取一定量含有约 5 mg 漆黄素的样品,转入 100 mL 容量瓶中,加入 15 mL 水,超声 10 min,再加入 50 mL 乙醇,超声处理(提取物 10 min,原草样品 40 min),冷却后加入甲醇至刻度,摇匀后离心 5 min,吸取清液即可注射。

(2) HPLC 条件

色谱柱:Suplcosil Discovery C18,4.6×150 mm

柱温:室温

流速:1.1 mL/min

注射量:10 μL

UV 检测波长:335 nm

移动相 A:水

移动相 B:甲醇

梯度:

时间(min)	A(%)	B(%)
0	95	5
0~7.0	85	15
7~9.0	70	30
9.0~9.5	70	30
9.5~10.0	95	5
10.0~15.0	95	5 结束

(3) 结果计算

$$漆黄素(\%) = \frac{A_样 \times W_标 \times V_样}{A_标 \times W_样 \times V_标} \times 100\%$$

$A_标$:漆黄素标准品的峰面积

$A_样$:样品中漆黄素的峰面积

$V_标$:标准液的总体积(mL)

$V_样$:样品液的总体积(mL)

$W_样$：样品的质量(mg)

$W_标$：漆黄素标准品的质量(mg)

4.30　贯叶金丝桃的测试方法

贯叶金丝桃是一种多年生草本植物,具有抗抑郁作用,它的主要成分是金丝桃素(hypericin)、贯叶金丝桃素(hyperforin)和假贯叶金丝桃素(pseudo hyperforin)。

金丝桃素　　　　　　　贯叶金丝桃素　　　　　　　假贯叶金丝桃素

以上 3 个分子都是非极性的,可以用 C18 或者苯基柱来分离及定量测试。

(1) 测试步骤

金丝桃素、贯叶金丝桃素和假贯叶金丝桃素在天然的贯叶金丝桃里含量很低,为了避免采用大量的样品导致干扰物浓度升高而造成分离困难及影响色谱柱的使用寿命,本方法降低了标样的浓度,使每个待测化合物的浓度在 1 ppm 左右,甚至更低。

① 标准液的配制：分别准确称取 5 mg 金丝桃素、贯叶金丝桃素和假贯叶金丝桃素标准品,转入 50 mL 容量瓶中,加入 30 mL 甲醇,振荡 5 min,再加入甲醇至刻度,摇匀,移取 1 mL 至 100 mL 容量瓶中,加入甲醇稀释至刻度,摇匀后即可注射。

② 样品液的配制：准确称取一定量约含有 0.1 mg 金丝桃素的样品,转入 100 mL 容量瓶中,加入 15 mL 水,超声 10 min,再加入 50 mL 乙醇,超声 10 min(提取物)或 40 min(原草),冷却后再加入甲醇至刻度,摇匀后再离心 5 min,吸取上层清液即可注射。

（2）UPLC 条件

色谱柱：Waters Symmetry C18，3.5 μm，4.6×150 mm

流速：1.0 mL/min

注射量：10 μL

UV 检测波长：270 nm（贯叶金丝桃素、假贯叶金丝桃素），590 nm（金丝桃素）

移动相 A：0.5%三氟乙酸

移动相 B：甲醇

移动相 C：乙腈

梯度：

时间（min）	A（%）	B（%）	C（%）
0	90	0	10
5	80	0	20
7.0	62	20	18
10	45	25	30
20	1	60	39
30	1	60	39
30.5	90	0	10
36	90	0	10

（3）结果计算

$$金丝桃素（\%）=\frac{A_{样}\times W_{标}\times V_{样}\times C_{标}}{A_{标}\times W_{样}\times V_{标}}\times 100\%$$

贯叶金丝桃素、假贯叶金丝桃素的计算公式同上。

$A_{标}$：相应标准品的峰面积

$A_{样}$：样品中相应待测物的峰面积

$V_{标}$：标准液的总体积（mL）

$V_{样}$：样品液的总体积（mL）

$W_{样}$：样品的质量（mg）

$W_标$：标准品的质量(mg)

$C_标$：标准品的纯度(%)

4.31 芝麻中芝麻素和芝麻林素的测试方法

芝麻素(sesamin)和芝麻林素(sesamolin)是芝麻的有效分,也是标志化合物。

芝麻素   芝麻林素

从以上分子结构可以看出芝麻素及芝麻林素都是非极性化合物,可以用反相 C18 柱来分离和定量测试。

(1) 测试步骤

① 标准液的配制:准确称取 10 mg 芝麻素和 2 mL 芝麻林素标准品,转入 100 mL 容量瓶中,加入 60 mL 甲醇,振荡 5 min,再加入甲醇至刻度,摇匀后即可注射。

② 样品液的配制:称取一定量碾碎了的约含有 10 mg 芝麻素的样品,转入 100 mL 容量瓶中,加入 15 mL 水,超声 10 min,再加入 60 mL 乙醇,超声处理(提取物 10 min,芝麻或芝麻粉 40 min),冷却后加入甲醇至刻度,摇匀后再离心 5 min,吸取上层清液即可注射。

(2) UPLC 条件

色谱柱:Waters Acquity BEH C18,1.7 μm,2.1×150 mm

流速:0.4 mL/min

注射量:1.0 μL

UV 检测波长:286 nm

移动相 A:0.1%磷酸水溶液

移动相 B:乙腈

梯度：

时间(min)	A(%)	B(%)
0	85	15
7	30	70
7.8	30	70
8.0	85	15
10	85	15

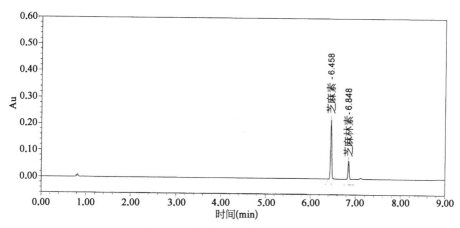

图 4 - 26　芝麻素和芝麻林素色谱图

（3）结果计算

$$芝麻素(\%)=\frac{A_样 \times W_标 \times V_样}{A_标 \times W_样 \times V_标} \times 100\%$$

$$芝麻林素(\%)=\frac{A_样 \times W_标 \times V_样}{A_标 \times W_样 \times V_标} \times 100\%$$

$A_标$：相应标准品的峰面积

$A_样$：样品中相应待测物的峰面积

$V_标$：标准液的总体积(mL)

$V_样$：样品液的总体积(mL)

$W_样$：样品的质量(mg)

$W_标$：标准品的质量(mg)

4.32　毛喉鞘蕊花中佛司可林的测试方法

佛司可林（forskolin）作为保健品，是从印度的植物毛喉鞘蕊花（plectranthus barbatus）中提取出来的可能有降血压、降眼压及减肥等功能。

佛司可林

由于佛司可林是非极性分子，用反相的 C18 柱可以把它从其他成分中分离出来，并可作定量测试。

（1）测试步骤

① 标准液的配制：准确称取 10 mg 佛司可林标准品，转入 50 mL 容量瓶中，加入 30 mL 甲醇，超声 5 min，再加入甲醇至刻度，摇匀后即可注射。

② 样品液的配制：称取一定量碾碎的含有约 10 mg 佛司可林的样品，转入 50 mL 容量瓶中，加入 5 mL 水，超声 5 min，再加入 30 mL 乙醇，超声处理（提取物 10 min，原草样品 40 min），冷却后再加入甲醇至刻度，摇匀后离心 5 min，吸取上层清液即可注射。

（2）UPLC 条件

色谱柱：Waters Acquity BEH Phenyl，1.7 μm，2.1×150 mm

流速：0.4 mL/min

注射量：1 μL

UV 检测波长：210 nm

移动相 A：0.1%磷酸水溶液

移动相 B：乙腈

梯度：

时间（min）	A（%）	B（%）
0	70	30
5.5	40	60
6.0	40	60
6.5	70	30
9.0	70	30

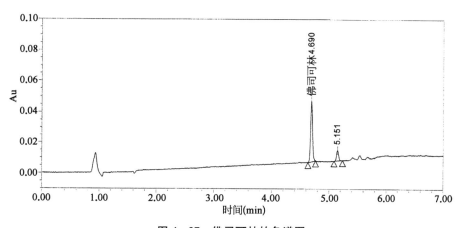

图 4 - 27　佛司可林的色谱图

（3）结果计算

$$佛司可林（\%）=\frac{A_样 \times W_标 \times V_样}{A_标 \times W_样 \times V_标} \times 100\%$$

$A_标$：标准品的峰面积

$A_样$：样品的峰面积

$V_标$：标准液的总体积（mL）

$V_样$：样品液的总体积（mL）

$W_样$：样品的质量（mg）

$W_标$：标准品的质量（mg）

4.33　甘草酸的测试方法

甘草酸(glycyrrhizinate)是从植物甘草里提取出来的,是天然甜味剂。

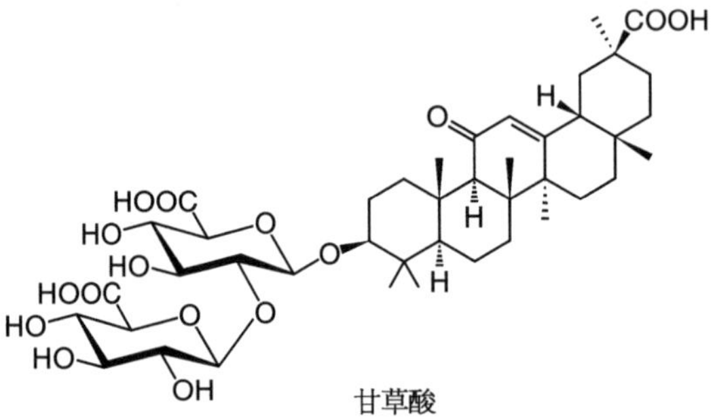

甘草酸

(1) 测试步骤

① 标准液的配制：准确称取 10 mg 甘草酸标准品,转入 100 mL 容量瓶中,加入 60 mL 甲醇,超声 5 min,再加入甲醇至刻度,摇匀后即可注射。

② 样品液的配制：称取一定量碾碎的含有约 10 mg 甘草酸的样品,转入 100 mL 容量瓶中,加入 10 mL 水,超声 5 min,再加入 50 mL 乙醇,超声处理(提取物 10 min,原草样品 40 min),冷却后再加入甲醇至刻度,摇匀后离心 5 min,吸取上层清液即可注射。

(2) HPLC 条件

色谱柱：Phenomenex LUNA C18 (2),5 μm,4.6×150 mm,100 A

流速：1.0 mL/min

注射量：10 μL

UV 检测波长：220 nm

移动相 A：0.1%磷酸水溶液

移动相 B：乙腈

梯度：

时间(min)	A(%)	B(%)
0	95	5
20	35	65
21.0	35	65
21.5	95	5
25.0	95	5　结束

（3）结果计算

$$甘草酸(\%)=\frac{A_样×W_标×V_样}{A_标×W_样×V_标}×100\%$$

$A_标$：标准品的峰面积

$A_样$：样品的峰面积

$V_标$：标准液的总体积（mL）

$V_样$：样品液的总体积（mL）

$W_样$：样品的质量（mg）

$W_标$：标准品的质量（mg）

4.34　迷迭香的测试方法

迷迭香（rosemary）是一种多年生香科植物，它的化学成分有迷迭香酸（rosmarinic acid）、鼠尾草酸（carnosic acid）、鼠尾草酚（carlnosol）和熊果酸（ursolic acid）。

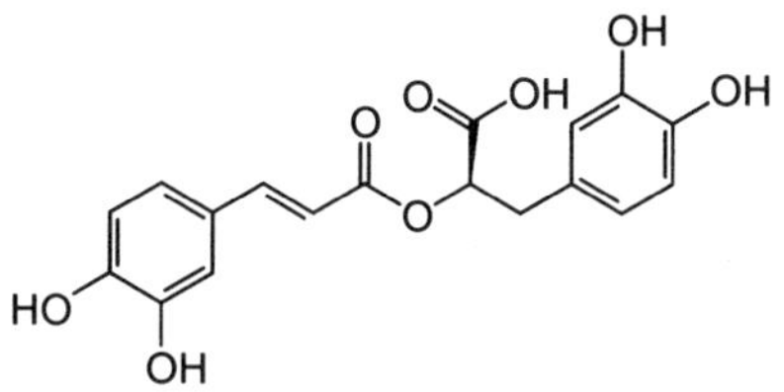

迷迭香酸 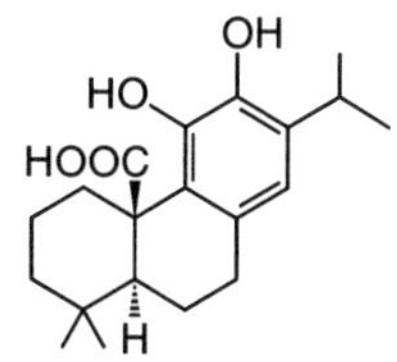　　　　　鼠尾草酸

鼠尾草酚   熊果酸

（1）测试步骤

① 标准液的配制：准确称取 5 mg 迷迭香酸、鼠尾草酸、鼠尾草酚和熊果酸标准品，转入 50 mL 容量瓶中，加入 30 mL 甲醇，超声 5 min，再加入甲醇至刻度，摇匀后即可注射。

② 样品液的配制：称取一定量碾碎的含有约 5 mg 迷迭香酸的样品，转入 50 mL 容量瓶中，加入 10 mL 水，超声 10 min，再加入 30 mL 乙醇，超声处理（提取物 10 min，原草样品 40 min），冷却后再加入甲醇至刻度，摇匀后离心 5 min，吸取上层清液即可注射。

（2）UPLC 条件

色谱柱：Waters Acquity BEH Phenyl，1.7 μm，4.6×150 mm

流速：0.4 mL/min

注射量：2.0 μL

UV 检测波长：215 nm

移动相 A：0.1%磷酸水溶液

移动相 B：乙腈

梯度：

时间(min)	A(%)	B(%)
0	90	10
5.0	65	35
8.0	0	100
8.8	0	100
9.0	90	10
11.0	90	10

（3）结果计算

$$迷迭香酸(\%)=\frac{A_样\times W_标\times V_样}{A_标\times W_样\times V_标}\times100\%$$

鼠尾草酸、鼠尾草酚、熊果酸的计算公式同上。

$A_标$：相应标准品的峰面积

$A_样$：样品中相应待测物的峰面积

$V_标$：标准液的总体积(mL)

$V_样$：样品液的总体积(mL)

$W_样$：样品的质量(mg)

$W_标$：相应标准品的质量(mg)

4.35　匙羹滕酸的测试方法

匙羹滕是一种多年生热带植物,其活性成分匙羹滕酸(gymnenic acid)是一组化合物,分子结构如下,R 可以是乙酰基、天冬氨酰基、甲基丁酰基等,再加上各种不同的苷,所以是一组成员众多的化合物家族。我们不可能去定量测试这一组化合物中的每一个化合物。本方法是用酸、碱水解的方法来得到单一的糖苷元,也就是匙羹滕苷元(gymnemagenin),然后用色谱加以分离和定量测试。

匙羹滕酸　　　碱　　　匙羹滕苷元

（1）测试步骤

① 标准液的配制：准确称取 5 mg 匙羹滕苷元标准品,转入 25 mL 容量瓶中,加入 15 mL 甲醇/水(6∶4)混合液,超声 5 min,再加入甲醇/水(6∶4)混合

187

液至刻度,摇匀后即可注射。

② 样品液的配制:称取一定量碾碎的含有约5 mg匙羹滕苷元的样品,转入10 mL带有螺盖的试管中,加入5 mL 0.5 mol/L氢氧化钾的甲醇/水(1∶1)溶液,盖紧后振荡1 min,放入95°水浴1 h,移出水浴冷却,再加入1 mL浓盐酸,盖紧后振荡1 min,再放入95°水浴1 h,冷却后加入氢氧化钾溶液来中和溶液。把试管里的溶液转入25 mL容量瓶中,加入甲醇/水(8∶2)混合液至刻度,摇匀后再离心5 min,吸取上层清液即可注射。

(2) UPLC 条件

色谱柱:Acquity UPLC® BEH Phenyl,1.7 μm,2.1×150 mm

流速:0.4 mL/min

注射量:2.0 μL

UV 检测波长:210 nm

移动相 A:0.1%磷酸水溶液

移动相 B:乙腈

柱温:45℃

梯度:

时间(min)	A(%)	B(%)
0	85	15
6.0	60	40
6.8	60	40
7.0	85	15
9.0	85	15

(3) 结果计算

$$匙羹滕苷元(\%)=\frac{A_样 \times W_标 \times V_样}{A_标 \times W_样 \times V_标} \times 100\%$$

$A_标$:标准品的峰面积

$A_样$:样品的峰面积

$V_标$:标准液的总体积(mL)

$V_样$:样品液的总体积(mL)

$W_样$：样品的质量(mg)

$W_标$：标准品的质量(mg)

4.36　醉茄素 A 的测试方法

醉茄素 A(withaferin A)是植物南非醉茄(ashwaganda)的主要成分之一,有消炎、抗癌等作用。

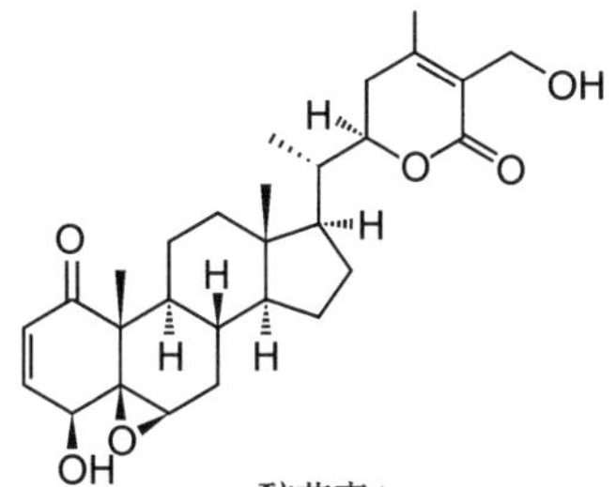

醉茄素A

（1）测试步骤

① 标准液的配制：准确称取 5 mg 醉茄素 A 标准品,转入 100 mL 容量瓶中,加入 60 mL 甲醇,超声直至标准品全部溶解,冷却后再加入甲醇至刻度,摇匀后即可注射。

② 样品液的配制：称取一定量碾碎的含有约 5 mg 醉茄素 A 的样品,转入 100 mL 容量瓶中,加入 10 mL 水,超声 5 min,再加入 50 mL 乙醇,振荡 2 min,超声 10 min(提取物)或 40 min(南非醉茄粉),冷却后再加入甲醇至刻度,摇匀后离心 5 min,吸取上层清液即可注射。

（2）UPLC 条件

色谱柱：Acquity UPLC® BEH Phenyl,1.7 μm,2.1×150 mm

流速：0.4 mL/min

注射量：2.0 μL

UV 检测波长：215 nm

移动相 A：0.1%磷酸水溶液

移动相 B：甲醇

柱温：45℃

梯度：

时间(min)	A(%)	B(%)
0	80	20
7	55	45
8.0	20	80
8.8	20	80
9.0	80	20
11.0	80	20

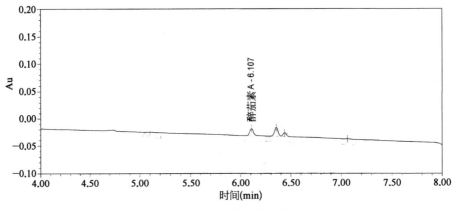

图 4 - 28　醉茄素 A 的色谱图

（3）结果计算

$$醉茄素(\%)=\frac{A_样 \times W_标 \times V_样}{A_标 \times W_样 \times V_标} \times 100\%$$

$A_标$：标准品的峰面积

$A_样$：样品的峰面积

$V_标$：标准液的总体积(mL)

$V_样$：样品液的总体积(mL)

$W_样$：样品的质量(mg)

$W_标$：标准品的质量(mg)

4.37　吴茱萸碱的测试方法

吴茱萸碱(evodiamine)是吴茱萸的主要成分之一,主要功能是镇痛、降压,也可以用作利尿剂。

吴茱萸碱

(1) 测试步骤

① 标准液的配制:准确称取 5 mg 吴茱萸碱标准品,转入 100 mL 容量瓶中,加入 60 mL 甲醇,超声直至标准品全部溶解,冷却后再加入甲醇至刻度,摇匀后即可注射。

② 样品液的配制:称取一定量碾碎的含有约 5 mg 吴茱萸碱的样品,转入 100 mL 容量瓶中,加入 10 mL 水,超声 5 min,再加入 50 mL 乙醇,振荡 2 min,超声 15 min,冷却后再加入甲醇至刻度,摇匀后离心 5 min,吸取上层清液即可注射。

(2) UPLC 条件

色谱柱：Acquity HSS T3,2.1×150 mm,1.8 μm

流速：0.4 mL/min

注射量：1.0 μL

UV 检测波长：268 nm

移动相 A：0.1%磷酸水溶液

移动相 B：0.1%磷酸乙腈溶液

柱温：45℃

梯度：

时间(min)	A(%)	B(%)
0	60	40
5	35	65

（续表）

时间（min）	A（%）	B（%）
5.8	35	65
6.0	60	40
8.0	60	40

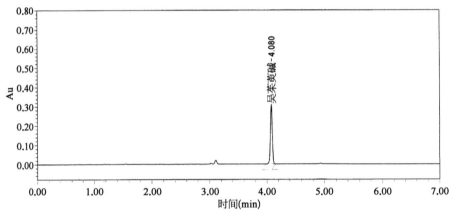

图 4-29　吴茱萸碱的 UPLC 色谱图

（3）结果计算

$$吴茱萸碱(\%)=\frac{A_{样}\times W_{标}\times V_{样}}{A_{标}\times W_{样}\times V_{标}}\times 100\%$$

$A_{标}$：标准品的峰面积

$A_{样}$：样品的峰面积

$V_{标}$：标准液的总体积（mL）

$V_{样}$：样品液的总体积（mL）

$W_{样}$：样品的质量（mg）

$W_{标}$：标准品的质量（mg）

4.38　石杉碱甲的测试方法

石杉碱甲（huperzine A）可从蛇足石杉（huperzine serrata trey）中提取得到，

其主要功能是改善记忆力,对治疗阿尔茨海默病也可能有一定的帮助。

石杉碱甲

从分子结构可以看出石杉碱甲是碱性分子,为了延长保留时间、提高分离效果,本方法使用离子对移动相,然后用反相色谱及 UV 检测器进行定量测试。

(1) 测试步骤

① 标准液的配制:准确称取 10 mg 石杉碱甲标准品,转入 100 mL 容量瓶中,加入 60 mL 甲醇,超声至标准品全部溶解,冷却后再加入甲醇至刻度,摇匀后即可注射。

② 样品液的配制:称取一定量碾碎的含有约 10 mg 石杉碱甲的样品,转入 100 mL 容量瓶中,加入 10 mL 水,超声 5 min,再加入 50 mL 甲醇,振荡 2 min,超声 10 min(提取物)或 40 min(原草),冷却后再加入甲醇至刻度,摇匀后离心 5 min,吸取上层清液即可注射。

(2) UPLC 条件

色谱柱:Acquity UPLC® BEH Phenyl,1.7 μm,2.1×150 mm

流速:0.4 mL/min

注射量:1.0 μL

UV 检测波长:312 nm

移动相 A:10 mmol/L 己磺酸钠,pH 3.0

移动相 B:乙腈

柱温:45℃

梯度:

时间(min)	A(%)	B(%)
0	95	5
4.0	75	25
5.0	50	50

时间(min)	A(%)	B(%)
5.8	50	50
6.0	95	5
8.0	95	5

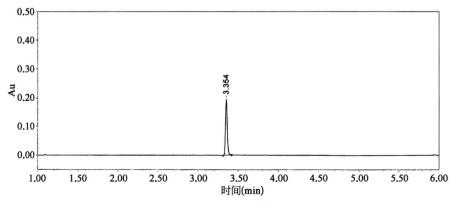

图4-30　石杉碱甲的色谱图

（3）结果计算

$$石杉碱甲(\%) = \frac{A_样 \times W_标 \times V_样}{A_标 \times W_样 \times V_标} \times 100\%$$

$A_标$：标准品的峰面积

$A_样$：样品的峰面积

$V_标$：标准液的总体积(mL)

$V_样$：样品液的总体积(mL)

$W_样$：样品的质量(mg)

$W_标$：标准品的质量(mg)

4.39　茶氨酸的测试方法

茶氨酸(L-theanine)是一种天然的氨基酸，存在于茶叶中。

茶氨酸

茶氨酸是多极化合物,等电点 5.83,也就是 pH>5.8 整个分子显负性,pH<5.8 整个分子就显正性。为了延长保留时间、提高分离效果,本方法使用癸烷基磺酸钠作离子对加在移动相里,pH 调节至 2.0。

(1) 测试步骤

① 标准液的配制:准确称取 20 mg 茶氨酸标准品,转入 50 mL 容量瓶中,加入 30 mL 水,振荡直至标准品全部溶解,再加水至刻度,摇匀后即可注射。

② 样品液的配制:称取一定量碾碎的含有约 20 mg 茶氨酸的样品,转入 50 mL 容量瓶中,加入 30 mL 水,振荡 2 min,超声 15 min,再加水至刻度,摇匀后离心 5 min,吸取上层清液即可注射。

(2) UPLC 条件

色谱柱:Acquity UPLC® BEH C18,1.7 μm,2.1×150 mm

流速:0.4 mL/min

注射量:2.0 μL

UV 检测波长:210 nm

移动相 A:10 mmol/L 癸烷基磺酸钠,pH 2.0

移动相 B:乙腈

柱温:45℃

梯度:

时间(min)	A(%)	B(%)
0	80	20
6	80	20

(3) 结果计算

$$茶氨酸(\%)=\frac{A_{样}\times W_{标}\times V_{样}}{A_{标}\times W_{样}\times V_{标}}\times 100\%$$

$A_{标}$:标准品的峰面积

$A_样$：样品的峰面积

$V_标$：标准液的总体积(mL)

$V_样$：样品液的总体积(mL)

$W_样$：样品的质量(mg)

$W_标$：标准品的质量(mg)

4.40 柠檬烯的测试方法

柠檬烯(limonene)可从橙皮中提取,被广泛应用于食品、饮料、保健品的生产。

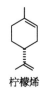

柠檬烯

（1）测试步骤

① 标准液的配制：准确称取 20 mg 柠檬烯标准品,转入 100 mL 容量瓶中,加入 60 mL 甲醇,振荡至标准品全部溶解,再加入甲醇至刻度,摇匀后即可注射。

② 样品液的配制：称取一定量碾碎的含有约 20 mg 柠檬烯的样品,转入 100 mL 容量瓶中,加入 10 mL 水,超声 5 min,再加入 50 mL 乙醇,超声 5 min,然后加入甲醇至刻度,摇匀后离心 5 min,吸取上层清液即可注射。

（2）UPLC 条件

色谱柱：Acquity UPLC® HSS T3,1.8 μm,2.1×100 mm

流速：0.4 mL/min

注射量：1.0 μL

UV 检测波长：210 nm

移动相 A：0.1% 磷酸水溶液

移动相 B：乙腈

柱温：45℃

梯度：

时间（min）	A(%)	B(%)
0	40	60
5	10	90
5.8	10	90
6.0	40	60
8.0	40	60

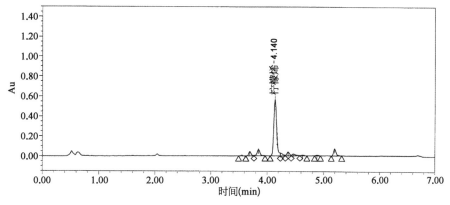

图 4‑31　柠檬烯样品的色谱图

（3）结果计算

$$柠檬烯(\%)=\frac{A_样 \times W_标 \times V_样}{A_标 \times W_样 \times V_标} \times 100\%$$

$A_标$：标准品的峰面积

$A_样$：样品的峰面积

$V_标$：标准液的总体积（mL）

$V_样$：样品液的总体积（mL）

$W_样$：样品的质量（mg）

$W_标$：标准品的质量（mg）

4.41　橄榄苦苷的测试方法

橄榄苦苷（oleuropein）是从橄榄树叶中提取出来的，具有抗氧化、增强免疫力的功能。

橄榄苦苷

（1）测试步骤

① 标准液的配制：准确称取 10 mg 橄榄苦苷标准品，转入 100 mL 容量瓶中，加入 60 mL 甲醇，振荡至标准品全部溶解，再加入甲醇至刻度，摇匀后即可注射。

② 样品液的配制：称取一定量碾碎的含有约 10 mg 橄榄苦苷的样品，转入 100 mL 容量瓶中，加入 10 mL 水，超声 5 min，再加入 50 mL 乙醇，超声 10 min（提取物）或 40 min（原草），冷却后再加入甲醇至刻度，摇匀后离心 5 min，吸取上层清液即可注射。

（2）UPLC 条件

色谱柱：Acquity UPLC® BEH C18，1.7 μm，2.1×150 mm

流速：0.4 mL/min

注射量：1.0 μL

UV 检测波长：230 nm

移动相 A：0.1%磷酸水溶液

移动相 B：乙腈

柱温：45℃

梯度：

时间(min)	A(%)	B(%)
0	90	10
6	60	40
6.8	60	40
7.0	90	10
9.0	90	10

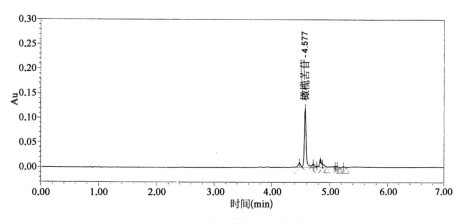

图 4 - 32 橄榄苦苷样品色谱图

（3）结果计算

$$橄榄苦苷(\%)=\frac{A_样 \times W_标 \times V_样}{A_标 \times W_样 \times V_标} \times 100\%$$

$A_标$：标准品的峰面积

$A_样$：样品的峰面积

$V_标$：标准液的总体积（mL）

$V_样$：样品液的总体积（mL）

$W_样$：样品的质量（mg）

$W_标$：标准品的质量（mg）

4.42 鞣花酸的测试方法

鞣花酸(ellagic acid)是一种天然抗氧化剂，广泛存在于水果和蔬菜中，如草莓、石榴等，常用作保健品的原料。

鞣花酸

（1）测试步骤

① 标准液的配制：准确称取 10 mg 鞣花酸标准品，转入 100 mL 容量瓶中，加入 60 mL 0.05 mol/L 氢氧化钠溶液，振荡直至标准品全部溶解，再加入 0.05 mol/L 氢氧化钠溶液至刻度，摇匀后，用 0.05 mol/L 氢氧化钠溶液稀释 50 倍后再注射。

② 样品液的配制：称取一定量碾碎的含有约 10 mg 鞣花酸的样品，转入 100 mL 容量瓶中，加入 60 mL 0.05 mol/L 氢氧化钠溶液，振荡 2 min，超声 10 min，冷却后再加入 0.05 mol/L 氢氧化钠溶液至刻度，摇匀后离心 5 min，吸取上层清液，用 0.05 mol/L 氢氧化钠溶液稀释 50 倍后即可注射。

（2）HPLC 条件

色谱柱：Agilent ZORBAX SB‐C8，5 μm，4.60×150 mm

流速：1.2 mL/min

注射量：10.0 μL

UV 检测波长：366 nm

移动相 A：0.1%磷酸水溶液

移动相 B：0.1%磷酸乙腈溶液

柱温：室温

梯度：

时间(min)	A(%)	B(%)
0	90	10
1	90	10
9.0	58	42
10.0	58	42
10.2	90	10
15.0	90	10

（3）结果计算

$$鞣花酸(\%)=\frac{A_{样}\times W_{标}\times V_{样}}{A_{标}\times W_{样}\times V_{标}}\times 100\%$$

$A_标$：标准品的峰面积

$A_样$：样品的峰面积

$V_标$：标准液的总体积(mL)

$V_样$：样品液的总体积(mL)

$W_样$：样品的质量(mg)

$W_标$：标准品的质量(mg)

4.43　育亨宾碱的测试方法

育亨宾碱(yohimbine)是从非洲育亨宾树的树皮中提取出来的,被认为能增强性功能。

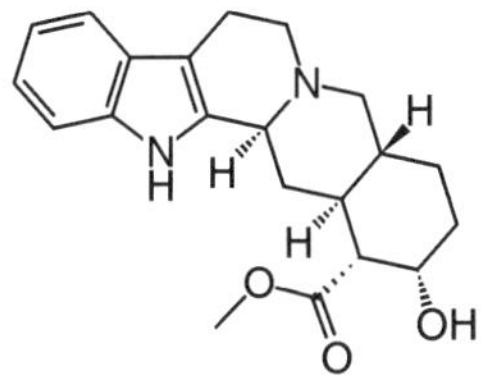

育亨宾碱

(1) 测试步骤

① 标准液的配制：准确称取 5 mg 育亨宾碱标准品,转入 50 mL 容量瓶中,加入 30 mL 甲醇,振荡至标准品全部溶解,再加入甲醇至刻度,摇匀后即可注射。

② 样品液的配制：称取一定量碾碎的含有约 5 mg 育亨宾碱的样品,转入 50 mL 容量瓶中,加入 10 mL 水,超声 5 min,再加入 30 mL 乙醇,振荡 2 min,超声处理(提取物 5 min,原草样品 40 min),冷却后再加入甲醇至刻度,摇匀后离心 5 min,吸取上层清液即可注射。

(2) HPLC 条件

色谱柱：Agilent ZORBAX SB‐C8,5 μm,4.60×150 mm

流速：1.2 mL/min

注射量：10.0 μL

UV 检测波长：280 nm

移动相 A：0.1％磷酸水溶液

移动相 B：乙腈

柱温：室温

梯度：

时间(min)	A(％)	B(％)
0	90	10
1	90	10
8	60	40
8.8	60	40
9.0	90	10
15.0	90	10

（3）结果计算

$$育亨宾碱(\%) = \frac{A_样 \times W_标 \times V_样}{A_标 \times W_样 \times V_标} \times 100\%$$

$A_标$：标准品的峰面积

$A_样$：样品的峰面积

$V_标$：标准液的总体积(mL)

$V_样$：样品液的总体积(mL)

$W_样$：样品的质量(mg)

$W_标$：标准品的质量(mg)

4.44　积雪草及其提取物中三萜烯的测试方法

积雪草(guto kola)为伞形科多年生草本,有止血功效,一定程度上有抗衰老和提高记忆效果。它的提取物主要含有 4 种三萜烯：积雪草酸(asiatic acid)、积雪草苷(asiaticoside)、羟基积雪草酸(madecassic acid)和羟基积雪草苷(madecassoside)。

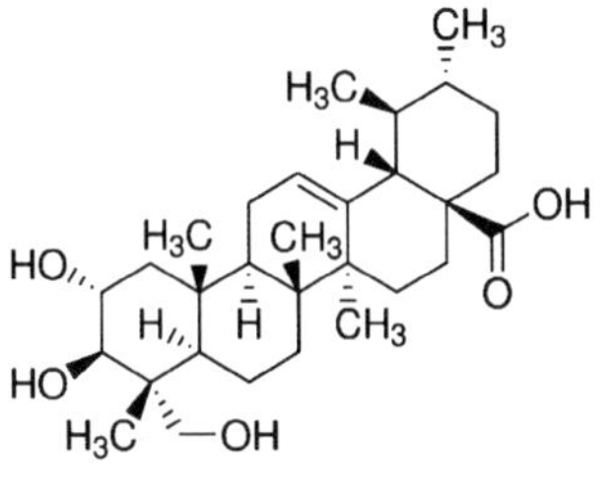

积雪草酸

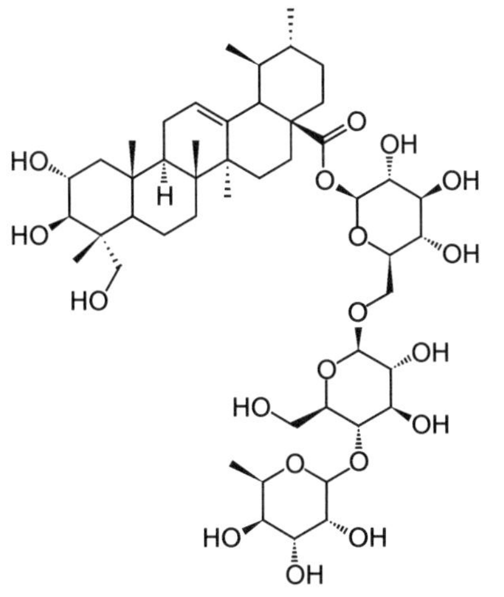

积雪草苷

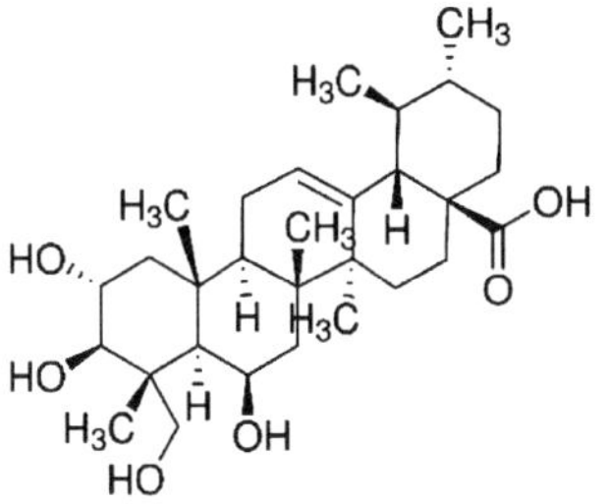

羟基积雪草酸

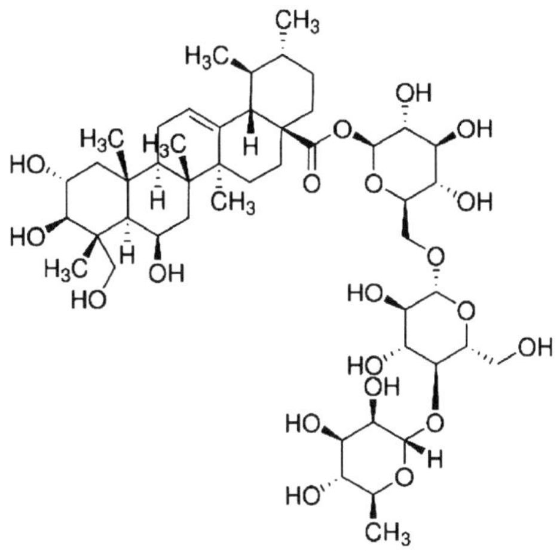

羟基积雪草苷

（1）*测试步骤*

① 标准液的配制：准确称取 10 mg 各标准品，转入 50 mL 容量瓶中，加入 30 mL 甲醇，振荡直至标准品全部溶解，再加入甲醇至刻度，摇匀后即可注射。

② 样品液的配制（原草样品）：称取约 2 g 磨碎后的样品，转入 100 mL 圆底回流瓶中，加入 20 mL 乙醇/水（70∶30）混合液，回流 15 min，冷却后把回流液转入一个 50 mL 容量瓶中。再回流一次，冷却后将回流液与第一次的回流液合并，再加乙醇/水（70∶30）混合液至刻度，摇匀后离心 5 min，取上层清液即可注射。

样品液的配制（提取物样品）：称取一定量的待测物含量与以上标准品的相近量的样品，转入 50 mL 容量瓶中，加入 30 mL 甲醇，振荡 1 min，超声 5 min，冷却后加入甲醇至刻度,摇匀,离心 5 min,取上层清液即可注射。

(2) UPLC 条件

色谱柱：Acquity HSS Ts C18,1.8 μm,2.1×150 mm

流速：0.4 mL/min

注射量：1 μL

UV 检测波长：210 nm

移动相 A：0.1%磷酸水溶液

移动相 B：乙腈

柱温：45℃

梯度：

时间(min)	A(%)	B(%)
0	95	5
6	40	60
6.8	40	60
7.0	95	5
9.0	95	5

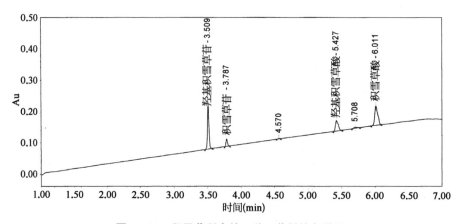

图 4-33　积雪草所含的 4 种三萜烯的色谱图

(3) 结果计算

$$积雪草酸(\%)=\frac{A_{样}\times W_{标}\times V_{样}}{A_{标}\times W_{样}\times V_{标}}\times100\%$$

积雪草苷、羟基积雪草酸、羟基积雪草苷的计算公式同上。

$A_标$：相应标准品的峰面积

$A_样$：相应样品的峰面积

$V_标$：标准液的总体积(mL)

$V_样$：样品液的总体积(mL)

$W_样$：样品的质量(mg)

$W_标$：相应的标准品的质量(mg)

4.45　安石榴苷的测试方法

安石榴苷(punicalagin)是石榴汁的主要成分,有抗氧化性。安石榴苷 A 和 B 只是安石榴苷 α、β 两种不同的存在形式。

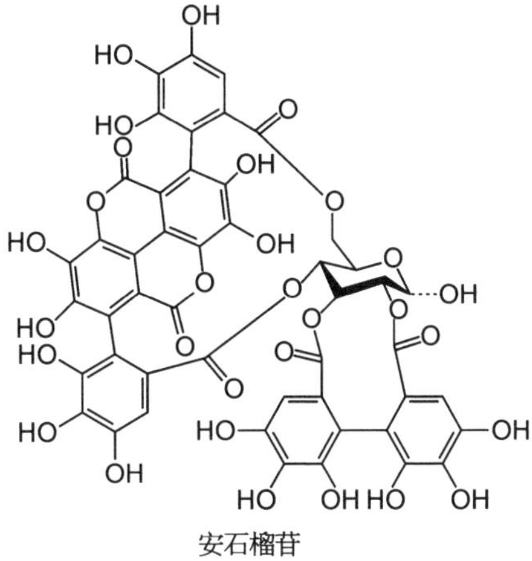

安石榴苷

(1) 测试步骤

① 标准液的配制：准确称取 10 mg 安石榴苷标准品,转入 50 mL 容量瓶中,加入 30 mL 甲醇/水(50∶50)混合液,振荡至标准品全部溶解,再加入甲醇/水(50∶50)混合液至刻度,摇匀后即可注射。

② 样品液的配制(原草样品)：称取一定量磨碎的含有约 10 mg 安石榴苷的样品,转入 50 mL 容量瓶中,加入 30 mL 乙醇/水(70∶30)混合液,超声 30 min,冷却后再加入乙醇/水(70∶30)混合液至刻度,摇匀后离心 5 min,取上层清液即

可注射。

样品液的配制(提取物样品)：称取一定量约含有 10 mg 安石榴苷的样品,转入 50 mL 容量瓶中,加入 10 mL 水,超声 5 min,再加入 25 mL 甲醇,振荡 1 min,超声 5 min,冷却后加入甲醇至刻度,摇匀,离心 5 min,取上层清液即可注射。

(2) UPLC 条件

色谱柱：Acquity UPLC® BEH C18,1.7 μm,2.1×150 mm

流速：0.4 mL/min

注射量：1.0 μL

UV 检测波长：346 nm

移动相 A：0.1%磷酸水溶液

移动相 B：乙腈

柱温：45℃

梯度：

时间(min)	A(%)	B(%)
0	98	2
3	80	20
4	50	50
4.8	50	50
5.0	98	2
7.0	98	2

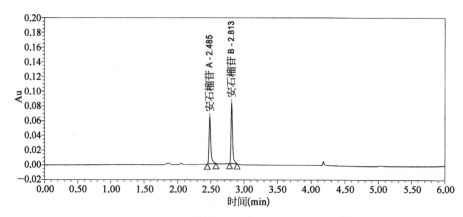

图 4-34　安石榴苷 A 和安石榴苷 B 的色谱图

（3）结果计算

$$安石榴苷（\%）=\frac{A_样 \times W_标 \times V_样}{A_标 \times W_样 \times V_标} \times 100\%$$

$A_标$：标准品总的峰面积（包括 α 和 β 两种形式）

$A_样$：样品总的峰面积（包括 α 和 β 两种形式）

$V_标$：标准液的总体积（mL）

$V_样$：样品液的总体积（mL）

$W_样$：样品的质量（mg）

$W_标$：标准品的质量（mg）

注意：色谱图像如出现两个安石榴苷峰（α 与 β），可用总的峰面积来计算结果。

4.46　β-七叶素的测试方法

β-七叶素（beta-aescin）是从欧洲七叶树中提取出来的成分，有抗炎、保护血管的功能。

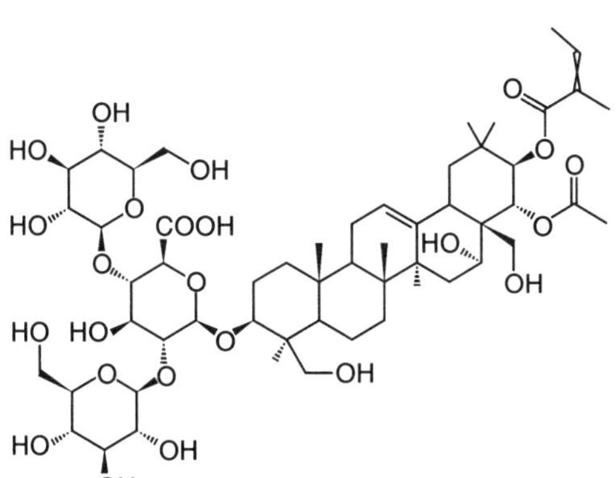

β-七叶素

（1）测试步骤

① 标准液的配制：准确称取 10 mg β-七叶素标准品，转入 50 mL 容量瓶中，加入 30 mL 甲醇，振荡至标准品全部溶解，再加入甲醇至刻度，摇匀后即可注射。

② 样品液的配制（提取物）：称取一定量碾碎的含有约 10 mg β-七叶素的

样品,转入 50 mL 容量瓶中,加入 10 mL 水,振荡 2 min,超声 5 min,再加入 30 mL 乙醇,超声 15 min,冷却后加入甲醇至刻度,摇匀后离心 5 min,吸取上层清液即可注射。

样品液的配制(原草):称取一定量磨碎的约含 10 mg β-七叶素的原草样品,转入 100 mL 容量瓶中,加入 50 mL 乙醇/水(70:30)混合液,超声 40 min,冷却后摇匀离心 5 min,取上层清液即可注射。

(2) HPLC 条件

色谱柱:Phenomenex LUNA C18(2),5 μm,4.6×150 mm,100 A

流速:1.0 mL/min

注射量:10.0 μL

UV 检测波长:210 nm

移动相 A:0.1%三氟乙酸水溶液

移动相 B:0.1%三氟乙酸乙腈溶液

柱温:室温

梯度:

时间(min)	A(%)	B(%)
0	70	30
22	44	56
22.7	44	56
23.0	70	30
28.0	70	30

(3) 结果计算

$$\beta\text{-七叶素}(\%) = \frac{A_{样} \times W_{标} \times V_{样}}{A_{标} \times W_{样} \times V_{标}} \times 100\%$$

$A_{标}$:标准品的峰面积

$A_{样}$:样品的峰面积

$V_{标}$:标准液的总体积(mL)

$V_{样}$:样品液的总体积(mL)

$W_{样}$:样品的质量(mg)

$W_{标}$:标准品的质量(mg)

4.47　白藜芦醇的测试方法

白藜芦醇(resveratrol)是多酚类化合物,主要来源于葡萄、桑椹、虎杖等植物,是一种天然的抗氧化剂。

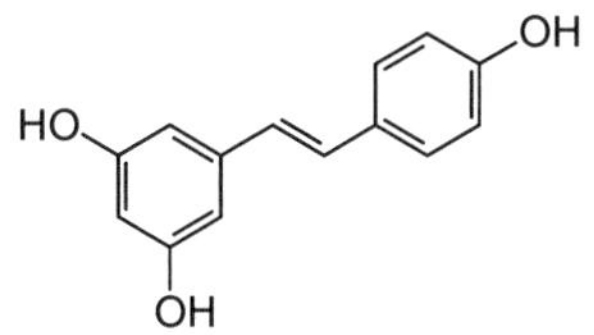

白藜芦醇

（1）测试步骤

① 标准液的配制：准确称取 5 mg 白藜芦醇标准品,转入 50 mL 容量瓶中,加入 30 mL 甲醇/水(50∶50)混合液,振荡至标准品全部溶解,再加入甲醇/水混合液至刻度,摇匀。用同样的甲醇/水混合液稀释 10 倍,摇匀后即可注射。

② 样品液的配制：称取一定量碾碎的含有约 5 mg 白藜芦醇的样品,转入 50 mL 容量瓶中,加入 10 mL 水,振荡 2 min,超声 5 min,再加入 30 mL 甲醇,超声 15 min,冷却后加入甲醇/水混合液至刻度,摇匀后离心 5 min,吸取上层清液,用甲醇/水混合液稀释 10 倍,摇匀后即可注射。

（2）HPLC 条件

色谱柱：Phenomenex Prodigy,5 μm,4.6×250 mm,100 A

流速：1.1 mL/min

注射量：10 μL

UV 检测波长：315 nm

移动相 A：0.1%磷酸水溶液

移动相 B：0.1%磷酸乙腈溶液

柱温：室温

梯度：

时间(min)	A(%)	B(%)
0	85	15
15	5	95
16.5	5	95
17.0	85	15
25.0	85	15

（3）结果计算

$$白藜芦醇(\%)=\frac{A_样 \times W_标 \times V_样}{A_标 \times W_样 \times V_标} \times 100\%$$

$A_标$：标准品的峰面积

$A_样$：样品的峰面积

$V_标$：标准液的总体积(mL)

$V_样$：样品液的总体积(mL)

$W_样$：样品的质量(mg)

$W_标$：标准品的质量(mg)

4.48 金印草的测试方法

金印草(goldenseal)，又名北美黄连。主要有效成分是黄连碱和黄连素。

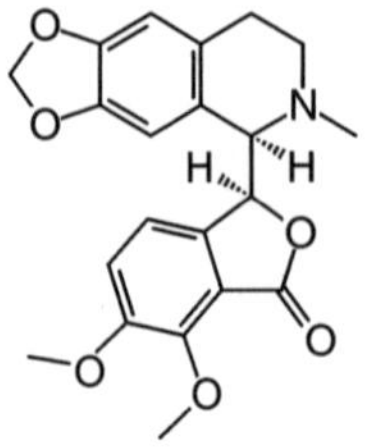

黄连碱 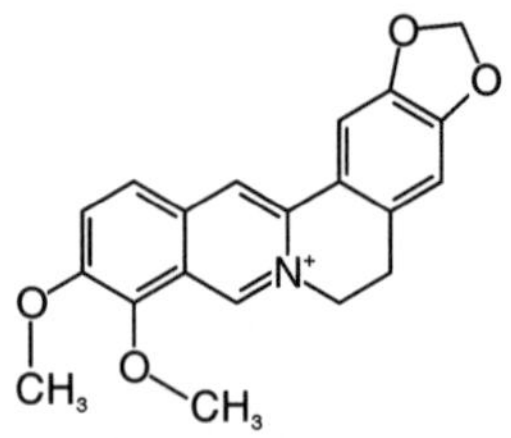   黄连素

从以上分子结构式可以看出黄连碱和黄连素都是碱性化合物，为了得到较好的峰形及较长的保留时间，本方法用己烷基磺酸钠作为离子对加入移动相中。

（1）测试步骤

① 标准液的配制：分别准确称取 5 mg 黄连碱和黄连素标准品，转入 100 mL 容量瓶中，加入 60 mL 甲醇，超声至标准品全部溶解，再加入甲醇至刻度，摇匀后即可注射。

② 样品液的配制：称取一定量碾碎的含有约 5 mg 黄连素或黄连碱的样品，转入 100 mL 容量瓶中，加入 10 mL 水，超声 10 min，再加 50 mL 甲醇，振荡 2 min，超声处理（提取物 10 min，原草 40 min），冷却后加入甲醇至刻度，摇匀后离心 5 min，吸取清液即可注射。

（2）HPLC 条件

色谱柱：Supecol Discovery Amide C16，150×4.6 mm，5 μm

流速：1.1 mL/min

注射量：10 μL

UV 检测波长：338 nm

移动相 A：10 mmol/L 己烷基磺酸钠，pH 3.0

移动相 B：乙腈

柱温：室温

梯度：

时间（min）	A(%)	B(%)
0	85	15
9.0	45	55
10.0	45	55
10.5	85	15
15.0	85	15

（3）结果计算

$$黄连碱(\%) = \frac{A_样 \times W_标 \times V_样}{A_标 \times W_样 \times V_标} \times 100\%$$

$A_标$：标准品的峰面积

$A_样$：样品的峰面积

$V_标$：标准液的总体积（mL）

$V_样$：样品液的总体积（mL）

$W_样$：样品的质量（mg）

$W_标$：标准品的质量（mg）

黄连素的计算公式同上。

总生物碱为黄连碱与黄连素之和。

4.49　小白菊内酯的测试方法

小白菊内酯（parthenolide）是美洲小白菊（feverfew）的成分之一，是一种倍半萜烯内酯类天然产物，具有抗病毒、抗炎等功效。

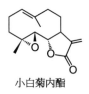

小白菊内酯

（1）测试步骤

① 标准液的配制：准确称取 5 mg 小白菊内酯标准品，转入 100 mL 容量瓶中，加入 60 mL 甲醇，超声至标准品全部溶解，再加入甲醇至刻度，摇匀后即可注射。

② 样品液的配制：称取一定量碾碎的含有约 5 mg 小白菊内酯的样品，转入 100 mL 容量瓶中，加入 10 mL 水，超声 5 min，加入 50 mL 乙醇，超声 15 min，冷却后加入甲醇至刻度，摇匀后离心 5 min，吸取清液即可注射。

（2）UPLC 条件

色谱柱：Acquity UPLC® HSS Ts C18，1.8 μm，2.1×100 mm

流速：0.4 mL/min

注射量：2.0 μL

UV 检测波长：210 nm

移动相 A：0.1%磷酸水溶液

移动相 B：乙腈

柱温：室温

梯度：

时间(min)	A(%)	B(%)
0	70	30
5	57	43
5.8	57	43
6.0	70	30
8.0	70	30

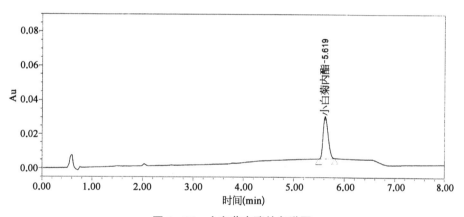

图 4-35　小白菊内酯的色谱图

（3）结果计算

$$小白菊内酯(\%) = \frac{A_{样} \times W_{标} \times V_{样}}{A_{标} \times W_{样} \times V_{标}} \times 100\%$$

$A_{标}$：标准品的峰面积

$A_{样}$：样品的峰面积

$V_{标}$：标准液的总体积(mL)

$V_{样}$：样品液的总体积(mL)

$W_{样}$：样品的质量(mg)

$W_{标}$：标准品的质量(mg)

4.50 猫爪草中羟吲哚生物碱的测试方法

猫爪草(cat's claw)是一年生毛茛科植物,有效成分是羟吲哚生物碱,包括钩藤碱(uncarine)、帽柱叶碱(mitraphylline)、异帽叶碱(isomitraphylline)、叶含翅果定碱(pteropodine)、异翅果定碱(isopteropodine)、叶丽碱(speciophylline)。

钧藤碱F　　　　帽柱叶碱　　　　异帽叶碱

叶含翅果定碱　　　异翅果定碱　　　叶丽碱

从以上分子结构可以看出这 6 个化合物的分子式都是 $C_{21}H_{24}N_2O_4$,相对分子质量都是 368.4,而且 UV 光谱也一样,最大吸收都在 245 nm。所以本方法仅用帽柱叶碱作标准品,其他化合物的结果都按帽柱叶碱来计算。

(1) 测试步骤

① 标准液的配制:准确称取 5 mg 帽柱叶碱标准品,转入 100 mL 容量瓶中,加入 60 mL 甲醇,超声至标准品全部溶解,再加入甲醇至刻度,摇匀后即可注射。

② 样品液的配制:称取一定量碾碎的含有约 5 mg 帽柱叶碱或其他生物碱的样品,转入 100 mL 容量瓶中,加入 10 mL 水,超声 5 min,再加入 50 mL 乙醇,超声处理(原草样品 40 min,提取物样品 5 min),冷却后加入甲醇至刻度,摇匀后离心 5 min,吸取清液即可注射。

(2) HPLC 条件

色谱柱:Phenomenex Luna C18(2),5 μm,4.6×150 mm,100 A

流速：1.0 mL/min

注射量：10 μL

UV 检测波长：245 nm

移动相 A：pH 7.0 缓冲液(1 000 mL 水加 480 mg 磷酸氢二钠、900 mg 磷酸二氢钠)

移动相 B：甲醇

移动相 C：乙腈

柱温：室温

梯度：

时间(min)	A(%)	B(%)	C(%)
0	60	20	20
30.0	30	35	35
30.1	60	20	20
40.0	60	20	20

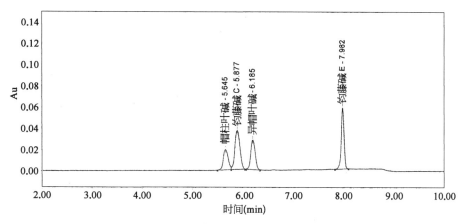

图 4-36　猫爪草的羟吲哚生物碱的色谱图

（3）结果计算

若标准溶液中以上 4 个标准品都有，则按照样品和标样相对应的峰面积之比来计算结果。

$$每个羟吲哚生物碱(\%)=\frac{A_{样}\times W_{标}\times V_{样}}{A_{标}\times W_{样}\times V_{标}}\times100\%$$

$A_标$：标准品的峰面积

$A_样$：相对应的样品的峰面积

$V_样$：样品液的总体积(mL)

$V_标$：标准液的总体积(mL)

$W_样$：样品的质量(mg)

$W_标$：标准品的质量(mg)

总的羟吲哚生物碱为所有测到的每个羟吲哚生物碱之和。

若标准品不全,则可以用帽柱叶碱作标样来计算所有的羟吲哚生物碱。

$$每个羟吲哚生物碱(\%)=\frac{A_样\times W_标\times V_样}{A_标\times W_样\times V_标}\times 100\%$$

$A_标$：帽柱叶碱标准品的峰面积

$A_样$：样品中待测的羟吲哚生物碱的峰面积

$V_标$：标准液的总体积(mL)

$V_样$：样品液的总体积(mL)

$W_样$：样品的质量(mg)

$W_标$：帽柱叶碱标准品的质量(mg)

总的羟吲哚生物碱为所有测到的每个羟吲哚生物碱之和。

4.51　枳实中辛弗林和甲基酪胺的测试方法

辛弗林(synephrine)和甲基酪胺(N – methyltyramine)都是枳实的有效成分,辛弗林可以帮助减少人体内的脂肪,尽管它的功能还存在争议,目前辛弗林已经成为在美国更具争议的另一种膳食补充剂麻黄(ephedra)的替代品。N –甲基酪胺具有强心,增加心血输出量,收缩血管及增加利尿作用。

辛弗林　　　　　　　　　　　甲基酪胺

　　从以上分子结构可以看出这两个化合物都是碱性的,为了延长保留时间,得到更好的分离效果,这里用了离子对(己烷基磺酸盐)移动相。根据极性强弱差异,由于辛弗林多了 1 个羟基,所以出峰时间比甲基酪胺要早。

　　(1) 测试步骤

　　① 标准液的配制:准确称取 10 mg 辛弗林和甲基酪胺标准品,转入 100 mL 容量瓶中,加入 60 mL 甲醇,振荡至标准品全部溶解,再加入甲醇至刻度,摇匀后即可注射。

　　② 样品液的配制:称取一定量碾碎的含有约 10 mg 辛弗林或甲基酪胺的样品,转入 100 mL 容量瓶中,加入 10 mL 水,超声 5 min,再加入 50 mL 乙醇,超声处理(原草样品 40 min,提取物样品 10 min),冷却后加入甲醇至刻度,摇匀后离心 5 min,吸取上层清液即可注射。

　　(2) UPLC 条件

　　色谱柱:Acquity UPLC® BEH C18,1.7 μm,2.1×150 mm

　　流速:0.4 mL/min

　　注射量:1.0 μL

　　UV 检测波长:270 nm

　　移动相 A:10 mmol/L 己烷基磺酸钠,pH 3.0

　　移动相 B:乙腈

　　柱温:45℃

　　梯度:

时间(min)	A(%)	B(%)
0	95	5
4	80	20
5	65	35
5.5	65	35
6.0	95	5
8.0	95	5

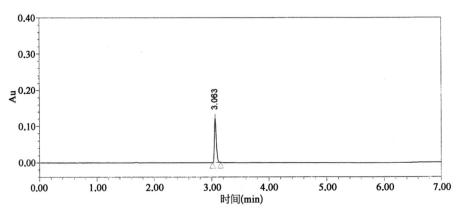

图 4-37　辛弗林标准品的色谱图

（3）结果计算

$$辛弗林(\%)=\frac{A_样 \times W_标 \times V_样}{A_标 \times W_样 \times V_标} \times 100\%$$

$A_标$：辛弗林标准品的峰面积

$A_样$：样品中辛弗林的峰面积

$V_标$：标准液的总体积(mL)

$V_样$：样品液的总体积(mL)

$W_样$：样品的质量(mg)

$W_标$：辛弗林标准品的质量(mg)

$$甲基酪胺(\%)=\frac{A_样 \times W_标 \times V_样}{A_标 \times W_样 \times V_标} \times 100\%$$

$A_标$：甲基酪胺标准品的峰面积

$A_样$：样品中甲基酪胺的峰面积

$V_标$：标准液的总体积(mL)

$V_样$：样品液的总体积(mL)

$W_样$：样品的质量(mg)

$W_标$：甲基酪胺标准品的质量(mg)

4.52　黄芪中毛蕊异黄酮葡萄糖苷的测试方法

黄芪为豆科植物蒙古黄芪或膜荚黄芪的根,含有黄酮类成分,其中以毛蕊异黄酮葡萄糖苷活性最高,具有抗病毒、降血脂、抗氧化等作用。

毛蕊异黄酮葡萄糖苷

（1）测试步骤

① 标准液的配制：准确称取 5 mg 毛蕊异黄酮葡萄糖苷（$4'$ - hydroxy - $3'$ - methoxyisoflavone - 7 - sug, GHIF）标准品,转入 100 mL 容量瓶中,加入 60 mL 甲醇,超声至标准品全部溶解,再加入甲醇至刻度,摇匀后即可注射。

② 样品液的配制：称取一定量碾碎的含有约 5 mg 毛蕊异黄酮葡萄糖苷的样品,转入 100 mL 容量瓶中,加入 10 mL 水,超声 5 min,再加入 50 mL 乙醇,超声 10 min（提取物）或 40 min（原草）,冷却后加入甲醇至刻度,摇匀后离心 5 min,吸取清液即可注射。

（2）HPLC 条件

色谱柱：Phenomenex LUNA C18(2),5 μm,4.6×250 mm,100 A

流速：1.0 mL/min

注射量：10 μL

UV 检测波长：254 nm

移动相 A：0.1％磷酸水溶液

移动相 B：乙腈

柱温：室温

梯度：

时间（min）	A（%）	B（%）
0	85	15
25	70	30
28	55	45
29	55	45
29.5	85	15
35	85	15

若用 UPLC 可尝试如下经验条件：

色谱柱：Acquity UPLC® BEH C18,1.7 μm,2.1×150 mm

流速：0.4 mL/min

注射量：1.0 μL

UV 检测波长：254 nm

移动相 A：0.1%磷酸水溶液

移动相 B：乙腈

柱温：45℃

梯度：

时间（min）	A（%）	B（%）
0	85	15
4	65	35
5	55	45
5.8	55	45
6.0	85	15
8.0	85	15

以上条件是按经验估计得出的，仅供参考。

（3）结果计算

$$毛蕊异黄酮葡萄糖苷(\%)=\frac{A_样 \times W_标 \times V_样}{A_标 \times W_样 \times V_标} \times 100\%$$

$A_标$：标准品的峰面积

$A_样$：样品的峰面积

$V_标$：标准液的总体积(mL)

$V_样$：样品液的总体积(mL)

$W_样$：样品的质量(mg)

$W_标$：标准品的质量(mg)

4.53　萝卜硫苷的测试方法

据现代科学研究,西兰花、芥蓝等十字花科植物中所含的萝卜硫苷是常见的抗氧化剂,可能有抗癌、降胆固醇等功能。

萝卜硫苷

萝卜硫苷是酸性化合物,在反相柱中的保留时间较短,在复杂的基质中很可能会受到干扰。本方法用的是一般的反相色谱法,在测试复杂样品时可能会有问题。建议用离子对的方法,移动相中加入强碱性的阳离子(如四丁基铵盐等),与萝卜硫苷形成中性离子对,以此来延长保留时间,得到更好的分离效果。参见第 1 章"移动相的应用"。

(1) 测试步骤

① 溶剂 A 的配制：等量混合水、DMSO、DMF 和乙腈 4 种溶剂。

② 标准液的配制：准确称取 10 mg 萝卜硫苷标准品,转入 100 mL 容量瓶中,加入 60 mL 水,振荡至标准品全部溶解,再加水至刻度,摇匀后即可注射。

③ 样品液的配制：称取一定量碾碎的含有约 10 mg 萝卜硫苷的样品,加入 100 mL 溶剂 A,转入搅拌机,搅拌 5 min,取一部分样品液至离心管中,离心 5 min,吸取清液即可注射。

（2）UPLC 条件

色谱柱：Acquity UPLC® HSS T3，1.8 μm，2.1×150 mm

流速：0.4 mL/min

注射量：2.0 μL

UV 检测波长：225 nm

移动相 A：0.1‰磷酸水溶液

移动相 B：乙腈

柱温：45℃

梯度：

时间(min)	A(%)	B(%)
0	100	0
5.0	95	5
5.5	95	5
6.0	100	0
8.0	100	0

（3）结果计算

$$萝卜硫苷(\%) = \frac{A_{样} \times W_{标} \times V_{样}}{A_{标} \times W_{样} \times V_{标}} \times 100\%$$

$A_{标}$：标准品的峰面积

$A_{样}$：样品的峰面积

$V_{标}$：标准液的总体积(mL)

$V_{样}$：样品液的总体积(mL)

$W_{样}$：样品的质量(mg)

$W_{标}$：标准品的质量(mg)

4.54　玄参苷的测试方法

玄参苷(harpagoside)又叫钩果草苷，是从南非钩麻(devil's claw)中提取出来的,在南非作药用已有数百年的历史,对治疗感冒、高血压等有一定的作用。

玄参苷

(1) 测试步骤

① 标准液的配制：准确称取 5 mg 玄参苷标准品,转入 100 mL 容量瓶中,加入 60 mL 甲醇,超声至标准品全部溶解,再加入甲醇至刻度,摇匀后即可注射。

② 样品液的配制：称取一定量碾碎的含有约 5 mg 玄参苷的样品,转入 100 mL 容量瓶中,加入 10 mL 水,超声 5 min,再加入 50 mL 甲醇,超声 15 min(提取物)或 45 min(原草),冷却后再加入甲醇至刻度,离心 5 min,吸取清液即可注射。

(2) UPLC 条件

色谱柱：Acquity UPLC® HSS T3,1.8 μm,2.1×150 mm

流速：0.4 mL/min

注射量：1.0 μL

UV 检测波长：275 nm

移动相 A：0.1%磷酸水溶液

移动相 B：乙腈

柱温：45℃

梯度：

时间(min)	A(%)	B(%)
0	95	5
8.0	50	50
9.5	50	50
10.0	95	5
12.0	95	5

（3）结果计算

$$玄参苷（\%）=\frac{A_样 \times W_标 \times V_样}{A_标 \times W_样 \times V_标} \times 100\%$$

$A_标$：标准品的峰面积

$A_样$：样品的峰面积

$V_标$：标准液的总体积（mL）

$V_样$：样品液的总体积（mL）

$W_样$：样品的质量（mg）

$W_标$：标准品的质量（mg）

4.55　当归中川芎内酯的测试方法

当归中的有效成分是川芎内酯（ligustilide），具有调经止痛，提高免疫力等作用。

川芎内酯

川芎内酯是一个非极性很强的化合物，溶解过程要用氯仿等非极性强的有机溶剂。用 C18 反相柱不易被洗脱，本方法使用 C8 柱，使川芎内酯能较快、较易被洗脱出来，因而不需用强非极性的有机溶剂作移动相。

（1）测试步骤

① 标准液的配制：准确称取 5 mg 川芎内酯标准品，转入 100 mL 容量瓶中，加入 20 mL 氯仿，超声至标准品全部溶解，再加入乙醇至刻度，摇匀后即可注射。

② 样品液的配制：称取一定量碾碎的含有约 5 mg 川芎内酯的样品，转入 100 mL 容量瓶中，加入 10 mL 水，超声 5 min，再加入 30 mL 乙醇和 20 mL 氯

仿,超声处理(原草样品 40 min,提取物样品 10 min),冷却后加入乙醇至刻度,离心 5 min,吸取清液即可注射。

(2) UPLC 条件

色谱柱:Acquity BEH C8,1.7 μm,2.1×100 mm

流速:0.4 mL/min

注射量:1.0 μL

UV 检测波长:254 nm

移动相 A:水

移动相 B:乙腈

柱温:45℃

梯度:

时间(min)	A(%)	B(%)
0	30	70
5	0	100
8.0	0	100
8.5	30	70
12.0	30	70

(3) 结果计算

$$川芎内酯(\%)=\frac{A_{样} \times W_{标} \times V_{样}}{A_{标} \times W_{样} \times V_{标}} \times 100\%$$

$A_{标}$:标准品的峰面积

$A_{样}$:样品的峰面积

$V_{标}$:标准液的总体积(mL)

$V_{样}$:样品液的总体积(mL)

$W_{样}$:样品的质量(mg)

$W_{标}$:标准品的质量(mg)

4.56 番泻苷 A 和 B 的测试方法

番泻苷为豆科植物狭叶番泻或尖叶番泻的提取物,常用的泻下药之一。而番泻苷 A 和 B 等蒽醌类成分是其发挥药理作用的主要活性成分。

番泻苷A　　　　　　　　　番泻苷B

(1) 测试步骤

① 标准液的配制：准确称取 5 mg 番泻苷 A 或番泻苷 B 标准品,转入 100 mL 容量瓶中,加入 60 mL 乙腈/水(50∶50)混合液,振荡至标准品全部溶解,再加入甲醇至刻度,摇匀后即可注射。

② 样品液的配制(原草样品)：称取一定量碾碎的含有约 5 mg 番泻苷 A 或番泻苷 B 的样品,转入 100 mL 容量瓶中,加入 60 mL 80℃的热水,振荡 10 min,冷却后加入甲醇至刻度,摇匀,离心 5 min,吸取清液即可注射。

样品液的配制(提取物样品)：称取一定量碾碎的含有约 5 mg 番泻苷 A 或番泻苷 B 的样品,转入 100 mL 容量瓶中,加入 15 mL 水,超声 5 min,再加入 45 mL 乙腈/水(50∶50)混合液,超声 5 min,冷却后加入乙腈/水(50∶50)混合液至刻度,摇匀,离心 5 min,吸取清液即可注射。

(2) UPLC 条件

色谱柱：Acquity UPLC® HSS T3,1.8 μm,2.1×150 mm

流速：0.4 mL/min

注射量：1.0 μL

UV 检测波长：270 nm

移动相 A：0.1％磷酸水溶液

移动相 B：乙腈

柱温：45℃

梯度：

时间(min)	A(％)	B(％)
0	95	5
7.0	70	30
8.5	50	50
9.5	50	50
10.0	95	5
12.0	95	5

（3）结果计算

$$番泻苷 A(\%) = \frac{A_{样} \times W_{标} \times V_{样}}{A_{标} \times W_{样} \times V_{标}} \times 100\%$$

$A_{标}$：标准液中番泻苷 A 的峰面积

$A_{样}$：样品液中番泻苷 A 的峰面积

$V_{标}$：标准液的总体积(mL)

$V_{样}$：样品液的总体积(mL)

$W_{样}$：样品的质量(mg)

$W_{标}$：番泻苷 A 标准品的质量(mg)

$$番泻苷 B(\%) = \frac{A_{样} \times W_{标} \times V_{样}}{A_{标} \times W_{样} \times V_{标}} \times 100\%$$

$A_{标}$：标准液中番泻苷 B 的峰面积

$A_{样}$：样品液中番泻苷 B 的峰面积

$V_{标}$：标准液的总体积(mL)

$V_{样}$：样品液的总体积(mL)

$W_样$：样品的质量(mg)

$W_标$：番泻苷 B 标准品的质量(mg)

4.57　没药甾酮 E、Z 的测试方法

没药甾酮(guggulsterone)是从没药树提取而得,包括没药甾酮 E 和没药甾酮 Z,有降血脂、抗氧化、抗炎等作用。

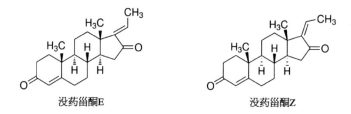

没药甾酮E　　　　没药甾酮Z

（1）测试步骤

① 标准液的配制：分别准确称取 10 mg 没药甾酮 E 和没药甾酮 Z 标准品,转入 100 mL 容量瓶中,加入 60 mL 甲醇,振荡至标准品全部溶解,再加入甲醇至刻度,摇匀后即可注射。

② 样品液的配制：称取一定量碾碎的含有约 10 mg 没药甾酮 E 或没药甾酮 Z 的样品,转入 100 mL 容量瓶中,加入 10 mL 水,超声 5 min,再加入 50 mL 乙醇,超声处理(原草 45 min,提取物 10 min),冷却后加入甲醇至刻度,摇匀,离心 5 min,吸取清液即可注射。

（2）UPLC 条件

色谱柱：Acquity HSS T3 C18,1.8 μm,2.1×150 mm

流速：0.4 mL/min

注射量：2.0 μL

UV 检测波长：243 nm

移动相 A：0.1%磷酸水溶液

移动相 B：乙腈

柱温：45℃

梯度：

时间(min)	A(%)	B(%)
0	65	45
8.0	35	80
8.8	35	80
9.0	65	45
11.0	65	45

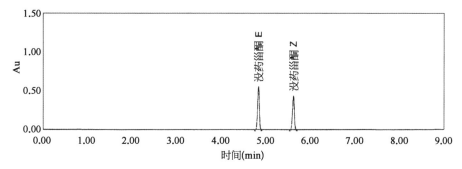

图 4‑38　没药甾酮 E 和没药甾酮 Z 的色谱图

（3）结果计算

$$没药甾酮\ E(\%)=\frac{A_{样}\times W_{标}\times V_{样}}{A_{标}\times W_{样}\times V_{标}}\times100\%$$

$A_{标}$：标准液中没药甾酮 E 的峰面积

$A_{样}$：样品液中没药甾酮 E 的峰面积

$V_{标}$：标准液的总体积(mL)

$V_{样}$：样品液的总体积(mL)

$W_{样}$：样品的质量(mg)

$W_{标}$：没药甾酮 E 标准品的质量(mg)

$$没药甾酮\ Z(\%)=\frac{A_{样}\times W_{标}\times V_{样}}{A_{标}\times W_{样}\times V_{标}}\times100\%$$

$A_{标}$：标准液中没药甾酮 Z 的峰面积

$A_{样}$：样品液中没药甾酮 Z 的峰面积

$V_{标}$：标准液的总体积(mL)

$V_{样}$：样品液的总体积(mL)

$W_{样}$：样品的质量(mg)

$W_{标}$：没药甾酮 Z 标准品的质量(mg)

4.58 马兜铃酸 I 和 II 的测试方法

马兜铃酸(aristolochia acid)是致癌物质,包括马兜铃酸 I 和马兜酸 II。存在于一些中草药特别是马兜铃科的植物中。

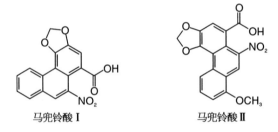

马兜铃酸 I　　　　　　　马兜铃酸 II

(1) 测试步骤

① 标准液的配制：准确称取 2 mg 马兜铃酸 I 和马兜铃酸 II 标准品,转入 100 mL 容量瓶中,加入 60 mL 甲醇,振荡至标准品全部溶解,再加入甲醇至刻度,摇匀。移取 0.5 mL 原始液至 100 mL 容量瓶中,加入甲醇定容,摇匀后即可注射。

② 样品液的配制：称取约 2 g 样品,转入 100 mL 容量瓶中,加入 30 mL 水/乙腈(50:50)混合液,盖上盖子振荡 5 min,超声 40 min,取出液体,离心 5 min,吸取清液即可注射。

样品称样量取决于仪器的灵敏度及样品的性质,根据实际情况可作调整。本方法的标准液浓度是 0.1 ppm,最后测试极限是 1 ppm。

(2) HPLC 条件

色谱柱：Phenomenex PRODIGY ODS3,5 μm,4.6×250 mm,100 A

流速：1.1 mL/min

注射量：20 μL

UV 检测波长：390 nm

移动相 A：0.1%磷酸水溶液

移动相 B：乙腈

柱温：室温

梯度：

时间（min）	A(%)	B(%)
0	65	35
12	10	90
15.5	10	90
16.0	65	35
20.0	65	35

（3）结果计算

$$马兜铃酸 I（ppm）= \frac{A_样 \times W_标 \times V_样}{A_标 \times W_样 \times V_标}$$

$A_标$：标准液中马兜铃酸 I 的峰面积

$A_样$：样品液中马兜铃酸 I 的峰面积

$V_标$：标准液的总体积（mL）

$V_样$：样品液的总体积（mL）

$W_样$：样品的质量（g）

$W_标$：马兜铃酸 I 标准品的质量（μg）

$$马兜铃酸 II（ppm）= \frac{A_样 \times W_标 \times V_样}{A_标 \times W_样 \times V_标}$$

$A_标$：标准液中马兜铃酸 II 的峰面积

$A_样$：样品液中马兜铃酸 II 的峰面积

$V_标$：标准液的总体积（mL）

$V_样$：样品液的总体积（mL）

$W_样$：样品的质量（g）

$W_标$：马兜铃酸 II 标准品的质量（μg）

4.59 锯棕榈中脂肪酸的测试方法

锯棕榈(saw palmetto)产品是男性前列腺的保养品,其中所含的脂肪酸特别是短链脂肪酸(C4～C10)是锯棕榈的活性和标志性成分。

(1) 测试步骤

① 内标液的配制：准确称取 100 mg 正十九烷,溶解于 100 mL 正己烷中。

② 标准液的配制：准确称取 50 mg 月桂酸甲酯和油酸甲酯,10 mg 亚油酸甲酯,以及 4 mg 己酸甲酯、辛酸甲酯、癸酸甲酯、棕榈油酸甲酯、硬脂酸甲酯和亚麻酸甲酯等标准品,转入 50 mL 容量瓶中,加入 30 mL 内标液,超声至全部标准品溶解,再加内标液至刻度,摇匀后即可注射。

③ 样品的准备：

由于锯棕榈的脂肪酸是以不同酯的形式存在的,所以先要把锯棕榈所含的脂肪酸酯水解成游离脂肪酸,然后甲基化以降低沸点,使能用 GC 来分离及定量测试各个不同的脂肪酸甲酯,最后用相对分子质量之比计算游离脂肪酸的含量。

准确称取 100 mg 粉碎的锯棕榈果,转入 100 mL 圆底回流瓶中,加入 10 mL 0.5 mol/L 氢氧化钠甲醇溶液,加入一个小旋转磁棒,加热回流 45 min,再通过冷凝管加入 5 mL 三氟化硼甲醇溶液,继续回流 3 min,再通过冷凝管加入 5 mL 内标液,1 min 后停止回流。用凉水冷却回流瓶,冷却后取下回流瓶,加入 15 mL 饱和氯化钠水溶液,盖上回流瓶,剧烈摇动回流瓶 10～20 s。静置回流瓶直至分层完成,移取 1 mL 上层溶液至 2 mL 注射瓶中,待注射。

(2) GC 条件

色谱柱：Restek Stabil Wax,30 m×0.25 mm,0.25 μm

注射器温度：250℃

检测器(FID)温度：300℃

注射量：1 μL

烘箱温度：0～3 min 为 120℃,3 min 后线性增加温度(5℃/min)直至 220℃,保持 12 min。

（3）结果计算

$$脂肪酸(\%) = \frac{C \times R_u \times M_a \times 5}{W \times R_s \times M_e} \times 100\%$$

C：相应脂肪酸在标准液中的浓度(mg/mL)

R_u：样品液中相应脂肪酸峰面积/样品液中内标峰面积

R_s：标准液中相应脂肪酸峰面积/标准液中内标峰面积

M_a：相应的游离脂肪酸的相对分子质量

M_e：相应的脂肪酸甲酯的相对分子质量

W：样品的质量(mg)

5：样品液的体积(5 mL)

4.60　大黄素的测试方法

大黄素(emodin)是从蓼科植物掌叶大黄、大黄、唐古特大黄的根中提取而得。大黄素有消炎抗菌、利尿、提升免疫力等功能。近年来国内外学者对芦荟大黄素的抗肿瘤作用有一定的研究。

大黄素的结构如下：

大黄素

（1）测试步骤

① 标准液的配制：准确称取 10 mg 大黄素标准品，转入 100 mL 容量瓶中，加入 60 mL 甲醇，振荡至标准品全部溶解，再加入甲醇至刻度，摇匀后即可注射。

② 样品液的配制：称取一定量碾碎的含有约 10 mg 大黄素的样品，转入 100 mL 容量瓶中，加入 10 mL 水，超声 5 min，再加入 50 mL 乙醇，超声处理(原草样品 40 min，提取物样品 10 min)，冷却后加入甲醇至刻度，摇匀，离心 5 min，吸取清液即可注射。

（2）UPLC 条件

色谱柱：Acquity UPLC® BEH C18,1.78 μm,2.1×150 mm

流速：0.4 mL/min

注射量：1.0 μL

UV 检测波长：288 nm

移动相 A：0.1％磷酸水溶液

移动相 B：乙腈

柱温：45℃

梯度：

时间(min)	A(%)	B(%)
0	60	40
6.0	25	75
7.0	25	75
7.5	60	40
10.0	60	40

（3）结果计算

$$大黄素(\%)=\frac{A_{样}\times W_{标}\times V_{样}}{A_{标}\times W_{样}\times V_{标}}\times100\%$$

$A_{标}$：标准品的峰面积

$A_{样}$：样品的峰面积

$V_{标}$：标准液的总体积(mL)

$V_{样}$：样品液的总体积(mL)

$W_{样}$：样品的质量(mg)

$W_{标}$：标准品的质量(mg)

4.61　穿心莲内酯的测试方法

穿心莲内酯(andrographolide)是穿心莲的主要有效成分,有提高免疫力和消炎的功能。

穿心莲内酯

（1）测试步骤

① 标准液的配制：准确称取 10 mg 穿心莲内酯标准品，转入 50 mL 容量瓶中，加入 30 mL 乙醇，超声至标准品全部溶解，再加入乙醇至刻度，摇匀后即可注射。

② 样品液的配制：称取一定量碾碎的含有约 10 mg 穿心莲内酯的样品，转入 50 mL 容量瓶中，加入 5 mL 水，超声 5 min，再加入 15 mL 异丙醇和 10 mL 乙醇，超声处理（原草样品 45 min，提取物样品 10 min），冷却后加入乙醇至刻度，离心 5 min，吸取清液即可注射。

（2）UPLC 条件

色谱柱：Acquity UPLC® HSS Ts C18，1.8 μm，2.1×150 mm

流速：0.4 mL/min

注射量：2.0 μL

UV 检测波长：225 nm

移动相 A：0.1％磷酸水溶液

移动相 B：乙腈

柱温：45℃

梯度：

时间（min）	A（％）	B（％）
0	80	20
5	50	50
5.6	50	50
6.0	80	20
8.0	80	20

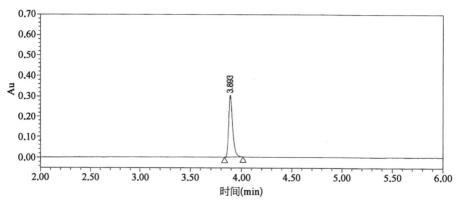

图 4 - 39　穿心莲内酯的色谱图

（3）结果计算

$$穿心莲内酯(\%)=\frac{A_样 \times W_标 \times V_样}{A_标 \times W_样 \times V_标} \times 100\%$$

$A_标$：标准品的峰面积

$A_样$：样品的峰面积

$V_标$：标准液的总体积(mL)

$V_样$：样品液的总体积(mL)

$W_样$：样品的质量(mg)

$W_标$：标准品的质量(mg)

4.62　草蒿脑的测试方法

一些中草药植物和香料植物中含有较多的草蒿脑(estragole)，可用于食品和保健品。

草蒿脑

（1）测试步骤

① 标准液的配制：准确称取 5 mg 草蒿脑标准品，转入 50 mL 容量瓶中，加

入 30 mL 乙醇,超声至标准品全部溶解,再加入乙醇至刻度,摇匀后即可注射。

② 样品液的配制:称取一定量碾碎的含有约 5 mg 草蒿脑的样品,转入 50 mL 容量瓶中,加入 5 mL 水,超声 5 min,再加入 10 mL 氯仿和 15 mL 乙醇,超声处理(原草 45 min,提取物 10 min),冷却后加入乙醇至刻度,摇匀后离心 5 min,吸取清液即可注射。

（2）UPLC 条件

色谱柱:Acquity UPLC® HSS Ts C18,1.8 μm,2.1×150 mm

流速:0.4 mL/min

注射量:1.0 μL

UV 检测波长:277 nm

移动相 A:0.1%磷酸水溶液

移动相 B:乙腈

柱温:45℃

梯度:

时间(min)	A(%)	B(%)
0	55	45
5	20	80
5.6	20	80
6.0	55	45
8.0	55	45

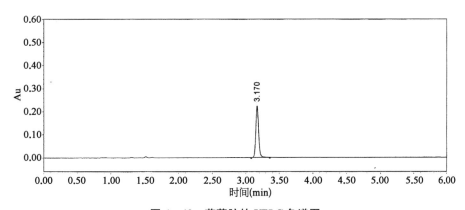

图 4-40　草蒿脑的 UPLC 色谱图

（3）结果计算

$$草蒿脑(\%)=\frac{A_样 \times W_标 \times V_样}{A_标 \times W_样 \times V_标} \times 100\%$$

$A_标$：标准品的峰面积

$A_样$：样品的峰面积

$V_标$：标准液的总体积（mL）

$V_样$：样品液的总体积（mL）

$W_样$：样品的质量（mg）

$W_标$：标准品的质量（mg）

4.63　α-没药醇的测试方法

α-没药醇（α-bisabolol），也称 α-红没药醇，是春黄菊花中的一种有效成分，具有消炎作用。α-没药醇作为活性成分可保护和护理过敏性皮肤，故常用在护肤类化妆品中。此外，α-没药醇还可用于口腔卫生产品中，如牙膏和漱口水中。

α-没药醇

（1）测试步骤

① 标准液的配制：准确称取 10 mg α-没药醇标准品，转入 50 mL 容量瓶中，加入 30 mL 乙醇，超声至标准品全部溶解，再加入乙醇至刻度，摇匀后即可注射。

② 样品液的配制：称取一定量碾碎的含有约 10 mg α-没药醇的样品，转入 50 mL 容量瓶中，加入 5 mL 水，超声 5 min，再加入 15 mL 氯仿和 10 mL 乙醇，超声处理（原草 45 min，提取物 10 min），冷却后加入乙醇至刻度，摇匀后离心 5 min，吸取清液即可注射。

（2）UPLC 条件

色谱柱：Acquity UPLC® BEH C18，1.7 μm，2.1×150 mm

流速：0.4 mL/min

注射量：2.0 μL

UV 检测波长：210 nm

移动相 A：0.1%磷酸水溶液

移动相 B：乙腈

柱温：45℃

梯度：

时间(min)	A(%)	B(%)
0	40	60
5	10	90
5.6	10	90
6.0	40	60
8.0	40	60

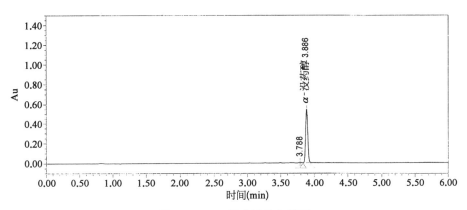

图 4 - 41　α-没药醇的色谱图

（3）结果计算

$$\alpha\text{-没药醇}(\%) = \frac{A_{样} \times W_{标} \times V_{样}}{A_{标} \times W_{样} \times V_{标}} \times 100\%$$

$A_{标}$：标准品的峰面积

$A_{样}$：样品的峰面积

$V_{标}$：标准液的总体积(mL)

$V_{样}$：样品液的总体积（mL）

$W_{样}$：样品的质量（mg）

$W_{标}$：标准品的质量（mg）

4.64　和厚朴酚及厚朴酚的测试方法

和厚朴酚（honokiol）与厚朴酚（magnolol）是中药厚朴的主要有效成分，具有抗菌、抑制血小板聚集等作用。

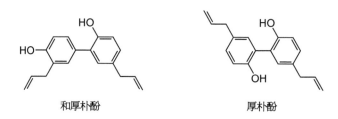

和厚朴酚　　　　　　　　　　厚朴酚

（1）测试步骤

① 标准液的配制：分别准确称取 10 mg 和厚朴酚（honokiol）与厚朴酚（magnolol）标准品，转入 100 mL 容量瓶中，加入 60 mL 甲醇，超声至标准品全部溶解，冷却后再加入甲醇至刻度，摇匀后即可注射。

② 样品液的配制：称取一定量碾碎的含有约 10 mg 和厚朴酚或厚朴酚的样品，转入 100 mL 容量瓶中，加入 10 mL 水，超声 5 min，再加入 50 mL 乙醇，超声处理（原草样品 45 min，提取物样品 10 min），冷却后加入甲醇至刻度，摇匀，离心 5 min，吸取清液即可注射。

（2）UPLC 条件

色谱柱：Acquity UPLC® BEH C18，1.7 μm，2.1×150 mm

流速：0.4 mL/min

注射量：1 μL

UV 检测波长：293 nm

移动相 A：0.1%磷酸水溶液

移动相 B：0.1%磷酸乙腈溶液

柱温：45℃

梯度：

时间(min)	A(%)	B(%)
0	75	25
2.5	65	35
7	30	70
7.8	30	70
8	75	25
10	75	25

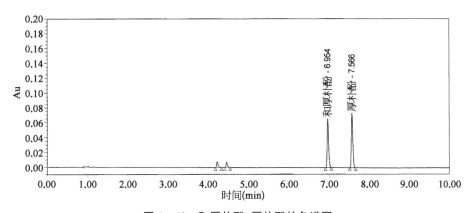

图4-42　和厚朴酚、厚朴酚的色谱图

（3）结果计算

$$和厚朴酚(\%)=\frac{A_样\times W_标\times V_样}{A_标\times W_样\times V_标}\times100\%$$

$A_标$：和厚朴酚标准品的峰面积

$A_样$：样品中和厚朴酚的峰面积

$V_标$：标准液的总体积(mL)

$V_样$：样品液的总体积(mL)

$W_样$：样品的质量(mg)

$W_标$：和厚朴酚标准品的质量(mg)

$$厚朴酚(\%)=\frac{A_样\times W_标\times V_样}{A_标\times W_样\times V_标}\times100\%$$

$A_标$：厚朴酚标准品的峰面积

$A_样$：样品中厚朴酚的峰面积

$V_标$：标准液的总体积(mL)

$V_样$：样品液的总体积(mL)

$W_样$：样品的质量(mg)

$W_标$：厚朴酚标准品的质量(mg)

4.65　香芹酚的测试方法

香芹酚(carvacrol)也称异百里香酚，为百里香酚的同分异构体。主要从牛至和百里香中提取而得。具有清热杀菌等作用，可作为天然抑菌剂用于食品生产中。

香芹酚

(1) 测试步骤

① 标准液的配制：准确称取 10 mg 香芹酚标准品，转入 100 mL 容量瓶中，加入 60 mL 甲醇，超声 2 min，再加入甲醇至刻度，摇匀后即可注射。

② 样品液的配制：称取一定量碾碎的含有约 10 mg 香芹酚的样品，转入 100 mL 容量瓶中，加入 10 mL 水，超声 5 min，再加入 50 mL 乙醇，超声 15 min，冷却后加入甲醇至刻度，摇匀，离心 5 min，吸取清液即可注射。

(2) UPLC 条件

色谱柱：Acquity UPLC® HSS T3 C18，1.8 μm，2.1×150 mm

流速：0.4 mL/min

注射量：1 μL

UV 检测波长：275 nm

移动相 A：0.1%磷酸水溶液

移动相 B：0.1%磷酸乙腈溶液

柱温：45℃

梯度：

时间（min）	A(%)	B(%)
0	60	40
4.0	35	65
4.8	35	65
5.2	60	40
8.0	60	40

（3）结果计算

$$香芹酚(\%)=\frac{A_{样}\times W_{标}\times V_{样}}{A_{标}\times W_{样}\times V_{标}}\times100\%$$

$A_{标}$：标准品的峰面积

$A_{样}$：样品的峰面积

$V_{标}$：标准液的总体积（mL）

$V_{样}$：样品液的总体积（mL）

$W_{样}$：样品的质量（mg）

$W_{标}$：标准品的质量（mg）

4.66　麝香草酚的测试方法

麝香草酚（thymol）来源于百里香，常被用于保健品和食品的生产。

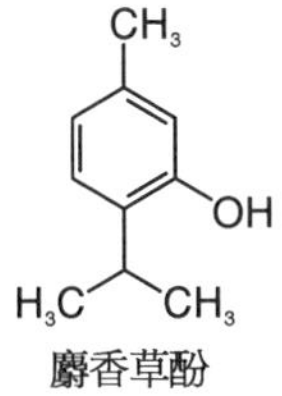

麝香草酚

从以上分子结构来看，麝香草酚是非极性化合物，可用 C18 柱来分离和测试。

（1）测试步骤

① 标准液的配制：准确称取 5 mg 麝香草酚，转入 50 mL 容量瓶中，加入 30 mL

甲醇,超声 5 min,再加入甲醇至刻度,摇匀后再用甲醇稀释 10 倍,即可注射。

② 样品液的配制：称取一定量碾碎的含有约 5 mg 麝香草酚的样品,转入 50 mL 容量瓶中,加入 10 mL 水,超声 5 min,再加入 30 mL 异丙醇,超声 10 min (提取物)或 40 min(原草),冷却后再加入甲醇至刻度,摇匀后离心 5 min,吸取上层清液,用甲醇稀释 10 倍,即可注射。

（2）UPLC 条件（与香芹酚相同的条件）

色谱柱：Acquity UPLC® HSS T3,1.8 μm,2.1×150 mm

流速：0.4 mL/min

注射量：1.0 μL

UV 检测波长：275 nm

移动相 A：0.1%磷酸水溶液

移动相 B：乙腈

柱温：45℃

梯度：

时间(min)	A(%)	B(%)
0	60	40
4	35	65
4.8	35	65
5.0	60	40
7.0	60	40

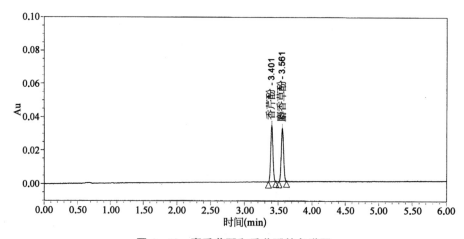

图 4‒43　麝香草酚和香芹酚的色谱图

（3）结果计算

$$麝香草酚（\%）=\frac{A_样 \times W_标 \times V_样}{A_标 \times W_样 \times V_标} \times 100\%$$

$A_标$：标准品的峰面积

$A_样$：样品的峰面积

$V_标$：标准液的总体积（mL）

$V_样$：样品液的总体积（mL）

$W_样$：样品的质量（mg）

$W_标$：标准品的质量（mg）

4.67　丁香油酚的测试方法

丁香油酚（eugenol）存在于丁香油中，作为香料可添加在食品和化妆品中，也可用于保健品生产。

丁香油酚

（1）测试步骤

① 标准液的配制：准确称取 5 mg 丁香油酚标准品，转入 100 mL 容量瓶中，加入 60 mL 乙醇，振荡至标准品全部溶解，再加入乙醇至刻度，摇匀后即可注射。

② 样品液的配制：称取一定量含有约 5 mg 丁香油酚的样品，转入 100 mL 容量瓶中，加入 10 mL 水，超声 5 min，再加入 50 mL 异丙醇，超声 15 min，冷却后再加入乙醇至刻度，摇匀后离心 5 min，吸取清液即可注射。

（2）UPLC 条件

色谱柱：Acquity UPLC® BEH C18，1.7 μm，2.1×150 mm

流速：0.4 mL/min

注射量：1.0 μL

UV 检测波长：280 nm

移动相 A：0.1％磷酸水溶液

移动相 B：乙腈

柱温：45℃

梯度：

时间(min)	A(%)	B(%)
0	80	20
4	40	60
4.8	40	60
5.2	80	20
8.0	80	20

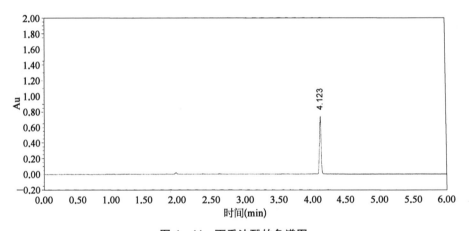

图 4-44　丁香油酚的色谱图

（3）结果计算

$$丁香油酚(\%) = \frac{A_{样} \times W_{标} \times V_{样}}{A_{标} \times W_{样} \times V_{标}} \times 100\%$$

$A_{标}$：标准品的峰面积

$A_{样}$：样品的峰面积

$V_{标}$：标准液的总体积(mL)

$V_{样}$：样品液的总体积(mL)

$W_{样}$：样品的质量(mg)

$W_{标}$：标准品的质量(mg)

4.68　酸枣仁皂苷 A 的测试方法

酸枣仁皂苷 A(jujuboside A)是从酸枣仁的干燥成熟种子中提取而得,具有镇静及催眠功能。

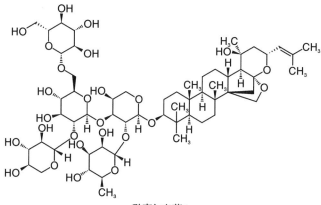

酸枣仁皂苷 A

(1) 测试步骤

① 标准液的配制:准确称取 10 mg 酸枣仁皂苷 A 标准品,转入 50 mL 容量瓶中,加入 30 mL 甲醇,超声至标准品全部溶解,再加入甲醇至刻度,摇匀后即可注射。

② 样品液的配制:称取一定量碾碎的含有约 10 mg 酸枣仁皂苷 A 的样品,转入 50 mL 容量瓶中,加入 10 mL 水,超声 5 min,再加入 20 mL 乙醇,超声处理(原草 50 min,提取物 10 min),冷却后再加入甲醇至刻度,摇匀后离心 5 min,吸取清液即可注射。

(2) UPLC 条件

色谱柱:Acquity UPLC® BEH C18,1.7 μm,2.1×150 mm

流速:0.4 mL/min

注射量:2.0 μL

UV 检测波长:210 nm

移动相 A：0.1%磷酸水溶液

移动相 B：乙腈

柱温：45℃

梯度：

时间(min)	A(%)	B(%)
0	85	15
6	50	50
7	20	80
7.8	20	80
8.0	85	15
10.0	85	15

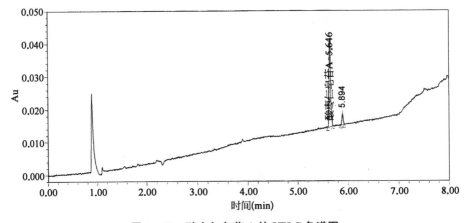

图 4-45　酸枣仁皂苷 A 的 UPLC 色谱图

（3）结果计算

$$酸枣仁皂苷 A(\%) = \frac{A_样 \times W_标 \times V_样}{A_标 \times W_样 \times V_标} \times 100\%$$

$A_标$：标准品的峰面积

$A_样$：样品的峰面积

$V_标$：标准液的总体积(mL)

$V_样$：样品液的总体积(mL)

$W_样$：样品的质量(mg)

$W_标$：标准品的质量(mg)

4.69　羽扇豆醇的测试方法

羽扇豆醇(lupeol)存在于羽扇豆种皮中,具有抗氧化及一定的抗炎功能。是一种三萜烯,是强非极性化合物,可用 C18 柱子来作测试。

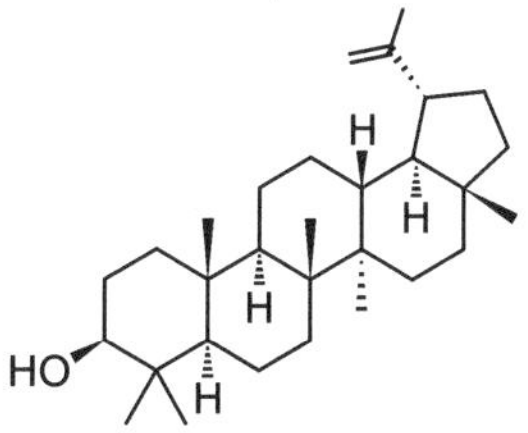

羽扇豆醇

(1) 测试步骤

① 标准液的配制：准确称取 10 mg 羽扇豆醇标准品,转入 50 mL 容量瓶中,加入 30 mL 乙醇,超声至标准品全部溶解,冷却后再加入乙醇至刻度,摇匀后即可注射。

② 样品液的配制：称取一定量含有约 10 mg 羽扇豆醇的样品,转入 50 mL 容量瓶中,加入 10 mL 水,超声 5 min,再加入 30 mL 异丙醇,超声 10 min(提取物)或 40 min(原草),冷却后加入乙醇至刻度,摇匀后离心 5 min,吸取清液即可注射。

(2) UPLC 条件

色谱柱：Acquity UPLC® BEH C18,1.7 μm,2.1×150 mm

流速：0.4 mL/min

注射量：2.0 μL

UV 检测波长：220 nm

移动相 A：0.1%磷酸水溶液

移动相 B：乙腈

保健品的测试方法：液相色谱的分离技术及应用

柱温：45℃

梯度：

时间(min)	A(%)	B(%)
0	20	80
5	0	100
7.8	0	100
8.0	20	80
10.0	20	80

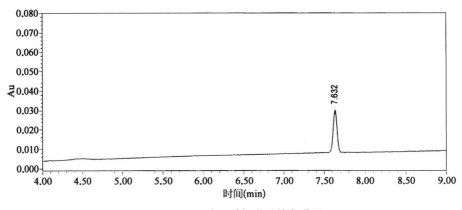

图 4‑46　羽扇豆醇标准品的色谱图

（3）结果计算

$$羽扇豆醇(\%)=\frac{A_样 \times W_标 \times V_样}{A_标 \times W_样 \times V_标} \times 100\%$$

$A_标$：标准品的峰面积

$A_样$：样品的峰面积

$V_标$：标准液的总体积(mL)

$V_样$：样品液的总体积(mL)

$W_样$：样品的质量(mg)

$W_标$：标准品的质量(mg)

4.70　丁香烯的测试方法

丁香烯(trans‐β‐caryophylene)从丁香叶油、丁香茎油、肉桂叶油等分离而得。有消炎止痛功能,可能还有一定的减压和治疗忧郁症的功能。

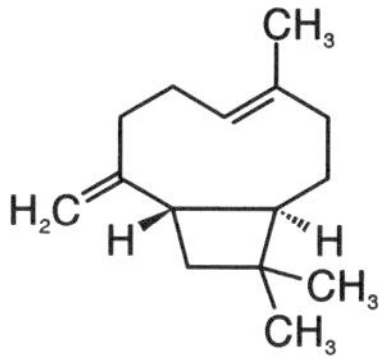

丁香烯

从以上分子结构可以看出丁香烯是强非极性化合物,本方法用 C18 柱子加以分离及定量测试。

（1）测试步骤

① 标准液的配制:准确称取 10 mg 丁香烯标准品,转入 50 mL 容量瓶中,加入 30 mL 乙醇,超声至标准品全部溶解,冷却后再加入乙醇至刻度,摇匀后即可注射。

② 样品液的配制:称取一定量含有约 10 mg 丁香烯的样品,转入 50 mL 容量瓶中,加入 10 mL 水,超声 5 min,再加入 25 mL 异丙醇,超声 15 min,冷却后加入乙醇至刻度,摇匀后离心 5 min,吸取清液即可注射。

（2）UPLC 条件

色谱柱:Acquity UPLC® HSS Ts C18,1.8 μm,2.1×100 mm

流速:0.4 mL/min

注射量:2.0 μL

UV 检测波长:210 nm

移动相 A:0.1%磷酸水溶液

移动相 B:乙腈

柱温:45℃

梯度:

时间(min)	A(%)	B(%)
0	20	80
4	0	100
5.5	0	100
6.0	20	80
8.0	20	80

（3）结果计算

$$丁香烯(\%) = \frac{A_样 \times W_标 \times V_样}{A_标 \times W_样 \times V_标} \times 100\%$$

$A_标$：标准品的峰面积

$A_样$：样品的峰面积

$V_标$：标准液的总体积(mL)

$V_样$：样品液的总体积(mL)

$W_样$：样品的质量(mg)

$W_标$：标准品的质量(mg)

4.71　百里醌的测试方法

百里醌(thymoquinone)是从毛茛科植物黑种草中提取的天然植物单体，具有抗炎抑菌、免疫调节等作用。

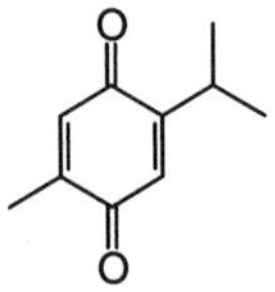

百里醌

百里醌是非极性化合物，用反相色谱柱可以很容易地作定量测试。

（1）测试步骤

① 标准液的配制：准确称取 10 mg 百里醌标准品，转入 100 mL 容量瓶中，

加入 60 mL 乙醇,超声 2 min,再加入乙醇至刻度,摇匀后即可注射。

　　② 样品液的配制：称取一定量碾碎的含有约 10 mg 百里醌的样品,转入 100 mL 容量瓶中,加入 10 mL 水,超声 5 min,再加入 50 mL 异丙醇,超声 10 min(提取物)或 40 min(原草),冷却后加入乙醇至刻度,摇匀,离心 5 min,吸取清液即可注射。

　　(2) UPLC 条件

色谱柱：Acquity UPLC® BEH C18,1.7 μm,2.1×150 mm

流速：0.4 mL/min

注射量：1 μL

UV 检测波长：255 nm

移动相 A：0.1％磷酸水溶液

移动相 B：乙腈

柱温：45℃

梯度：

时间(min)	A(％)	B(％)
0	75	25
4.0	40	60
5.0	40	60
5.5	75	25
8.0	75	25

　　(3) 结果计算

$$百里醌(\%)=\frac{A_样 \times W_标 \times V_样}{A_标 \times W_样 \times V_标} \times 100\%$$

$A_标$：标准品的峰面积

$A_样$：样品的峰面积

$V_标$：标准液的总体积(mL)

$V_样$：样品液的总体积(mL)

$W_样$：样品的质量(mg)

$W_标$：标准品的质量(mg)

4.72 反式和顺式柠檬醛的测试方法

反式和顺式柠檬醛可从柠檬草、苦橙叶等植物中提取,反式柠檬醛有强烈的柠檬气味,顺式柠檬醛的柠檬气味较少,但多一点甜的气味。

反式柠檬醛　　　　　　　　顺式柠檬醛

顺式和反式柠檬醛是同分异构体,都含有共轭双键,所以可以用苯基柱加以分离。

（1）测试步骤

① 标准液的配制:准确称取 10 mg 反式柠檬醛和顺式柠檬醛标准品,转入 100 mL 容量瓶中,加入 60 mL 甲醇,振荡至标准品全部溶解,再加入甲醇至刻度,摇匀后即可注射。

② 样品液的配制:称取一定量含有约 10 mg 反式柠檬醛或顺式柠檬醛的样品,转入 100 mL 容量瓶中,加入 10 mL 水,超声 5 min,再加入 50 mL 乙醇,超声处理(原草 40 min,提取物 10 min),冷却后加入甲醇至刻度,摇匀后离心 5 min,吸取清液即可注射。

（2）UPLC 条件

色谱柱:Acquity UPLC® BEH Phenyl,1.7 μm,2.1×150 mm

流速:0.4 mL/min

注射量:1.0 μL

UV 检测波长:240 nm

移动相 A:0.1%磷酸水溶液

移动相 B:乙腈

柱温:45℃

梯度：

时间(min)	A(%)	B(%)
0	60	40
4.0	40	60
4.8	40	60
5.0	60	40
8.0	60	40

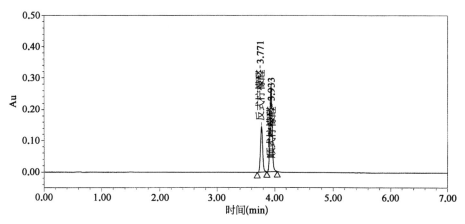

图 4-47 顺式和反式柠檬醛的色谱图

（3）结果计算

$$反式（顺式）柠檬醛（\%）=\frac{A_{样}\times W_{标}\times V_{样}}{A_{标}\times W_{样}\times V_{标}}\times100\%$$

$A_{标}$：相应标准品的峰面积

$A_{样}$：相应样品的峰面积

$V_{标}$：标准液的总体积(mL)

$V_{样}$：样品液的总体积(mL)

$W_{样}$：样品的质量(mg)

$W_{标}$：相应标准品的质量(mg)

4.73　五味子素 A 的测试方法

五味子素(schisandrins)是从五味子果实中提取的一类生物活性物质,其中主要是五味子素 A(schisandrin A)。具有抗氧化、延缓衰老等功效。

五味子素A

五味子素 A 是非极性化合物,可用反相色谱柱 C18 来测试。

(1) 测试步骤

① 标准液的配制：准确称取 10 mg 五味子素 A 标准品,转入 100 mL 容量瓶中,加入 60 mL 乙醇,超声至标准品全部溶解,冷却后再加入乙醇至刻度,摇匀后即可注射。

② 样品液的配制：称取一定量含有约 10 mg 五味子素 A 的样品,转入 100 mL 容量瓶中,加入 10 mL 水,超声 5 min,再加入 50 mL 异丙醇,超声处理(原草 45 min,提取物 10 min),冷却后加入乙醇至刻度,摇匀后离心 5 min,吸取清液即可注射。

(2) UPLC 条件

色谱柱：Acquity UPLC® BEH C18,1.7 μm,2.1×150 mm

流速：0.5 mL/min

注射量：2.0 μL

UV 检测波长：260 nm

移动相 A：0.1%磷酸水溶液

移动相 B：乙腈

柱温：45℃

梯度：

时间(min)	A(%)	B(%)
0	60	40
5	25	75
5.6	25	75
6.0	60	40
8.0	60	40

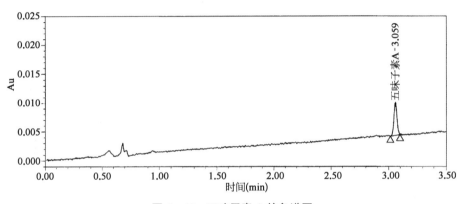

图 4‑48　五味子素 A 的色谱图

（3）结果计算

$$五味子素 A(\%)=\frac{A_样\times W_标\times V_样}{A_标\times W_样\times V_标}\times100\%$$

$A_标$：标准品的峰面积

$A_样$：样品的峰面积

$V_标$：标准液的总体积(mL)

$V_样$：样品液的总体积(mL)

$W_样$：样品的质量(mg)

$W_标$：标准品的质量(mg)

4.74　薯蓣皂素的测试方法

薯蓣皂素(diosgenin)是人体激素的前驱物,可能对调节人体激素有帮助。薯蓣皂素存在于薯蓣属植物中,在保健品行业中薯蓣皂素多是从山药中提取而得。

薯蓣皂素

（1）测试步骤

① 标准液的配制：准确称取 10 mg 薯蓣皂素标准品,转入 50 mL 容量瓶中,加入 30 mL 甲醇,振荡至标准品全部溶解,再加入甲醇至刻度,摇匀后即可注射。

② 样品液的配制：称取一定量含有约 10 mg 薯蓣皂素的样品,转入 50 mL 容量瓶中,加入 5 mL 水,超声 5 min,再加入 30 mL 乙醇,超声处理(原草样品 45 min,提取物样品 10 min),冷却后加入甲醇至刻度,摇匀后离心 5 min,吸取清液即可注射。

（2）UPLC 条件

色谱柱：Acquity UPLC® BEH Phenyl,1.7 μm,2.1×150 mm

流速：0.4 mL/min

注射量：2.0 μL

UV 检测波长：215 nm

移动相 A：0.1%磷酸水溶液

移动相 B：乙腈

柱温：45℃

梯度：

时间（min）	A(%)	B(%)
0	50	50
5.0	5	95

（续表）

时间（min）	A（%）	B（%）
5.6	5	95
6.0	50	50
8.0	50	50

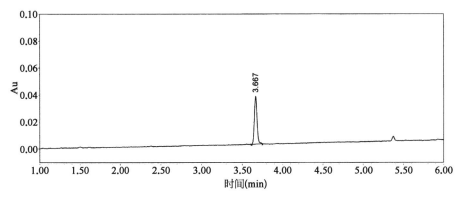

图4-49 薯蓣皂素的色谱图

（3）结果计算

$$薯蓣皂素（\%）=\frac{A_样 \times W_标 \times V_样}{A_标 \times W_样 \times V_标} \times 100\%$$

$A_标$：标准品的峰面积

$A_样$：样品的峰面积

$V_标$：标准液的总体积（mL）

$V_样$：样品液的总体积（mL）

$W_样$：样品的质量（mg）

$W_标$：标准品的质量（mg）

4.75 羟基酪醇的测试方法

橄榄油、橄榄叶中含有羟基酪醇（hydroxytyrosol）。羟基酪醇有抗氧化性能，还可能对降低血脂有帮助。

羟基酪醇

（1）测试步骤

① 标准液的配制：准确称取 10 mg 羟基酪醇标准品，转入 100 mL 容量瓶中，加入 60 mL 水，振荡至标准品全部溶解，再加水至刻度，摇匀后即可注射。

② 样品液的配制：称取一定量含有约 10 mg 羟基酪醇的样品，转入 100 mL 容量瓶中，加入 60 mL 水，超声 15 min，冷却后再加水至刻度，摇匀后离心 5 min，吸取清液即可注射。

（2）UPLC 条件

色谱柱：Acquity UPLC® HSS Ts C18, 1.8 μm, 2.1×100 mm

流速：0.4 mL/min

注射量：1.0 μL

UV 检测波长：280 nm

移动相 A：0.1％磷酸水溶液

移动相 B：乙腈

柱温：45℃

梯度：

时间（min）	A(％)	B(％)
0	95	5
3.0	90	10
3.8	90	10
4.0	95	5
6.0	95	5

（3）结果计算

$$羟基酪醇(\%) = \frac{A_样 \times W_标 \times V_样}{A_标 \times W_样 \times V_标} \times 100\%$$

$A_标$：标准品的峰面积

$A_样$：样品的峰面积

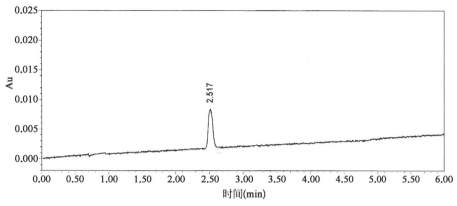

图 4-50　羟基酪醇的色谱图

$V_{标}$：标准液的总体积(mL)

$V_{样}$：样品液的总体积(mL)

$W_{样}$：样品的质量(mg)

$W_{标}$：标准品的质量(mg)

4.76　氧化苦参碱的测试方法

氧化苦参碱(oxymatrine)是从苦参和广豆根中提取出来的,具有利尿、提高免疫力的功能。

氧化苦参碱

（1）测试步骤

① 标准液的配制：准确称取 10 mg 氧化苦参碱标准品,转入 50 mL 容量瓶中,加入 30 mL 甲醇,振荡至标准品全部溶解,再加入甲醇至刻度,摇匀后即可注射。

② 样品液的配制：称取一定量含有约 10 mg 氧化苦参碱的样品,转入 50 mL 容量瓶中,加入 5 mL 水,超声 5 min,再加入 25 mL 乙醇,超声处理(原草 45 min,提

取物 10 min)，冷却后加入甲醇至刻度，摇匀后离心 5 min，吸取清液即可注射。

(2) UPLC 条件

色谱柱：Acquity UPLC® BEH C18,1.7 μm,2.1×150 mm

流速：0.4 mL/min

注射量：2.0 μL

UV 检测波长：210 nm

移动相 A：0.1%磷酸水溶液

移动相 B：乙腈

柱温：45℃

梯度：

时间(min)	A(%)	B(%)
0	95	5
3.0	85	15
4.0	50	50
4.8	50	50
5.0	95	5
7.0	95	5

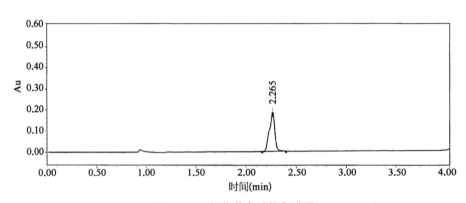

图 4 - 51　氧化苦参碱的色谱图

从图 4 - 51 可以看到氧化苦参碱的峰形不是很好，可能是因为碱性的氧化苦参碱分子与固定相硅胶表面的羟基产生作用力所引起的。为了改进氧化苦参碱的峰形，建议在移动相中加入 10 mmol/L 己烷基磺酸钠，与氧化苦参碱分子形成离子对,以避免与硅胶表面的羟基产生作用力,同时适当增加有机相的百分比。

（3）结果计算

$$氧化苦参碱（\%）＝\frac{A_样 \times W_标 \times V_样}{A_标 \times W_样 \times V_标} \times 100\%$$

$A_标$：标准品的峰面积

$A_样$：样品的峰面积

$V_标$：标准液的总体积(mL)

$V_样$：样品液的总体积(mL)

$W_样$：样品的质量(mg)

$W_标$：标准品的质量(mg)

4.77 罗汉果苷Ⅴ的测试方法

罗汉果苷Ⅴ(mogroside Ⅴ)是从罗汉果里提取出来的化学成分,它的甜度是蔗糖的 200 倍。

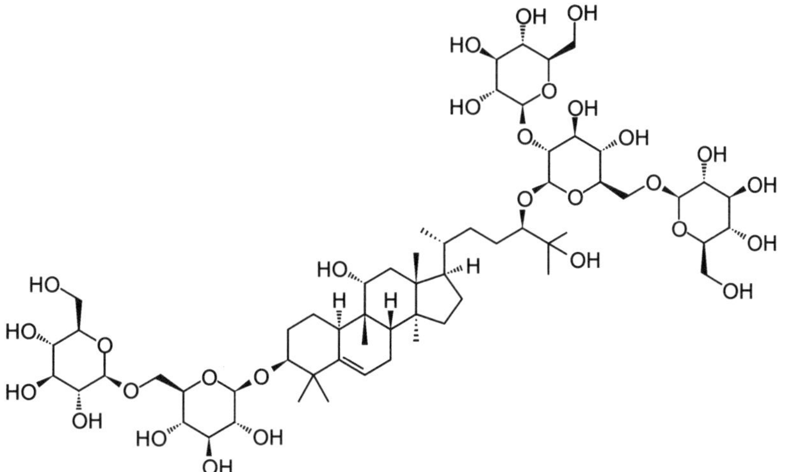

罗汉果苷Ⅴ

（1）测试步骤

① 标准液的配制：准确称取 10 mg 罗汉果苷Ⅴ标准品,转入 50 mL 容量瓶中,

加入 30 mL 甲醇,振荡至标准品全部溶解,再加入甲醇至刻度,摇匀后即可注射。

② 样品液的配制：称取一定量含有约 10 mg 罗汉果苷 V 的样品,转入 50 mL 容量瓶中,加入 5 mL 水,超声 5 min,再加入 30 mL 甲醇,超声处理(原草 40 min,提取物 10 min),冷却后加入甲醇至刻度,摇匀后离心 5 min,吸取清液即可注射。

(2) UPLC 条件

色谱柱：Acquity UPLC® HSS Ts C18,1.8 μm,2.1×150 mm

流速：0.4 mL/min

注射量：2.0 μL

UV 检测波长：210 nm

移动相 A：0.1%磷酸水溶液

移动相 B：乙腈

柱温：45℃

梯度：

时间(min)	A(%)	B(%)
0	90	10
5.0	50	50
5.6	50	50
6.0	90	10
8.0	90	10

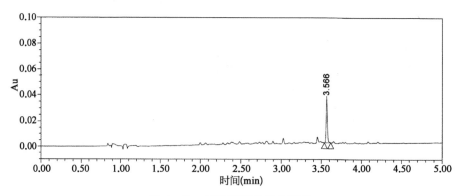

图 4 - 52　罗汉果苷 V 的色谱图

（3）结果计算

$$罗汉果苷 V(\%)=\frac{A_样 \times W_标 \times V_样}{A_标 \times W_样 \times V_标} \times 100\%$$

$A_标$：标准品的峰面积

$A_样$：样品的峰面积

$V_标$：标准液的总体积(mL)

$V_样$：样品液的总体积(mL)

$W_样$：样品的质量(mg)

$W_标$：标准品的质量(mg)

4.78　姜酮酚的测试方法

姜酮酚(6-paradol)是姜科植物根茎部所含的化学成分,有抗氧化性。实验发现姜酮酚对鼠有抑制肿瘤的作用。

姜酮酚

（1）测试步骤

① 标准液的配制：准确称取 10 mg 姜酮酚标准品,转入 100 mL 容量瓶中,加入 60 mL 甲醇,振荡至标准品全部溶解,再加入甲醇至刻度,摇匀后即可注射。

② 样品液的配制：称取一定量含有约 10 mg 姜酮酚的样品,转入 100 mL 容量瓶中,加入 10 mL 水,超声 5 min,再加入 50 mL 乙醇,超声处理(原草 40 min,提取物 10 min),冷却后加入甲醇至刻度,摇匀后离心 5 min,吸取清液即可注射。

（2）UPLC 条件

色谱柱：Acquity UPLC® HSS Ts C18,1.8 μm,2.1×150 mm

流速：0.4 mL/min

注射量：1.0 μL

UV 检测波长：280 nm

移动相 A：0.1%磷酸水溶液

移动相 B：乙腈

柱温：45℃

梯度：

时间(min)	A(%)	B(%)
0	45	55
5.0	20	80
5.6	20	80
6.0	45	55
8.0	45	55

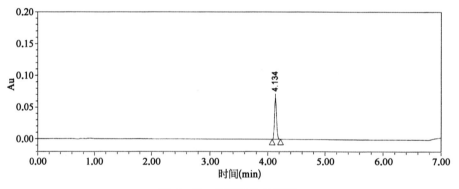

图 4‐53　姜酮酚的色谱图

（3）结果计算

$$姜酮酚(\%)=\frac{A_样\times W_标\times V_样}{A_标\times W_样\times V_标}\times100\%$$

$A_标$：标准品的峰面积

$A_样$：样品的峰面积

$V_标$：标准液的总体积(mL)

$V_样$：样品液的总体积(mL)

$W_样$：样品的质量(mg)

$W_标$：标准品的质量(mg)

4.79　甜菊的测试方法

天然甜菊(stevia)含有多种甜菊糖苷,甜度均为蔗糖的 100～200 倍,可用作甜味剂。

本方法测试天然甜菊所含的几种甜菊苷:甜菊苷(stevioside)、甜叶菊苷 A(rebaudioside A)、甜叶菊苷 C(rebaudioside C)、杜克苷 A(dulcoside)和甜菊双糖苷(steviolbioside)。

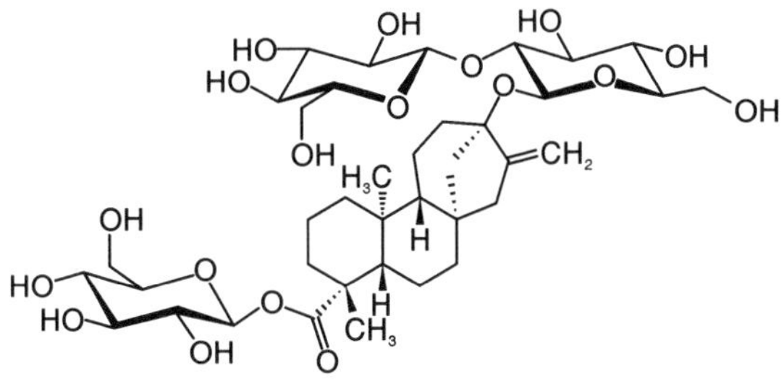

甜菊苷

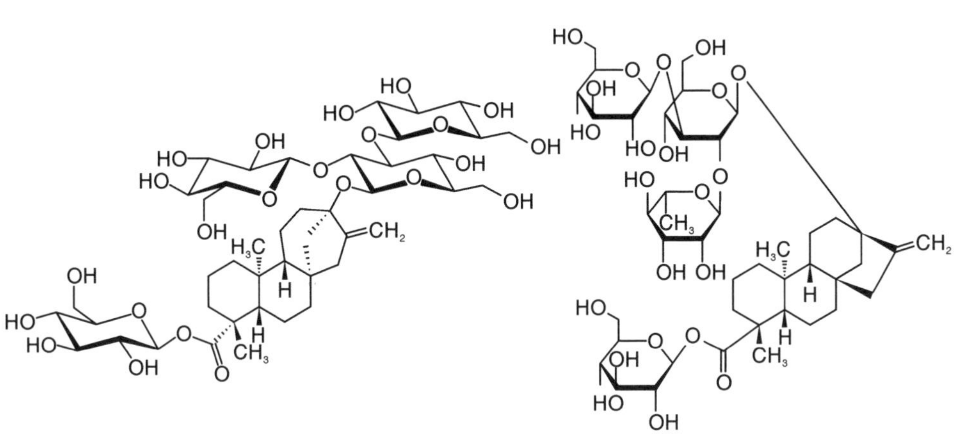

甜叶菊苷A　　　　　　　　　　甜叶菊苷C

杜克苷A   甜菊双糖苷

目前市场上还有一种酶改性的甜菊糖苷,即经过酶的作用将不同的糖结合到甜菊苷原不同的碳位上,这样就产生了20多种甜菊苷,大大提高了产量,但也提高了测试难度。目前有些单位用 LC - MS/MS 来分离并定义了这 20 几种甜菊糖苷。由于标准品不易找到,对仪器设备的要求也高,对一般的实验室来说要定量测试每一种甜菊苷有难度。

为了推广测试,可以用酶或酸来水解各种甜菊苷,得到游离的糖及糖苷原,定量测试这些糖及糖苷原就可以得到水解前糖苷的总含量。当然要除去水解带来的额外的水分。为了防止假冒伪劣产品,在水解前一定要测试样品中有没有游离态的糖。根据所测到的不同糖的比例及糖与糖苷原的比例来确定不同规格的标准,这是一个比较可行的设想。

下面介绍一种测试天然甜菊的液相色谱法。

(1) 测试步骤

① 标准液的配制:准确称取 5 mg 甜菊苷标准品,转入 100 mL 容量瓶中,加入 60 mL 50％甲醇水溶液,超声至标准品全部溶解,冷却后再加入 50％甲醇水溶液至刻度,摇匀后即可注射。

② 样品液的配制(提取物):称取一定量粉碎的含有约 20 mg 总甜菊苷的样品,转入 100 mL 容量瓶中,加入 60 mL 50％甲醇水溶液,振荡 5 min 后再超声 20 min,冷却后再加入 50％甲醇水溶液至刻度,摇匀,离心 5 min,取清液即可注射。

样品液的配制(甜菊叶粉):称取约 1 g 甜菊叶粉,转入 250 mL 圆底烧瓶中,加入 100 mL 50％甲醇水溶液,回流 1 h,冷却后取出 10 mL 回流液,离心 5 min,

取清液即可注射。

（2）HPLC 条件

色谱柱：Supelco Discovery LC - NH2,5 μm,4.6×250 mm

流速：1.8 mL/min

柱温：室温

注射量：20.0 μL

UV 检测波长：210 nm

移动相 A：10 mmol/L KH$_2$PO$_4$,pH 5.0

移动相 B：乙腈

移动相 A：移动相 B 为 90：10

（3）结果计算

有两种计算方法：一种方法是将样品中待测物的峰与标准液中相对应的峰一一比较,根据标准品的浓度来进行计算；另一种方法是将样品中所有待测物的峰与标准液中的甜菊苷峰相比较,再乘上各自不同的转换系数,就可以得到各个相应待测物的含量。

$$甜菊苷(\%)=\frac{1.0\times A_{样}\times W_{标}\times V_{样}}{A_{标}\times W_{样}\times V_{标}}\times100\%$$

$$杜克苷\ A(\%)=\frac{0.98\times A_{样}\times W_{标}\times V_{样}}{A_{标}\times W_{样}\times V_{标}}\times100\%$$

$$甜叶菊苷\ A(\%)=\frac{1.20\times A_{样}\times W_{标}\times V_{样}}{A_{标}\times W_{样}\times V_{标}}\times100\%$$

$$甜叶菊苷\ C(\%)=\frac{1.18\times A_{样}\times W_{标}\times V_{样}}{A_{标}\times W_{样}\times V_{标}}\times100\%$$

$$甜菊双糖苷(\%)=\frac{0.8\times A_{样}\times W_{标}\times V_{样}}{A_{标}\times W_{样}\times V_{标}}\times100\%$$

$A_{标}$：标准液中甜菊苷的峰面积

$A_{样}$：相应的待测物的峰面积

$V_{标}$：标准液的总体积(mL)

$V_{样}$：样品液的总体积(mL)

$W_{样}$：样品的质量(mg)

$W_{标}$：甜菊苷标准品的质量(mg)

4.80　麻黄碱的测试方法

　　麻黄碱(ephedrine)可从麻黄科麻黄属的植物草麻黄(ephedra sinica)、木贼麻黄(ephedra equisetina)与中麻黄(ephedra intermedia)中提取得到,同时还有伪麻黄碱、甲基麻黄碱、甲基伪麻黄碱、去甲麻黄碱和去甲伪麻黄碱等有效成分也会被萃取出来。麻黄碱因具有镇咳平喘、扩张气管和缓和鼻黏膜充血等作用,故常用于治疗感冒、咳嗽、哮喘等常见疾病,但同时也是国际奥委会禁用的兴奋剂。

麻黄碱　　　　　　伪麻黄碱　　　　　　甲基麻黄碱

甲基伪麻黄碱　　　　去甲麻黄碱　　　　去甲伪麻黄碱

　　从以上分子结构可以看出麻黄碱与相应的伪麻黄碱是立体异构体,由于立体结构不同,就产生了碱性强弱的差异,所以可以用离子交换柱加以分离。

　　(1) 测试步骤

　　① 0.01 mol/L 盐酸的配制:在一个 1 000 mL 容量瓶中加入约 600 mL 去离子水,移取 1 mL 浓盐酸加入容量瓶中,摇晃几下,再加入去离子水至刻度,摇匀待用。

　　② pH 6.3 的缓冲溶液的配制:称取 2.8 g KH_2PO_4 和 0.8 g K_2HPO_4,溶解于 1 000 mL 去离子水中,用 0.25 μm 的过滤膜过滤。

　　③ 标准液的配制:麻黄碱是管控物品,标准品不容易得到,但最好要有 4 个

基本的标准品：麻黄碱、伪麻黄碱、甲基麻黄碱和去甲麻黄碱。准确称取 25 mg 麻黄碱、15 mg 伪麻黄碱、5 mg 甲基麻黄碱和 5 mg 去甲麻黄碱,转入 50 mL 容量瓶中,加入 30 mL 0.01 mol/L 盐酸,振荡至标准品全部溶解,再加入 0.01 mol/L 盐酸至刻度,摇匀,标上"原始标准液"。移取 10 mL 原始标准液至 50 mL 容量瓶中,加入 0.01 mol/L 盐酸至刻度,摇匀,标上"标准溶液",待注射。

④ 样品液的配制：把样品打成粉末,称取一定量含有约 5 mg 麻黄碱的样品,转入 50 mL 容量瓶中,加入 30 mL 0.01 mol/L 盐酸,摇 15 min,超声 5 min,待冷却后加入 0.01 mol/L 盐酸至刻度,摇匀后离心 5 min,吸取清液即可注射。

（2）HPLC 条件

色谱柱：Suplcosil LC‐SCX,5 μm,4.6×250 mm

流速：1.2 mL/min

柱温：室温

注射量：20 μL

UV 检测波长：254 nm

移动相 A：pH 6.3 的缓冲溶液

移动相 B：乙腈

移动相 A：移动相 B 为 90∶10

（3）结果计算

$$麻黄碱(\%)=\frac{A_{样}\times W_{标}\times V_{样}}{A_{标}\times W_{样}\times V_{标}}\times100\%$$

$A_{标}$：麻黄碱标准液的峰面积

$A_{样}$：样品中麻黄碱的峰面积

$V_{标}$：标准液的总体积(mL)

$V_{样}$：样品液的总体积(mL)

$W_{样}$：样品的质量(mg)

$W_{标}$：麻黄碱标准品的质量(mg)

伪麻黄碱、甲基麻黄碱、去甲麻黄碱的计算公式同上。

甲基伪麻黄碱和去甲伪麻黄碱含量的计算：由于甲基伪麻黄碱与甲基麻黄碱,去甲伪麻黄碱与去甲麻黄碱是立体异构体,它们的光谱是一样的,所以甲基伪麻黄碱可用甲基麻黄碱的标准品来计算,去甲伪麻黄碱可用去甲麻黄碱标准品来计算。

$$甲基伪麻黄碱(\%)=\frac{A_样 \times W_标 \times V_样}{A_标 \times W_样 \times V_标} \times 100\%$$

$A_标$：甲基麻黄碱标准液的峰面积

$A_样$：样品中甲基伪麻黄碱的峰面积

$V_标$：标准液的总体积(mL)

$V_样$：样品液的总体积(mL)

$W_样$：样品的质量(mg)

$W_标$：甲基麻黄碱标准品的质量(mg)

$$去甲伪麻黄碱(\%)=\frac{A_样 \times W_标 \times V_样}{A_标 \times W_样 \times V_标} \times 100\%$$

$A_标$：去甲麻黄碱标准液的峰面积

$A_样$：样品中去甲伪麻黄碱的峰面积

$V_标$：标准液的总体积(mL)

$V_样$：样品液的总体积(mL)

$W_样$：样品的质量(mg)

$W_标$：去甲麻黄碱标准品的质量(mg)

4.81　螺旋藻的测试方法

　　螺旋藻(spirulina)含有很多营养成分,如蛋白质、维生素、金属元素、类胡萝卜素等,蛋白质是螺旋藻的主要营养成分。螺旋藻含有藻蓝蛋白和别藻蓝蛋白,有抗氧化和提高免疫力的功效。

　　藻蓝蛋白和别藻蓝蛋白都是大分子,用色谱法分离和定量测试有困难。本方法是根据 Yoshikawa & Belay[5] 的方法修改而来的。

　　(1) 测试步骤

　　标准溶液和样品溶液的配制：把样品打碎成粉末,称取 300 mg 螺旋藻标准品,以及相当于 300 mg 螺旋藻标准品的样品,分别转入不同的 50 mL 离心管中,分别加入 25 mL 100 mmol/L 磷酸钠 pH 6.0 的缓冲剂,用搅棒搅匀,在 30℃下培养 16 h。然后用搅棒搅匀后,分别离心 10 min,移取 1 mL 清液至 50 mL 容量瓶中,加入 100 mmol/L 磷酸钠 pH 6.0 的缓冲剂至刻度,摇匀。若需要,可用 100 mmol/L 磷酸钠 pH 6.0 的缓冲剂进一步稀释。

(2) 紫外/可见光仪读数

移取 1 mL 标准液或样品液至 1 cm 的光谱管中,分别作紫外/可见光扫描 (300~700 nm)。标准液或样品液的最大吸收应该在 0.3~0.9 范围内,若超出范围应进一步稀释或调整。

在作定量计算前必须确认在 600~700 nm 区域内样品的吸收光谱和螺旋藻标准品的光谱相似,以防掺有色素的假冒伪劣产品。

螺旋藻的藻蓝蛋白的浓度和别藻蓝蛋白的浓度之比应该是 70∶30 左右。

(3) 结果计算

计算公式如下:

样品最大吸收(620 nm)$= C_C \times 7.20 + C_A \times 3.91$

样品最大吸收(650 nm)$= C_C \times 1.67 + C_A \times 6.45$

　　620 nm:藻蓝蛋白最大吸收波长

　　650 nm:别藻蓝蛋白最大吸收波长

　　C_C:藻蓝蛋白的浓度(mg/mL)

　　C_A:别藻蓝蛋白的浓度(mg/mL)

　　7.20:1 mg/mL 藻蓝蛋白在 620 nm 处的吸收度

　　3.91:1 mg/mL 别藻蓝蛋白在 620 nm 处的吸收度

　　1.67:1 mg/mL 藻蓝蛋白在 650 nm 处的吸收度

　　6.45:1 mg/mL 别藻蓝蛋白在 650 nm 处的吸收度

以上公式可转换如下:

设 C_C 为 X;C_A 为 Y

设样品最大吸收(620 nm)为 A

设样品最大吸收(650 nm)为 B

得:

$A = X \times 7.20 + Y \times 3.91$

$B = X \times 1.67 + Y \times 6.45$

解以上二元一次方程组,得:

藻蓝蛋白的浓度$(X) = 0.162A - 0.098B$

别藻蓝蛋白的浓度$(Y) = 0.18B - 0.042A$

以上就是计算藻蓝蛋白和别藻蓝蛋白含量的公式。

4.82　大蒜的测试方法

　　大蒜有两种指标性的活性成分：蒜氨酸(alliin)和大蒜素(allicin)。新鲜大蒜中含有 1%～2% 的蒜氨酸。大蒜在外力的破坏作用下释放出蒜酶，蒜氨酸与蒜酶反应后产生大蒜素。所以在新鲜和完整的大蒜中主要含有蒜氨酸，而加工过的大蒜如大蒜粉等则主要含有大蒜素。如要测试的蒜氨酸在新鲜完整的大蒜样品里，在样品捣碎前先要用高温来灭酶，使蒜酶失去活性，然后再捣碎，萃取样品。

蒜氨酸　　　　　　　　　　　　　　大蒜素

　　蒜氨酸和大蒜素是弱极性化合物，用反相色谱测试保留时间不够长。本方法在移动相中加入离子对(四丁基季铵盐,pH 6.0)，能延长蒜氨酸(等电点 4.86)保留时间，有利于杂质分离。

　　方法讨论：由于蒜氨酸的等电点 4.86，大蒜素的等电点 5.6，所以也可以把移动相的 pH 调到 2.0，加入己烷基磺酸盐，这样大蒜素和蒜氨酸都可以与己烷基磺酸形成离子对，得到较长的保留时间。

　　(1) 大蒜素的测试方法

　　① 测试步骤

　　• pH 5.0 缓冲液的配制：称取 1 g 磷酸二氢钾和 0.2 g 磷酸氢二钾，溶解在 1 000 mL 去离子水中，用 0.1 mol/L 盐酸和 0.01 mol/L 氢氧化钠水溶液来调节 pH 至 5.0。

　　• 标准液的配制：准确称取 5 mg 大蒜素标准品，转入低温冷却了的 50 mL 容量瓶中，加入 30 mL 低温冷却了的 pH 5.0 缓冲液，振荡，溶解，再加入 pH 5.0 缓冲液至刻度，摇匀，避光，存放于冰箱中直到注射。

　　• 样品液的配制：称取 500 mg 新鲜大蒜，或大蒜的干粉，或相当于 5 mg 大蒜素的其他样品,粉碎后用 10 mL 冷却了的 pH 5.0 缓冲液冲洗器皿多次,合并冲洗液并转入低温冷却过的 50 mL 容量瓶中,摇 15 min,再加 pH 5.0 缓冲液至刻度,摇匀后移取 5 mL 样品液至 10 mL 有盖离心管中,盖紧盖子后离心 10 min,取上层清液即可注射。

② HPLC 条件

色谱柱:Phenomenex PRODIGY ODS(2),5 μm,4.6×150 mm,100 A

流速:1.0 mL/min

注射量:20 μL

UV 检测波长:240 nm

移动相 A:5 mmol/L 四丁基季铵盐,pH 6.0

移动相 B:乙腈

梯度:

时间(min)	A(%)	B(%)
0	75	25
15.0	30	70
18.0	30	70
18.5	75	25
25.0	75	25　　结束

③ 结果计算

$$大蒜素(\%)=\frac{A_样 \times W_标 \times V_样}{A_标 \times W_样 \times V_标}\times 100\%$$

$A_标$:大蒜素标准品的峰面积

$A_样$:样品中大蒜素的峰面积

$V_样$:样品液的总体积(mL)

$V_标$:标准液的总体积(mL)

$W_样$:样品的质量(mg)

$W_标$:标准品的质量(mg)

(2)蒜氨酸的测试方法

① 测试步骤

● 标准液的配制:准确称取 5 mg 蒜氨酸标准品,转入 50 mL 容量瓶中,加入 30 mL 20％甲醇水溶液，振荡 5 min，确保标准品全部溶解，再加入 20％甲醇水溶液至刻度，摇匀后即可注射。

● 样品液的配制（新鲜完整的大蒜样品）：称取 20 g 去皮的新鲜大蒜，转入有盖的器皿中，加入约 200 mL 水，盖上盖子，放入 90℃水浴中灭酶 30 min，捣碎样品，再放入 100℃的水浴中 30 min，冷却后称取约 500 mg 样品，转入 50 mL 容量瓶中，加入 30 mL 20％甲醇水溶液，振荡 5 min，摇 10 min，再加入 20％甲醇水溶液至刻度，摇匀，离心后取上层清液即可注射。

● 样品液的配制（大蒜粉和其他处理过的大蒜样品）：称取含有相当于 5 mg 蒜氨酸的样品，转入 50 mL 容量瓶中，加入 30 mL 20％甲醇水溶液，振荡 5 min，摇 10 min，再加入 20％甲醇水溶液至刻度，摇匀，离心后取上层清液即可注射。

② HPLC 条件与以上大蒜素的测试方法一样

③ 结果计算

$$蒜氨酸(\%)=\frac{A_样 \times W_标 \times V_样}{A_标 \times W_样 \times V_标} \times 100\%$$

$A_标$：蒜氨酸标准品的峰面积

$A_样$：样品中蒜氨酸的峰面积

$V_样$：样品液的总体积(mL)

$V_标$：标准液的总体积(mL)

$W_样$：样品的质量(mg)

$W_标$：标准品的质量(mg)

4.83　阿魏酸的测试方法

阿魏酸(ferulic acid)存在于稻米油、当归等植物中，有抗氧化、杀菌消炎等功能。

阿魏酸

阿魏酸是酸性化合物,溶解于水,当溶液的 pH 大于 5 时显负性。为了增强与反相色谱柱的作用力,本方法在移动相里加了四己基氯化铵,可与阿魏酸形成离子对以达到延长保留时间的目的。参见第 1 章"移动相的应用"。

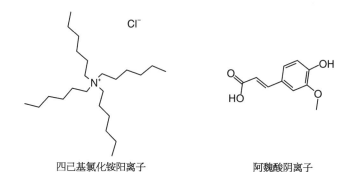

四己基氯化铵阳离子　　　　　　　　阿魏酸阴离子

图 4 - 54　四己基氯化铵和阿魏酸互相吸引形成离子对

(1) 测试步骤

① 标准液的配制:准确称取 10 mg 阿魏酸标准品,转入 100 mL 容量瓶中,加入 60 mL 水,超声 2 min,再加水至刻度,摇匀后即可注射。

② 样品液的配制:称取一定量碾碎的含有约 10 mg 阿魏酸的样品,转入 100 mL 容量瓶中,加入 60 mL 水,超声 10 min,冷却后再加水至刻度,摇匀,离心 5 min,吸取清液即可注射。

(2) HPLC 条件

色谱柱:Supelco Discovery C18,5 μm,4.6×150 mm

流速:1.0 mL/min

注射量:10 μL

UV 检测波长:300 nm

移动相 A:2 mmol/L 四己基氯化铵水溶液,pH 6.0

移动相 B:乙腈

柱温:45℃

梯度:

时间(min)	A(%)	B(%)
0	95	5
10	75	25

（续表）

时间（min）	A（%）	B（%）
14.0	75	25
14.5	95	5
18.0	95	5

（3）结果计算

$$阿魏酸（\%）=\frac{A_{样}\times W_{标}\times V_{样}}{A_{标}\times W_{样}\times V_{标}}\times100\%$$

$A_{标}$：阿魏酸标准品的峰面积

$A_{样}$：样品中阿魏酸的峰面积

$V_{标}$：标准液的总体积（mL）

$V_{样}$：样品液的总体积（mL）

$W_{样}$：样品的质量（mg）

$W_{标}$：阿魏酸标准品的质量（mg）

4.84　植物甾醇的测试方法

植物甾醇可促进胆固醇的异化，抑制胆固醇在肝脏内的生物合成，并抑制胆固醇在肠道内的吸收，因而具有预防心血管疾病的作用。植物中主要含有以下几种甾醇：豆甾醇（stigmasterol）、菜油甾醇（campesterol）、菜籽甾醇（brassicasterol）和 B-谷固醇（B - sitosterol）。

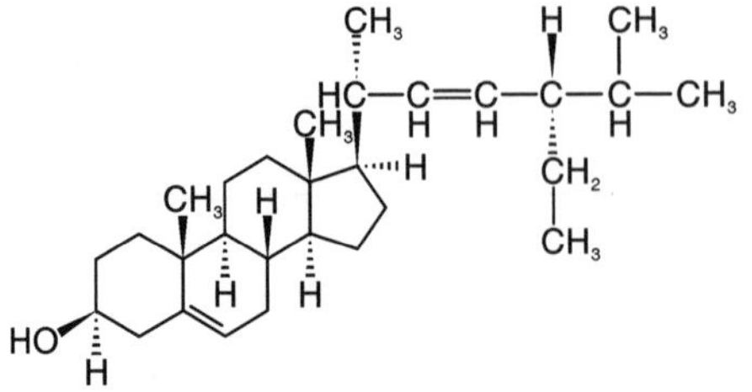

豆甾醇

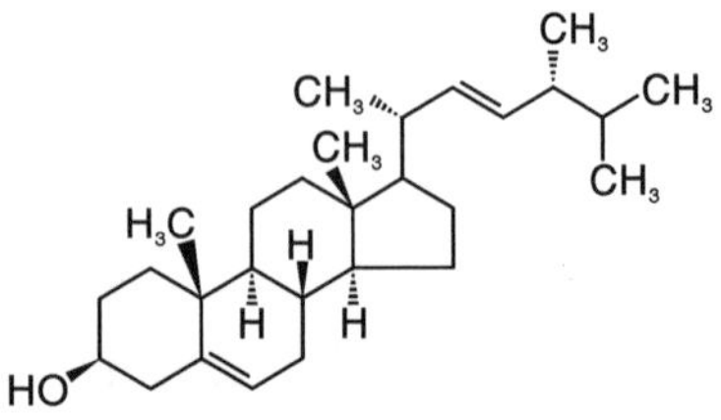

菜油甾醇

菜籽甾醇　　　　　　　　　　　　β-谷甾醇

植物中的甾醇都是以各种酯的形式存在的。由于酯的种类很多,可能是棕榈酸酯,也可能是硬脂酸酯等,所以在实际测试中可以将甾醇酯水解成甾醇和脂肪酸,然后再用 GC 来测试不同的甾醇。因为甾醇分子中含有羟基,在氢键的作用力下沸点较高,假如提高 GC 的温度,甾醇分子有可能会分解。所以水解而得的甾醇必须经过烷基化以降低沸点,然后才能注入 GC。

(1) 测试步骤

① 试剂

二氢胆固醇(dihydrocholesterol)Sigma,D6128(内标)

乙醇(ethanol)	试剂级
氢氧化钾(potassium hydroxid)	试剂级
二甲基叔丁基醚(tert-butylmethylether)	试剂级
无水硫酸钠(sodium sulfate,anhydrous)	试剂级
正庚烷(heptane)	试剂级
吡啶(pyridine)	试剂级
4-甲基-2-戊酮(4-methyl-2-pantanone)	试剂级
N,O-双(三甲基硅烷基)三氟乙酰胺含 1% 三甲基氯硅烷(TMCS)	试剂级

② 去离子水/乙醇氢氧化钾(2 mol/L)二甲基叔丁基醚的配制:称取 14 g 氢氧化钾,加入 10 mL 去离子水和 90 mL 乙醇,超声至溶解,再加入 20 mL 二甲基叔丁基醚,摇匀待用。此溶液须储藏在 -18℃ 冰箱内。

③ 样品的萃取:称取一定量含有约 5 mg 植物甾醇的样品,转入 100 mL 回流瓶中,加入 50 mL 正庚烷,回流 1 h。冷却后取 5 mL 回流液至 10 mL 带螺口的试管中,吹干回流液待用。

④ 样品水解:称取约 1 mg 内标,加入上述试管中。加入 2 mL 乙醇氢氧化钾(2 mol/L)二甲基叔丁基醚,盖紧盖子,振荡试管,使内壁上的残留物全部溶

解。将试管放入70℃的水浴中水解50 min,每10 min振荡一次。冷却后再加入1 mL水和3 mL正庚烷,剧烈地摇动1 min,然后离心5 min。用吸管吸取上层清液至另一个10 mL带有螺口的试管中,再用3 mL正庚烷重复萃取两次,合并所有萃取液,吹干试管中的正庚烷。再加入1 mL吡啶和4 mL 4-甲基-2-戊酮,盖紧盖子,剧烈摇动试管,再超声5 min,离心5 min。

⑤ 标准液的配制：称取1 mg B-谷甾醇、豆甾醇、菜籽甾醇、菜油甾醇和内标,转入10 mL带有螺口的试管中,加入1 mL吡啶及4 mL 4-甲基-2-戊酮,盖紧盖子,超声直至全部溶解,离心试管5 min。

⑥ 硅烷化标准品和样品：吸取500 μL标准液和样品液的上层清液至两个不同的注射瓶中,各加入100 μL TMCS,摇匀。将注射瓶放入100℃水浴中,反应10～15 min。冷却后可直接注射。

(2) GC/FID 的条件

色谱柱：Restek Rtx®-5, 5% diphenyl-95% dimethyl polysiloxane,60 m×0.25 mm,0.25 μm film thickness

注射器温度：345℃

检测器温度：355℃

注射量：2 μL

柱温：起始温度200℃,保持1 min,再以15℃/min的速度升高到340℃,保持10 min

(3) 结果计算

$$植物甾醇(\%)=\frac{W_{标}\times S_{样}\times V_{样}\times W_{内样}}{W_{样}\times S_{标}\times V_{标}\times W_{内标}}\times 100\%$$

$W_{标}$：相应标准品的质量(mg)

$W_{样}$：样品的质量(mg)

$S_{样}$：相应样品的峰面积/样品中内标的峰面积

$S_{标}$：相应标样的峰面积/标样中内标的峰面积

$V_{样}$：样品液的总体积(mL)

$V_{标}$：标准液的总体积(mL)

$W_{内样}$：样品液中内标的质量(mg)

$W_{内标}$：标准液中内标的质量(mg)

总植物甾醇为各个测到的植物甾醇的总和。

4.85　莨菪亭的测试方法

莨菪亭(scopoletin)可从青蒿中提取分离而得,具有抗炎、抗菌、退热等功能,其分子结构如下:

莨菪亭

(1) 测试步骤

① 标准液的配制:准确称取 5 mg 莨菪亭标准品,转入 100 mL 容量瓶中,加入 60 mL 甲醇/水(50∶50)混合液,超声至标准品全部溶解,再加入甲醇/水混合液至刻度,摇匀后即可注射。

② 样品液的配制:称取一定量碾碎的含有约 5 mg 莨菪亭的样品,转入 100 mL 容量瓶中,加入 10 mL 水,超声 5 min,再加入 50 mL 甲醇/水(50∶50)混合液,超声 10 min(提取物)或 40 min(原草),冷却后再加入甲醇/水(50∶50)混合液至刻度,离心 5 min,吸取清液即可注射。

(2) UPLC 条件

色谱柱:Acquity UPLC® BEH C18,1.7 μm,2.1×150 mm

流速:0.4 mL/min

注射量:1.0 μL

UV 检测波长:343 nm

移动相 A:0.1%磷酸水溶液

移动相 B:乙腈

柱温:45℃

梯度:

时间(min)	A(%)	B(%)
0	85	15
7	40	60

（续表）

时间（min）	A(%)	B(%)
8.0	40	60
8.5	85	15
12.0	85	15

（3）结果计算

$$莨菪亭(\%) = \frac{A_样 \times W_标 \times V_样}{A_标 \times W_样 \times V_标} \times 100\%$$

$A_标$：标准品的峰面积

$A_样$：样品的峰面积

$V_标$：标准液的总体积（mL）

$V_样$：样品液的总体积（mL）

$W_样$：样品的质量（mg）

$W_标$：标准品的质量（mg）

4.86　水杨酸和水杨苷的测试方法

水杨酸和水杨苷是从白杨树皮中提取的，有抗炎退热作用。

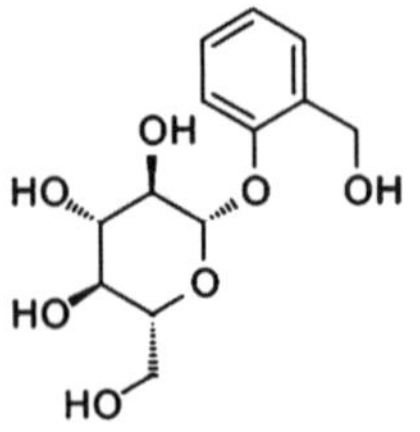

水杨酸　　　　　　　水杨苷

（1）测试步骤

① 标准液的配制：准确称取 10 mg 水杨酸和水杨苷标准品，转入 100 mL 容量瓶中，加入 60 mL 甲醇/水（30∶70）混合液，超声至标准品全部溶解，再加入甲醇/水（30∶70）混合液至刻度，摇匀后即可注射。

② 样品液的配制：称取一定量碾碎的含有约 10 mg 水杨酸或水杨苷的样品，转入 100 mL 容量瓶中，加入 10 mL 水，超声 5 min，再加入 50 mL 甲醇/水（30∶70）混合液，超声 10 min，冷却后再加入甲醇/水（30∶70）混合液至刻度，摇匀，离心 5 min，吸取清液即可注射。

（2）HPLC 条件

色谱柱：Phenomenex Prodigy C18,5 μm,4.6×250 mm

流速：1.2 mL/min

注射量：10 μL

UV 检测波长：343 nm

移动相 A：0.1%磷酸水溶液

移动相 B：乙腈

柱温：室温

梯度：

时间（min）	A(%)	B(%)
0	95	5
5.0	95	5
20	40	60
21	40	60
21.5	95	5
26.0	95	5

若使用 UPLC 可尝试如下经验条件：

色谱柱：Acquity UPLC® BEH C18,1.7 μm,2.1×150 mm

流速：0.4 mL/min

注射量：1.0 μL

UV 检测波长：254 nm

移动相 A：0.1%磷酸水溶液

移动相 B：乙腈

柱温：45℃

梯度：

时间（min）	A(%)	B(%)
0	95	5
1.0	90	10
6.0	40	60
6.5	40	60
6.8	95	5
9.0	95	5

以上 UPLC 条件是根据经验估计而得，仅供参考。

（3）结果计算

$$水杨酸(\%)=\frac{A_样 \times W_标 \times V_样}{A_标 \times W_样 \times V_标} \times 100\%$$

$A_标$：标准液中水杨酸的峰面积

$A_样$：样品液中水杨酸的峰面积

$V_标$：标准液的总体积（mL）

$V_样$：样品液的总体积（mL）

$W_样$：样品的质量（mg）

$W_标$：水杨酸标准品的质量（mg）

水杨苷的计算公式同上。

4.87　肉桂醛的测试方法

肉桂醛（cinnamaldehyde）来自肉桂树皮，作为香料被广泛用于食品、饮料和保健品中。

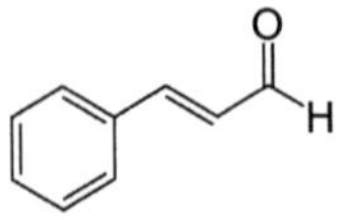

肉桂醛

（1）测试步骤

① 标准液的配制：准确称取 5 mg 肉桂醛标准品，转入 100 mL 容量瓶中，

加入 60 mL 甲醇,超声 2 min,再加入甲醇至刻度,摇匀后即可注射。

② 样品液的配制:称取一定量碾碎的含有约 5 mg 肉桂醛的样品,转入 100 mL 容量瓶中,加入 10 mL 水,超声 5 min,再加入 60 mL 甲醇,超声 10 min(提取物)或 40 min(原草),冷却后再加入甲醇至刻度,摇匀,离心 5 min,吸取清液即可注射。

(2) UPLC 条件

色谱柱:Acquity UPLC® BEH C18,1.8 μm,2.1×150 mm

流速:0.4 mL/min

注射量:1 μL

UV 检测波长:291 nm

移动相 A:0.1%磷酸水溶液

移动相 B:乙腈

柱温:45℃

梯度:

时间(min)	A(%)	B(%)
0	90	10
5.0	45	55
6.0	45	55
6.5	90	10
9.0	90	10

(3) 结果计算

$$肉桂醛(\%)=\frac{A_样\times W_标\times V_样}{A_标\times W_样\times V_标}\times100\%$$

$A_标$:标准品的峰面积

$A_样$:样品的峰面积

$V_标$:标准液的总体积(mL)

$V_样$:样品液的总体积(mL)

$W_样$:样品的质量(mg)

$W_标$:标准品的质量(mg)

4.88 壬二酸的测试方法

小麦、黑麦、大麦等作物中都含有壬二酸(azelac acid)。壬二酸具有抗角质化、抑菌等功能,一些化妆品及保健品中含有壬二酸。

HO—○—○—OH
壬二酸

壬二酸是酸性化合物,降低移动相的 pH 可延长保留时间,得到较好的峰型。

(1) 测试步骤

① 标准液的配制：准确称取 20 mg 壬二酸标准品,转入 100 mL 容量瓶中,加入 60 mL 乙醇,超声 2 min,再加入乙醇至刻度,摇匀后即可注射。

② 样品液的配制：称取一定量碾碎的含有约 20 mg 壬二酸的样品,转入 100 mL 容量瓶中,加入 10 mL 温水,超声 5 min,再加入 50 mL 乙醇,超声 10 min,冷却后再加入乙醇至刻度,摇匀,离心 5 min,吸取清液即可注射。

(2) UPLC 条件

色谱柱：Acquity UPLC® HSS T3,1.8 μm,2.1×150 mm

流速：0.4 mL/min

注射量：2 μL

UV 检测波长：211 nm

移动相 A：0.1%磷酸水溶液

移动相 B：乙腈

柱温：45℃

梯度：

时间(min)	A(%)	B(%)
0	90	10
5.0	50	50

(续表)

时间(min)	A(%)	B(%)
5.8	50	50
6.0	90	10
8.0	90	10

（3）结果计算

$$壬二酸(\%)=\frac{A_{样}\times W_{标}\times V_{样}}{A_{标}\times W_{样}\times V_{标}}\times100\%$$

$A_{标}$：标准品的峰面积

$A_{样}$：样品的峰面积

$V_{标}$：标准液的总体积(mL)

$V_{样}$：样品液的总体积(mL)

$W_{样}$：样品的质量(mg)

$W_{标}$：标准品的质量(mg)

4.89　芹菜素-7-葡萄糖苷的测试方法

芹菜素-7-葡萄糖苷(apigenin-7-glycoside)是强抗氧化剂,可用于保健品生产。

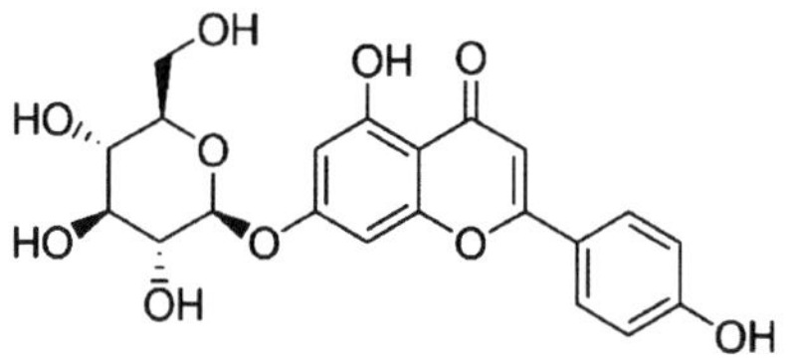

芹菜素-7-葡萄糖苷

（1）测试步骤

① 标准液的配制：准确称取 5 mg 芹菜素-7-葡萄糖苷标准品,转入 100 mL 容量瓶中,加入 60 mL 水,超声至标准品全部溶解,冷却后再加水至刻度,摇匀

后即可注射。

② 样品液的配制：称取一定量含有约 5 mg 芹菜素-7-葡萄糖苷的样品，转入 100 mL 容量瓶中，加入 60 mL 水，超声 10 min，冷却后再加水至刻度，摇匀后离心 5 min，吸取清液即可注射。

（2）UPLC 条件

色谱柱：Acquity UPLC® HSS Ts C18，1.8 μm，2.1×100 mm

流速：0.4 mL/min

注射量：2.0 μL

UV 检测波长：336 nm

移动相 A：0.1%磷酸水溶液

移动相 B：乙腈

柱温：45℃

梯度：

时间(min)	A(%)	B(%)
0	90	10
3	60	40
3.6	60	40
4.0	90	10
6.0	90	10

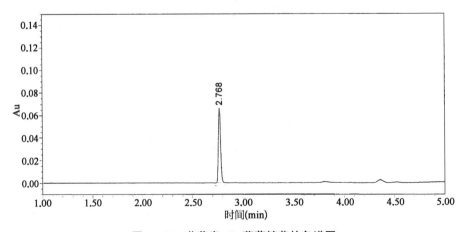

图 4-55　芹菜素-7-葡萄糖苷的色谱图

（3）结果计算

$$芹菜素 - 7 - 葡萄糖苷(\%) = \frac{A_样 \times W_标 \times V_样}{A_标 \times W_样 \times V_标} \times 100\%$$

$A_标$：标准品的峰面积

$A_样$：样品的峰面积

$V_标$：标准液的总体积(mL)

$V_样$：样品液的总体积(mL)

$W_样$：样品的质量(mg)

$W_标$：标准品的质量(mg)

4.90　洋蓟素的测试方法

洋蓟素(cynarin)是洋蓟的有效成分之一,能提高肝脏的活力,促进肝脏中的毒素(如消化蛋白质所产生的氨)排出,促进肝脏细胞的再生,增进胆汁的分泌和脂肪的消化。

洋蓟素

（1）测试步骤

① 标准液的配制：准确称取 10 mg 洋蓟素标准品,转入 100 mL 容量瓶中,加入 60 mL 甲醇,振荡至标准品全部溶解,再加入甲醇至刻度,摇匀后即可注射。

② 样品液的配制：称取一定量含有约 10 mg 洋蓟素的样品,转入 100 mL 容量瓶中,加入 15 mL 水,超声 5 min,再加入 40 mL 乙醇,超声 10 min(提取物)或 40 min(原草),冷却后加入甲醇至刻度,摇匀后离心 5 min,吸取清液即可注射。

（2）UPLC 条件

色谱柱：Acquity BEH C18,1.7 μm,2.1×150 mm

流速：0.4 mL/min

注射量：1 μL

UV 检测波长：322 nm

移动相 A：0.1%磷酸水溶液

移动相 B：乙腈

柱温：45℃

梯度：

时间(min)	A(%)	B(%)
0	90	10
3	75	25
3.6	75	25
4.0	90	10
6.0	90	10

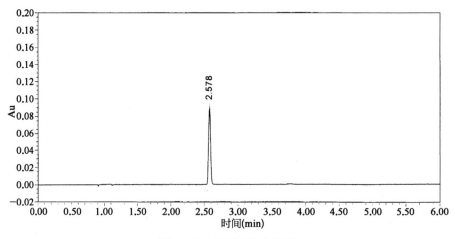

图 4-56 洋蓟素的色谱图

（3）结果计算

$$洋蓟素(\%)=\frac{A_{样}\times W_{标}\times V_{样}}{A_{标}\times W_{样}\times V_{标}}\times100\%$$

$A_标$：洋蓟素标准品的峰面积

$A_样$：样品中洋蓟素的峰面积

$V_标$：标准液的总体积(mL)

$V_样$：样品液的总体积(mL)

$W_样$：样品的质量(mg)

$W_标$：标准品的质量(mg)

第5章
其他营养成分的测试方法

5.1 碘的测试方法

此方法是从 AOAC 方法改变而来的,用来测试保健品及食品中碘的总含量。所有形式的碘都被硫代硫酸钠还原成 -1 价的碘离子,然后用离子色谱把碘离子分离出来作定量计算。反相色谱加离子对的方法也可定量测试碘的总含量。这两种方法可根据不同的样品有选择地使用,以达到最佳的分离效果。

(1) 测试步骤

① 标准液的配制:准确称取 10 mg 碘化钾,转移至 50 mL 容量瓶中,用 0.2 mol/L 硫代硫酸钠溶液溶解并稀释至刻度,摇匀,标上"碘化钾原始标准液"。

移取 1 mL 原始溶液至 50 mL 容量瓶中,用硫代硫酸钠溶液稀释至刻度(碘离子的浓度约为 3 ppm)。

② 样品溶液的配制

假如样品中的碘全部来自碘化钾或碘酸盐等形式的无机碘离子:称取一定量含有约 200 μg 碘离子的样品,转入 50 mL 容量瓶中,加入 30 mL 0.2 mol/L 硫代硫酸钠溶液,超声 30 min。冷却后再用硫代硫酸钠溶液定容,摇匀,离心(1 200 r/min)10 min,取上层清液即可注射。

假如样品中的碘来自天然植物:称取含有约 200 μg 碘的样品,转入 50 mL 金属坩埚中,加入 1.5 g 氢氧化钾和 15 mL 乙醇。把金属坩埚放到电热板上加热直至全部乙醇挥发。增加电热板温度,继续加热,直到样品完全干化,而且不再冒白色烟雾。把坩埚放入 510℃ 的烤炉中烤 4 h,冷却后再加入 25 mL 0.2 mol/L 硫代硫酸钠溶液来冲洗及溶解坩埚内的残留物,超声 20 min 以确保碘离子已全部溶解。然后把溶液转移至 50 mL 容量瓶中,继续用少量硫代硫酸钠溶液冲洗坩埚数次,合并所有洗液至 50 mL 容量瓶中,最后再用 0.2 mol/L 硫代硫酸钠溶液定容。摇匀后离心,移取上层清液即可注射。

(2) 色谱条件

① 离子色谱(IC)条件

色谱柱：Dionex IonPac® AS11 - HC,4×250 mm

检测器：电导检测器

抑制器：Dionex ASRS_4 mm

电流：120 mA

流速：1.0 mL/min

注射量：25 μL

流动相：50 mmol/L NaOH

30 min 结束

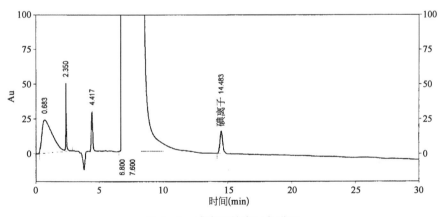

图 5 - 1　碘离子的离子色谱图

② UPLC 条件

色谱柱：Acquity UPLC® BEH C18,1.7 μm,2.1×150 mm

流速：0.4 mL/min

注射量：2 μL

UV 检测波长：225 nm

移动相 A：7.5 mmol/L 盐酸四丁基季铵水溶液,pH 5.5

移动相 B：乙腈

移动相 A：移动相 B=92：8

12 min 结束

（3）结果计算（适用于以上两种方法）

$$碘的含量（ppm）=\frac{A_样 \times C_标 \times V_样 \times 126}{A_标 \times W_样 \times 166}$$

$A_样$：样品的峰面积

$A_标$：标准品的峰面积

$V_样$：样品液的总体积（mL）

$C_标$：KI 标准溶液的浓度（ppm）

$W_样$：样品的质量（g）

126/166：碘化钾转换到碘离子的系数

5.2 甘油磷脂酰胆碱的测试方法

甘油磷脂酰胆碱（L-alpha-glycerylphosphoryl choline，GPC）被认为能帮助患中风和老年痴呆症的患者改善记忆力。

α-GPC
甘油磷脂酰胆碱

从分子结构可以看出这是强极性的化合物，在反相柱中没有吸附力，所以没有保留时间。另外该分子没有 UV 吸收，所以也不能用 UV 检测器来检测。本方法是用正相柱连接 MS/MS 的方法来测试 GPC。当然如果实验室有 ELSD 也可试一试，但 ELSD 特征性（选择性）不强，容易被干扰。

（1）测试步骤

因为 GPC 是极性化合物，MS/MS（ESI）的灵敏度很高，为了得到理想的线性，减少杂质浓度，标准液和样品液的浓度都应该是 ppb 级的。不同仪器的灵敏度不一样,各实验室可根据实际情况调节浓度。

① 标准溶液的配制:准确称取 20 mg α - GPC,转移至 100 mL 容量瓶中,加水溶解并稀释至刻度。进一步稀释得到 100 ppb、20 ppb 和 5 ppb 3 个不同浓度的标准液。

② 样品溶液的配制:称取含有 20 mg GPC 的样品,转移至 100 mL 容量瓶中,加入约 60 mL 水,振荡 5 min,再摇 15 min,加水定容,摇匀离心,取 25 μL 清液至 100 mL 容量瓶中,加水定容,摇匀即可注射。

(2) UPLC 条件

色谱柱:Acquity UPLC® BEH Amide,1.7 μm,2.1×100 mm

流速:0.40 mL/min

柱温:45℃

注射量:1 μL

移动相 A:0.01％甲酸水溶液

移动相 B:0.01％甲酸甲醇溶液

梯度:

时间(min)	A(％)	B(％)
0	10	90
0～1.5	20	80
1.5～2.0	20	80
2.0～2.3	10	90
5.0	10	90

质谱条件:

模式	MRM
离子	ES+
通道驻留时间(sec)	−1.000
扫描时间(sec)	−1.000
质量跨度(Da)	0.0
开始时间(min)	0.0
结束时间(min)	5.0

α - GPC：

Ch	母离子质量(Da)	子离子质量(Da)	离子驻留时间(s)	锥孔电压(V)	碰撞能量(eV)	通道驻留时间(s)	化合物
1	258.13	86.11	0.080	30.00	24.00	−1.000	α - GPC
2	258.13	104.14	0.080	30.00	14.00	−1.000	α - GPC
3	258.13	125.03	0.080	30.00	24.00	−1.000	α - GPC

（3）结果计算

首先计算回收率（见第 1 章"LC - MS/MS 的定性及定量测试"），如回收率好，可用 TIC 来计算结果，再用回收率来校正计算所得结果。

$$甘油磷脂酰胆碱(\%) = \frac{C_样 \times V_样 \times DF}{W_样 \times 1\,000\,000 \times R} \times 100\%$$

$C_样$：从工作曲线得到的样品浓度（ppb，ng/mL）

$V_样$：样品溶液的体积（100 mL）

DF：稀释倍数（4 000）

$W_样$：样品的质量（mg）

1 000 000：mg/ng

R：回收率

如回收率不好，按第 1 章"LC - MS/MS 的定性及定量测试"的步骤进行测试。

5.3　氨基酸的测试方法（直接色谱法）

根据不同的保健需要，在一些保健品中会加入单一的或者多个游离态的氨基酸。

氨基酸都是极性的分子，很难保留在反相色谱柱上。要起到分离和定量测试的目的，就要用到离子对的方法。而用离子对的方法，待测氨基酸就必须是极性的，不是带正电就是带负电。

表 5　氨基酸的等电点

氨 基 酸	等 电 点	氨 基 酸	等 电 点
甘氨酸	5.97	蛋氨酸	5.74
丙氨酸	6.00	脯氨酸	6.30
缬氨酸	5.96	色氨酸	5.89
亮氨酸	5.98	赖氨酸	9.74
异亮氨酸	6.02	精氨酸	10.76
苯丙氨酸	5.48	组氨酸	7.59
丝氨酸	5.68	天冬氨酸	2.77
苏氨酸	6.16	谷氨酸	3.22
酪氨酸	5.66	天冬酰胺	5.41
半胱氨酸	5.05	谷氨酰胺	5.65

从表 5 可以看出除了天冬氨酸和谷氨酸的等电点比较低,其他氨基酸的等电点都大于 pH 5。所以只要将移动相的 pH 降低到 3 以下,除了天冬氨酸和谷氨酸,其他氨基酸都是带正电的。然后在移动相中加入阴离子就可以形成离子对,延长保留时间。常用的阴离子有己烷基磺酸盐、辛烷基磺酸盐、癸烷基磺酸盐等。

对天冬氨酸和谷氨酸的测试,可以将移动相的 pH 调至 6,使天冬氨酸和谷氨酸带上负电荷。然后在移动相中加入阳离子,形成离子对。常用的阳离子有四丁烷基铵等。

1. 用离子对来测氨基酸的方法

(1) 测试步骤

① 标准液的配制:准确称取 20 mg 各氨基酸标准品,转入 50 mL 容量瓶中,加 30 mL 水,振荡至标准品全部溶解,再加水至刻度,摇匀后即可注射。

② 样品液的配制:称取一定量含有约 20 mg 不同氨基酸的样品,转入 50 mL 容量瓶中,加入 30 mL 水,超声 10 min,冷却后再加水至刻度,摇匀后离心 5 min,吸取清液即可注射。

(2) 色谱条件

色谱柱:Acquity Hss T3 C18,1.8 μm,2.1×150 mm

移动相 A:10 mmol/L 己烷基磺酸钠,pH 2.0

移动相 B:乙腈

流速：0.4 mL/min

柱温：45℃

UV 检测波长：210 nm

梯度：

时间(min)	A(%)	B(%)
0	97	3
0~8.0	75	30
8.0~9.0	75	30
9.0~9.3	97	3
12.0	97	3　结束

（3）结果计算

$$待测氨基酸(\%) = \frac{A_样 \times W_标 \times V_样}{A_标 \times W_样 \times V_标} \times 100\%$$

$A_标$：标准品的峰面积

$A_样$：样品的峰面积

$V_标$：标准液的总体积(mL)

$V_样$：样品液的总体积(mL)

$W_样$：样品的质量(mg)

$W_标$：标准品的质量(mg)

此方法不适合测试肉碱,因为肉碱与其杂质巴豆甜菜碱分不开,而巴豆甜菜碱的紫外吸收强度远远大于肉碱的紫外吸收。1%的巴豆甜菜碱的信号强度可能相当于 100%的肉碱的信号强度,在测试中就算是微量的巴豆甜菜碱杂质也会引起很大的误差,所以必须要把它与肉碱完全分离开,后面的"甜菜碱、肉碱和乙酰肉碱的测试方法"介绍了分离的方法。

假如离子对方法受到干扰,可以试用离子交换法。

在低 pH 条件下,大多数氨基酸带正电,所以可以用阳离子交换柱来起到分离效果。由于阳离子交换柱与带正电的氨基酸分子的静电作用力比较强,有些待测氨基酸洗脱不下来,或保留时间太长、峰型太宽。为了控制待测氨基酸与固定相之间的作用力,可在移动相中加入竞争阳离子(如 NH_4^+ 等),使待测氨基酸离子被 NH_4^+ "挤出来",参见第 1 章 1.2 节。

2. 用离子交换法来测氨基酸的方法

（1）测试步骤

① 标准液的配制：如上。

② 样品液的配制：如上。

（2）色谱条件

色谱柱：Supelcosil LC‐SCX，5 μm，4.6×250 mm

流速：1.5 mL/min

UV 检测波长：210 nm

注射量：20.0 μL

移动相 A：10 mmol/L 磷酸钾，20 mmol/L 氯化铵，pH 2.0

移动相 B：乙腈

移动相 A：移动相 B＝25：75

移动相中氯化铵的浓度是可以调节的，氯化铵浓度越大，待测氨基酸出来得越快；氯化铵浓度越小，待测氨基酸出来得越慢。所以通过调节氯化铵浓度，也可以帮助解决一些杂质分离上的问题。

（3）结果计算

$$待测氨基酸(\%)=\frac{A_样 \times W_标 \times V_样}{A_标 \times W_样 \times V_标} \times 100\%$$

$A_标$：标准品的峰面积

$A_样$：样品的峰面积

$V_标$：标准液的总体积(mL)

$V_样$：样品液的总体积(mL)

$W_样$：样品的质量(mg)

$W_标$：标准品的质量(mg)

5.4　氨基酸的测试方法（柱前衍生法）

蛋白质或者多肽水解后可以得到各种氨基酸。水解的方法很多，其中酸解的方法较为常用。本方法不涉及蛋白质或者肽的水解步骤。

蛋白质或者肽水解而得的氨基酸种类多、含量大小差异大，再加上复杂的基质，使氨基酸的测试不能用直接的色谱方法。为了延长氨基酸的保留时间及提高测量灵敏度，就要用柱前衍生法来测试。

有几种衍生剂可被用来与氨基酸反应生成衍生物。本方法用 6-氨基喹啉基-N-琥珀酰亚氨基甲酸酯（AQC）作为衍生剂。

氨基酸   AQC   AQC-氨基酸   NHS

反应后产生的衍生物（AQC-氨基酸）相对分子质量变大，极性变小，大大提高 UV 吸收灵敏度，这样就可以用色谱法来分离和定量测试各种不同氨基酸的衍生物。

反应后生成的衍生物碱性增强，在低 pH 的移动相条件下，所有的 AQC-氨基酸衍生物都成为阳离子，所以可以考虑用离子对的反相色谱方法来分离和定量测试各个 AQC-氨基酸衍生物。参见第 1 章"移动相的应用"。

（1）测试步骤

① 硼酸缓冲溶液配制：称取 12.4 g 硼酸，溶于 400 mL 水中，用 40% 的氢氧化钠溶液调节 pH 至 8.8，再加水至 500 mL。

② AQC 溶液的配制：称取 10 mg AQC 粉末，溶于 10 mL 乙腈，摇匀。

③ 标准液和样品液的配制：用 0.15 mol/L 盐酸来配制标准液和样品液，使每个氨基酸的浓度在 1~5 mg/100 mL。

④ 衍生反应：分别移取 20 μL 标准液、样品液和水至 3 个不同的 200 μL 锥形注射瓶中，分别加入 80 μL 硼酸缓冲液，振荡 10 s，再分别加入 20 μL AQC 溶液，振荡 10 s，放入 50℃ 的加热器中，10 min 后取出，离心后即可注射。

（2）UPLC 条件

色谱柱：Acquity UPLC® BEH Phenyl，1.7 μm，2.1×150 mm

流速：0.4 mL/min

注射量：1.0 μL

UV 检测波长：248 nm

移动相 A：10 mmol/L 己烷基磺酸钠水溶液，pH 2.5

移动相 B：甲醇

柱温：50℃

梯度：

时间（min）	A（%）	B（%）
0	95	5
1	95	5
4	80	20
7.0	60	40
7.6	60	40
8.0	95	5
10.0	95	5

（3）结果计算

$$各种氨基酸(\%)=\frac{A_样 \times W_标 \times V_样}{A_标 \times W_样 \times V_标} \times 100\%$$

$A_标$：相应标准品的峰面积

$A_样$：相应样品的峰面积

$V_标$：标准液的总体积（mL）

$V_样$：样品液的总体积（mL）

$W_样$：样品的质量（mg）

$W_标$：相应标准品的质量（mg）

总的氨基酸含量为各个测到的氨基酸含量的总和。

5.5　用 UPLC－UV/CD 检测器来定性及定量测试保健品中游离氨基酸的对映体

具有光学活性的分子在溶液中对左旋光及右旋光的吸收度不一样，由此产生的偏差可以用来确定 D 或 L 的对映分子。天然的来自蛋白质分解而得的氨基酸是 L 型的，合成的氨基酸是 D 型的。为了鉴定保健品中含有的游离态氨基酸是天然的还是合成的，就要用 CD 检测仪，CD 是 circular dichroism 的缩写，中文就是圆偏振光二色光谱。

图 5-2 是 6 个氨基酸的 UV 图像，峰面积的大小与 D/L 分子的总和成正比。图 5-3 是 L 型分子的 CD 图像，显正峰峰面积与 L 型分子成正比；图 5-4 是 D 型分子的 CD 图像，显负峰峰面积与 D 型分子成正比。但假如样品中的氨基酸 50％是 L 型，另外 50％是 D 型，那么由于正负抵消，成为外消旋，所以 CD 的图像就是一条直线，如图 5-5 所示，但是 UV 图像还是一样，峰面积与 D/L 比例无关。

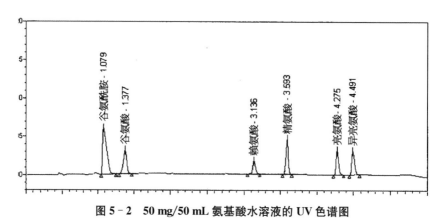

图 5-2　50 mg/50 mL 氨基酸水溶液的 UV 色谱图

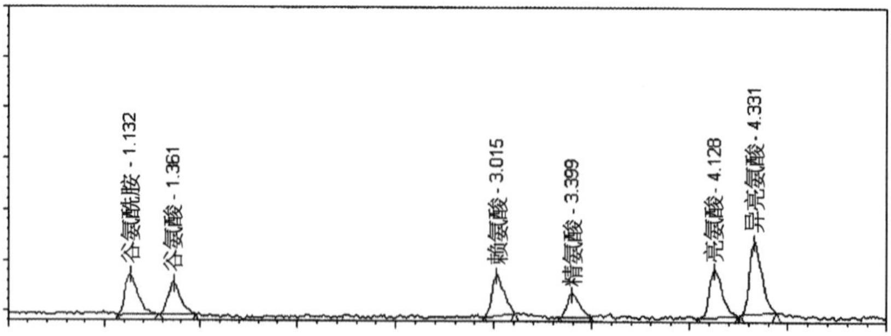

图 5-3　L 型分子的 CD 色谱图

假如样品中的氨基酸有 95％是 L 型，5％是 D 型，UV 的峰面积仍不变，但是 CD 的 L 型分子图像的峰面积只有原来纯 L 型的 90％。

为了能同时测出样品中总的氨基酸含量及 L/D 的比例，可以作如下的工作曲线。图 5-6 是以 CD 峰面积/UV 峰面积作纵坐标，以样品中 D％作横坐标，得到的工作曲线。有了工作曲线（暂且称为氨基酸对映体百分含量工作曲线），

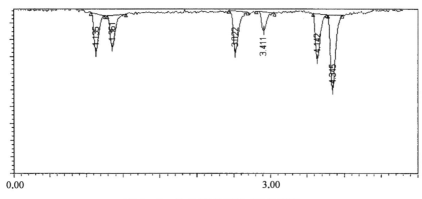

图 5‑4　纯 D 型分子的 CD 色谱图

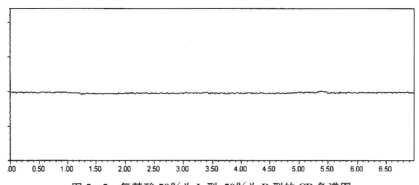

图 5‑5　氨基酸 50％为 L 型,50％为 D 型的 CD 色谱图

根据 CD 面积与 UV 面积的比值,就可以知道样品中 L 型氨基酸的百分含量。

下面是谷氨酰胺、谷氨酸、赖氨酸、精氨酸、亮氨酸和异亮氨酸 6 个氨基酸对映体百分含量工作曲线,基本上是线性的。

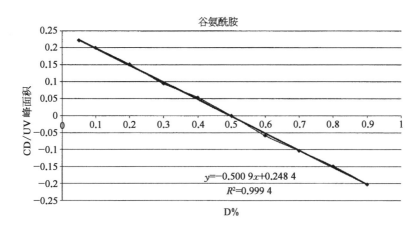

$y = -0.500\ 9x + 0.248\ 4$
$R^2 = 0.999\ 4$

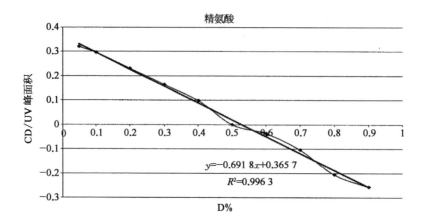

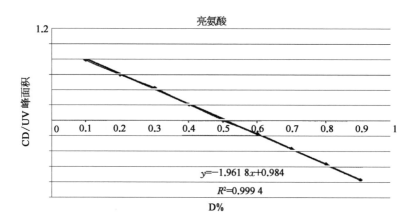

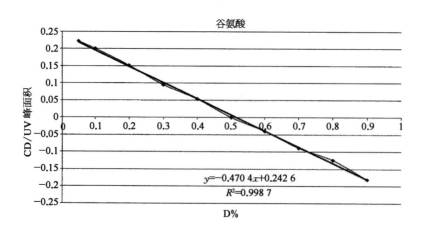

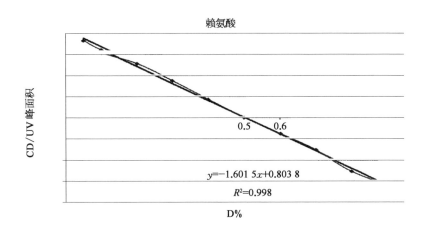

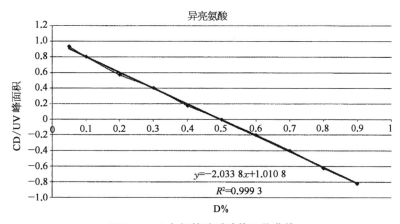

图 5-6　6 个氨基酸对映体工作曲线

1. 总氨基酸含量的测试

（1）测试步骤

① 标准液的配制：准确称取 50 mg 每种待测的氨基酸标准品，转移至 50 mL 容量瓶中，加水溶解并定容，摇匀即可注射。

② 样品液的配制：称取含有约 50 mg 以上任何一种氨基酸的样品，假如要测试多种氨基酸而每种含量不一样时，可调节称样量，使各氨基酸的浓度大致相同，或逐渐稀释来达到每种氨基酸的理想测试浓度。转入 50 mL 容量瓶中，加入 30 mL 水，振荡 2 min，摇 15 min，然后加水至刻度。摇匀后取少量溶液至 5 mL 离心管中，离心 10 min，取上层清液即可注射。

（2）色谱条件

色谱柱：Acquity Hss T3 C18,1.8 μm,2.1×150 mm

移动相 A：10 mmol/L 己烷基磺酸钠,pH 2.0

移动相 B：乙腈

流速：0.40 mL/min

柱温：45℃

UV 检测波长：210 nm

CD 检测波长：220 nm

CD 温度：35℃

注射量：2 μL

梯度：

时间(min)	A(%)	B(%)
0	97	3
0~8.0	75	30
8.0~9.0	75	30
9.0~9.3	97	3
12.0	97	3 结束

也可用分段方法：

如测甜菜碱的梯度：

时间(min)	A(%)	B(%)
起始	95	5
6.0	95	5

测乙酰半胱氨酸、瓜氨酸和 B-丙氨酰-L-组氨酸的梯度：

时间(min)	A(%)	B(%)
起始	90	10
6.0	90	10

测蛋氨酸、谷胱甘肽、左旋肉碱、乙酰肉碱的梯度：

时间(min)	A(%)	B(%)
起始	85	15
6.0	85	15

测乙酰肌酸、乙酰肌酐、精氨酸、甘氨酸、丙肉碱的梯度：

时间(min)	A(%)	B(%)
起始	80	20
8.0	80	20

（3）结果计算

$$L/D \text{ 总量}(\%) = \frac{A_样 \times C_标 \times V_样}{A_标 \times W_样} \times 100\%$$

$A_标$：标准品的峰面积

$A_样$：样品的峰面积

$V_样$：样品液的体积(mL)

$C_标$：标样的浓度(mg/mL)

$W_样$：样品的质量(mg)

2. 假如要定性和定量测试 L/D 型的百分比，就必须建立如图 5 - 6 所示的工作曲线。需要纯 L 和纯 D 两种不同的氨基酸标准品，按不同比例配制溶液（如 100%D 型、90%D 型……5%D 型），但氨基酸的总量不变。根据样品溶液测得的 CD 面积与 UV 面积的比值，在工作曲线上可找到相对应的 D%。

D 型氨基酸量＝氨基酸总量×D%

此方法仅适合于测试保健品中单个或多个游离的氨基酸，而复杂的氨基酸成分测试，如测试蛋白质中氨基酸的成分等，不能用此方法，要用柱前衍生法或离子色谱法来测试。

5.6 蜂王浆中 10-羟基癸酸和 10-羟基癸烯酸的测试方法

10-羟基癸酸（10 - hydroxydecanoic acid）和 10-羟基癸烯酸（10 - hydroxydecenoic acid）被认为是蜂王浆的有效成分,同时也是其标志化合物。

从以上分子结构可以看出这两个化合物都是非极性的,都含有羟基和 10 个碳的脂肪酸,唯一不同的是 10-羟基癸烯酸多了一个双键。两种物质可用反相色谱加 UV 检测器来测试。

（1）测试步骤

① 标准溶液的配制：准确称取 10 mg 10-羟基癸酸和 10-羟基癸烯酸标准品,转入 100 mL 容量瓶中,加入 60 mL 乙醇,振荡至全部溶解,再加入乙醇至刻度,摇匀即可注射。

② 样品溶液的配制：称取含有 10 mg 10-羟基癸酸或 10-羟基癸烯酸的样品,转入 100 mL 容量瓶中。如样品是固体粉末,加入 10 mL 水,超声 5 min,再加入 60 mL 异丙醇,摇 10 min,超声 10 min,冷却后用乙醇定容,摇匀,离心后取上层清液即可注射。如样品是液体,加入 60 mL 乙醇,振荡 1 min,再摇 10 min,再加入乙醇至刻度,摇匀后过滤,取清液即可注射。

（2）UPLC 条件

色谱柱：Acquity UPLC® BEH Phenyl, 1.7 μm, 2.1×150 mm

流速：0.4 mL/min

注射量：2 μL

UV 检测波长：210 nm

移动相 A：0.1%磷酸水溶液

移动相 B：乙腈

柱温：45℃

梯度：

时间（min）	A(％)	B(％)
0	80	20
7.0	30	70
8.0	30	70
8.5	80	20
12.0	80	20

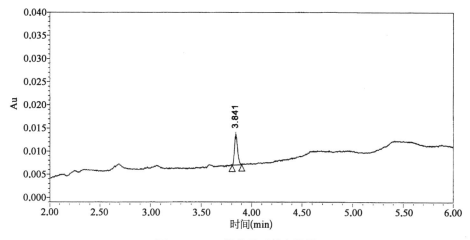

图 5-7 10-羟基癸酸的色谱图

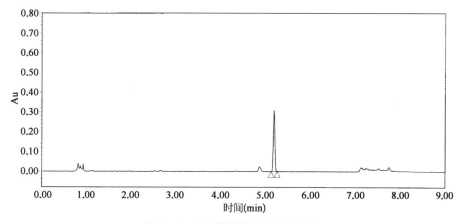

图 5-8 10-羟基癸烯酸的色谱图

（3）结果计算

$$10\text{-羟基癸酸}(\%)=\frac{A_\text{样}\times W_\text{标}\times V_\text{样}}{A_\text{标}\times W_\text{样}\times V_\text{标}}\times 100\%$$

$A_\text{标}$：10-羟基癸酸标准品的峰面积

$A_\text{样}$：样品液中10-羟基癸酸的峰面积

$V_\text{样}$：样品液的总体积(mL)

$V_\text{标}$：标准液的总体积(mL)

$W_\text{样}$：样品的质量(mg)

$W_\text{标}$：标准品的质量(mg)

10-羟基癸烯酸计算公式同上。

5.7 α-酮戊二酸的测试方法

α-酮戊二酸

α-酮戊二酸(α-ketoglutaric acid)是谷氨酸的前驱物,在酶的作用下能转化成谷氨酸。α-酮戊二酸还能带走体内过量的氨,起到消除体内毒素的作用。α-酮戊二酸常被用在运动保健品中,帮助运动员达到顶峰状态。

α-酮戊二酸是含有两个酸根的极性化合物,为了能在反相柱中延长保留时间,可以降低移动相的pH,也可用离子对的方法(如在移动相中加入季铵盐,提高pH)来延长保留时间,起到好的分离效果。

（1）测试步骤

① 标准液的配制：准确称取30 mg α-酮戊二酸标准品,转入50 mL容量瓶中,加入30 mL水,振荡使标准品完全溶解,再加水至刻度,摇匀即可注射。

② 样品液的配制：称取约含有30 mg α-酮戊二酸的样品,转入50 mL容量瓶中,加入30 mL水,超声5 min,再摇5 min,冷却后加水至刻度,摇匀后离心,

取上层清液即可注射。

（2）色谱条件

色谱柱：Acquity Hss T3 C18,1.8 μm,2.1×150 mm

流速：0.4 mL/min

注射量：2 μL

UV 检测波长：210 nm

移动相 A：0.1%磷酸水溶液,pH 2.0

移动相 B：乙腈

移动相 A：移动相 B=97：3

测试时间：10 min

如遇干扰可改用以下离子对的方法：

色谱柱：Acquity Hss T3　C18,1.7 μm,2.1×150 mm

流速：0.4 mL/min

注射量：2 μL

检测器波长：210 nm

柱温：45℃

移动相 A：5 mmol/L 四丁基氯化铵水溶液,pH 5.5

移动相 B：乙腈

梯度：

时间(min)	A(%)	B(%)
0	95	5
7	60	40
8	60	40
8.5	95	5
12.0	95	5　　结束

（3）结果计算

$$\alpha\text{-酮戊二酸}(\%)=\frac{A_{样}\times W_{标}\times V_{样}}{A_{标}\times W_{样}\times V_{标}}\times100\%$$

$A_{标}$：标准品的峰面积

$A_样$：样品的峰面积

$V_样$：样品液的总体积（mL）

$V_标$：标准液的总体积（mL）

$W_样$：样品的质量（mg）

$W_标$：标准品的质量（mg）

5.8　氨基丁酸的测试方法

自 20 世纪 90 年代起，氨基丁酸（aminobutyric acid，GABA）被用于保健品，以改善睡眠质量。

氨基丁酸

从分子结构看氨基丁酸是极性分子，不易与反相柱起作用，所以保留时间很短。为了有效地分离氨基丁酸和其他杂质，本方法在移动相中加入辛磺酸与氨基丁酸形成离子对，以此来延长保留时间。移动相 pH 调节在 2.0 左右，确保氨基丁酸处于正离子状态。

（1）测试步骤

① 标准溶液的配制：称取 100 mg 氨基丁酸标准品，转入 100 mL 容量瓶中，加入 60 mL 水，振荡使标准品完全溶解，再加水定容，摇匀即可注射。

② 样品溶液的配制：称取粉碎的含有约 100 mg 氨基丁酸的样品，转入 100 mL 容量瓶中，加入 60 mL 水，振荡数分钟后，再超声 10 min，冷却后加水至刻度，摇匀，离心，取上层清液即可直接注射。

（2）UPLC 条件

色谱柱：Acquity UPLC® BEH C18，1.7 μm，2.1×150 mm

流速：0.4 mL/min

注射量：2 μL

UV 检测波长：210 nm

移动相 A：10 mmol/L 辛烷磺酸钠，pH 2.0

移动相 B：乙腈

移动相 A：移动相 B＝90∶10

（3）结果计算

$$氨基丁酸(\%)=\frac{A_样 \times W_标 \times V_样}{A_标 \times W_样 \times V_标} \times 100\%$$

$A_标$：标准品的峰面积

$A_样$：样品的峰面积

$V_样$：样品液的总体积(mL)

$V_标$：标准液的总体积(mL)

$W_样$：样品的质量(mg)

$W_标$：标准品的质量(mg)

5.9　烟酰胺腺嘌呤二核苷酸的测试方法

据最近研究，烟酰胺腺嘌呤二核苷酸(nicotinamid adenine dinucleotide，NADH)可能有抗衰老的功能，在保健品市场上也时有出现。

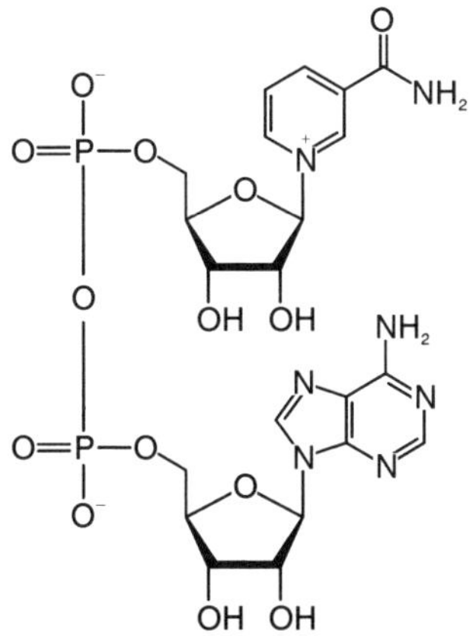

烟酰胺腺嘌呤二核苷酸

NADH 是极性分子，用反相柱来分离，移动相中有机溶剂的含量要低。

（1）测试步骤

① 标准液的配制：准确称取 10 mg NADH 标准品，转入 100 mL 容量瓶中，加入 60 mL 水，振荡使标准品完全溶解，加水至刻度，摇匀即可注射。

② 样品液的配制：称取粉碎的含有约 10 mg NADH 的样品，转入 100 mL 容量瓶中，加入 60 mL 水，振荡 5 min，超声 5 min，冷却后再加水至刻度，摇匀后离心，取上层清液即可注射。

（2）UPLC 条件

色谱柱：Acquity UPLC® HSS T3，1.8 μm，2.1×150 mm

流速：0.4 mL/min

柱温：45℃

注射量：1 μL

UV 检测波长：258 nm

移动相 A：0.1%磷酸水溶液

移动相 B：乙腈

移动相 A：移动相 B＝97：3

（3）结果计算

$$烟酰胺腺呤二核苷酸(\%)=\frac{A_{样}\times W_{标}\times V_{样}}{A_{标}\times W_{样}\times V_{标}}\times 100\%$$

$A_{标}$：标准品的峰面积

$A_{样}$：样品的峰面积

$V_{样}$：样品液的总体积（mL）

$V_{标}$：标准液的总体积（mL）

$W_{样}$：样品的质量（mg）

$W_{标}$：标准品的质量（mg）

5.10 植酸的测试方法

植酸（IP6）有广泛的用途，如食品行业中在油脂中加入植酸后可阻断氧化链，延长货架周期；在保健品行业中可作为癌症病人术后的保健品。

植酸

植酸是一个多价酸,在反相色谱中很难得到一个对称的峰,峰形往往会很宽,严重拖尾,甚至不能完全洗脱。同时植酸分子没有特征性的 UV 吸收,所以不能用 UV 检测器。这里介绍一个用反离子色谱-MS/MS 来测试植酸的方法。

如上所述,反相色谱或离子色谱都很难得到一个完美的峰,因为植酸是一个多价酸。但是用反离子色谱,即用阳离子交换柱而不是用阴离子交换柱(见第 1 章"仪器介绍"),用同性相斥的原理把植酸离子排斥出去,这样植酸峰保留时间是负的,也就是比中性的溶剂峰出来得还早。

由于植酸的酸度及价数与其他阴离子不同,被推斥的强度不同,所以出峰时间可能与其他阴离子不同。重要的是得到了一个对称的、可用作定量测试的峰。当然这个峰的纯度如何,是否与其他阴离子完全分开是一个问题,但高选择性的 MS/MS 解决了这个问题。

(1) 测试步骤

① 标准液的配制:准确称取 25 mg 植酸标准品,转入 100 mL 容量瓶中,加入 60 mL 水,再加入 1 mL 1∶5 盐酸,超声 2~5 min 直到全部溶解,再加水至刻度,摇匀。进一步用水稀释以得到 1 ppm、5 ppm、25 ppm 3 个不同浓度的标准液。

② 样品液的配制:称取一定量含有相当于 25 mg 植酸的样品,转入 100 mL 容量瓶中,加入 60 mL 水及 1 mL 1∶5 盐酸,超声 5 min,再加水至刻度,搅匀,离心,取上层清液,进一步稀释至约 5 ppm。

(2) 离子色谱条件

色谱柱:Dionex IonPac CS14,4×250 mm

流速:0.8 mL/min

移动相 A:0.1%甲酸水溶液

移动相 B：乙腈

移动相 A：移动相 B＝90∶10

MS/MS 的参数：

模式	MRM
极性	ES＋
通道驻留时间(sec)	－1.000
扫描时间(sec)	－1.000
质量跨度(Da)	0.0
启动时间(min)	0.0
结束时间(min)	3.0

Ch	母离子质量(Da)	子离子质量(Da)	离子驻留时间(s)	锥孔电压(V)	碰撞能量(eV)	通道驻留时间(s)	化合物
1	660.65	446.87	0.100	42.00	70.00	－1.000	IP6
2	660.65	464.81	0.100	42.00	66.00	－1.000	IP6
3	660.65	562.89	0.100	42.00	58.00	－1.000	IP6

（3）结果计算

注射 3 个不同浓度的标准液,建立工作曲线。

检查样品添加液的回收率,若回收率在控制范围内(见第 1 章"LC－MS/MS 的定性及定量测试"),则按以下公式计算。

$$植酸(\%) = \frac{C_样 \times V_样}{W_样 \times 1\,000 \times R} \times 100\%$$

$C_样$：样品的浓度(ppm),输入样品的总离数(TIC),从工作曲线上找到相应的浓度

$V_样$：样品溶液的总体积(mL)

$W_样$：样品的质量(mg)

1 000：微克转换到毫克

R：样品添加液的回收率

若回收率超出控制范围,则按第 1 章"LC－MS/MS 的定性及定量测试"的
步骤来进行。

5.11　地奥司明的测试方法

地奥司明(Diosmin)在有些欧洲国家属于处方药,在美国和其他一些国家则
归类于保健品,其主要功能是防止高血压和血管硬化。

地奥司明

地奥司明也是一种生物类黄酮苷,可以用柑橘生物类黄酮的测试方法一起
测试。但因为其特殊的医疗功能,所以通常将其分开单独测试。

(1) 测试步骤

① 标准液的配制:准确称取 10 mg 地奥司明标准品,转入 100 mL 容量瓶
中,加入 20 mL 二甲基亚砜/甲醇(50∶50)混合液,超声 10 min,待标准品完全
溶解后,加入甲醇至刻度,摇匀后即可注射。

② 样品液的配制:称取约含有 10 mg 地奥司明的样品,转入 100 mL 容量
瓶中,加入 20 mL 二甲基亚砜/甲醇(50∶50)混合液,超声 30 min,冷却后加入
甲醇至刻度,摇匀,离心后即可注射。

(2) UPLC 条件

色谱柱:Acquity UPLC® BEH C18,1.7 μm,2.1×150 mm

流速:0.4 mL/min

注射量:1 μL

UV 检测波长:345 nm

移动相 A:0.1%磷酸水溶液

移动相 B:乙腈

柱温:45℃

梯度：

时间(min)	A(%)	B(%)
0	90	10
3.0	80	20
4.0	50	50
4.8	50	50
5.0	90	10
7.0	90	10 结束

（3）结果计算

$$地奥司明(\%)=\frac{A_样\times W_标\times V_样}{A_标\times W_样\times V_标}\times100\%$$

$A_标$：标准品的峰面积

$A_样$：样品的峰面积

$V_样$：样品液的总体积(mL)

$V_标$：标准液的总体积(mL)

$W_样$：样品的质量(mg)

$W_标$：标准品的质量(mg)

5.12　脱氧表雄酮的测试方法

脱氧表雄酮(dehydroepiandrosterone，DHEA)的主要功能是提高记忆、减缓衰老。

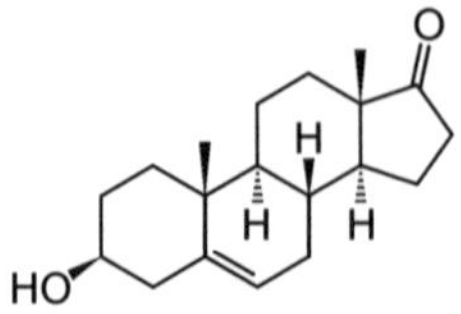

脱氧表雄酮

脱氧表雄酮是一个非极性分子,可用反相柱来测试。

（1）测试步骤

① 标准液的配制：准确称取 25 mg 脱氧表雄酮标准品，转入 100 mL 容量瓶中，加入 60 mL 甲醇，超声 10 min，待标准品完全溶解后，再加入甲醇至刻度，摇匀后即可注射。

② 样品液的配制：称取约含有 25 mg 脱氧表雄酮的粉碎了的样品，转入 100 mL 容量瓶中，加入 10 mL 水，超声 10 min，再加入 50 mL 乙醇，超声 15 min，冷却后加入甲醇至刻度，摇匀，离心后即可注射。

（2）UPLC 条件

色谱柱：Acquity UPLC® HSS Ts C18，1.8 μm，2.1×150 mm

流速：0.4 mL/min

注射量：1 μL

UV 检测波长：210 nm

移动相 A：0.1％磷酸水溶液

移动相 B：乙腈

柱温：45℃

梯度：

时间（min）	A(%)	B(%)
0	65	35
5.0	20	80
5.8	20	80
6.0	65	35
8.0	65	35　结束

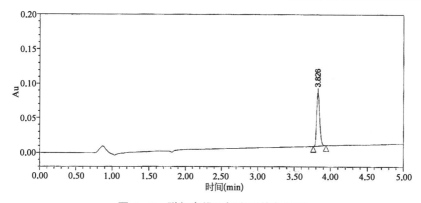

图 5－9　脱氧表雄酮标准品的色谱图

（3）结果计算

$$脱氧表雄酮(\%)=\frac{A_样\times W_标\times V_样}{A_标\times W_样\times V_标}\times100\%$$

$A_标$：标准品的峰面积

$A_样$：样品的峰面积

$V_样$：样品液的总体积(mL)

$V_标$：标准液的总体积(mL)

$W_样$：样品的质量(mg)

$W_标$：标准品的质量(mg)

5.13 3,3′-二吲哚基甲烷的测试方法

3,3′-二吲哚基甲烷(3,3′- diindolymethane)被认为有抗癌功能,主要来自蔬菜特别是花椰菜,分子结构如下：

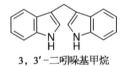

3，3′-二吲哚基甲烷

3,3′-二吲哚基甲烷是非极性化合物,可以用 C18 柱来分离和测试。

（1）测试步骤

① 标准液的配制：准确称取 10 mg 3,3′-二吲哚基甲烷标准品,转入 100 mL 容量瓶中,加入 60 mL 甲醇,振荡 5 min,待标准品完全溶解后,再加入甲醇至刻度,摇匀后即可注射。

② 样品液的配制：称取约含有 10 mg 3,3′-二吲哚基甲烷的粉碎了的样品,转入 100 mL 容量瓶中,加入 10 mL 水,超声 10 min,再加入 50 mL 甲醇,超声 10 min,摇匀,冷却后再加入甲醇至刻度,摇匀,离心后即可注射。

（2）UPLC 条件

色谱柱：Acquity UPLC® HSS T3 C18,1.8 μm,2.1×100 mm

柱温：45℃

流速：0.4 mL/min

注射量：1 μL

UV 检测波长：282 nm

移动相 A：0.1 磷酸水溶液

移动相 B：乙腈

梯度：

时间（min）	A(%)	B(%)
0	70	30
4	20	80
4.8	20	80
5.0	70	30
7.0	70	30　结束

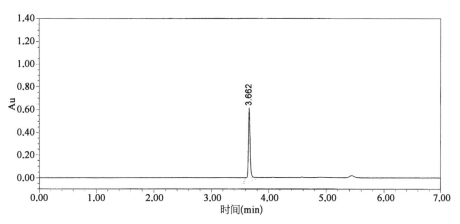

图 5‑10　3,3′‑二吲哚基甲烷标准液的色谱图

（3）结果计算

$$3,3'\text{-二吲哚基甲烷}(\%) = \frac{A_样 \times W_标 \times V_样}{A_标 \times W_样 \times V_标} \times 100\%$$

$A_标$：标准品的峰面积

$A_样$：样品的峰面积

$V_样$：样品液的总体积（mL）

$V_标$：标准液的总体积（mL）

$W_样$：样品的质量（mg）

$W_标$：标准品的质量（mg）

5.14　胆碱的测试方法

胆碱是强碱性的有机分子，没有双键，没有特征性的 UV 吸收，所以反相色谱- UV 检测器无法测试胆碱。

胆碱

从分子结构来看，胆碱在水溶液中应该是阳离子，所以可以用阳离子交换柱来把它和其他化合物分离；同时应具有电导性，所以可以用电导检测器来检测胆碱分子。本方法用阳离子交换柱连接电导检测器来测试胆碱。

（1）测试步骤

① 标准液的配制：准确称取 10 mg 胆碱标准品，转入 100 mL 容量瓶中，加水溶解后，再加水至刻度，摇匀。移取 2 mL 溶液至 10 mL 容量瓶中，加水至刻度，摇匀后即可注射。

② 样品液的配制：称取约含有 10 mg 胆碱的样品，转入 100 mL 容量瓶中，加入 60 mL 水，摇 15 min，超声 5 min，再加水至刻度，摇匀后离心 10 min。移取 2 mL 清液至 10 mL 容量瓶中，加水至刻度，摇匀后即可注射。

（2）离子色谱条件

色谱柱：Dionex IonPac®CS 14，4×250 mm

离子抑制器：Dionex CSRS 4 mm

离子抑制器电流：100 mA

洗脱液：40 mmol/L 甲磺酸

流速：1 mL/min

注射量：25 μL

走样时间：10 min 结束

（3）结果计算

$$胆碱(\%)=\frac{A_样 \times W_标 \times V_样}{A_标 \times W_样 \times V_标} \times 100\%$$

$A_标$：胆碱标准品的峰面积

$A_样$：样品的峰面积

$V_样$：样品液的总体积(mL)

$V_标$：标准液的总体积(mL)

$W_样$：样品的质量(mg)

$W_标$：标准品的质量(mg)

5.15　长春西汀的测试方法

长春西汀（vinpocetine）有扩张脑血管的功能，可改善脑循环，对记忆障碍、运动障碍患者有帮助。美国 FDA 没有批准长春西汀入药，只能作为保健品销售。

长春西汀

长春西汀是弱极性化合物，所以用反相柱就可以测试。

（1）测试步骤

① 标准液的配制：准确称取 10 mg 长春西汀标准品，转入 100 mL 容量瓶中，加入 60 mL 甲醇，摇 10 min，待标准品全部溶解，再加入甲醇至刻度，摇匀即可注射。

② 样品液的配制：称取约含有 10 mg 长春西汀粉碎了的样品，转入 100 mL 容量瓶中，加入 10 mL 水，振荡 5 min，超声 10 min，冷却后加入 60 mL 甲醇，超声 15 min，待冷却后再用甲醇定容，摇匀后离心 10 min，移取上层清液即可注射。

（2）UPLC 条件

色谱柱：Acquity UPLC® Phenyl，1.8 μm，2.1×150 mm

流速：0.4 mL/min

注射量：1 μL

UV 检测波长：270 nm

移动相 A：0.1%磷酸水溶液

移动相 B：乙腈

柱温：45℃

梯度：

时间(min)	A(%)	B(%)
0	80	20
5.0	50	50
5.8	50	50
6.0	80	20
8.0	80	20　　结束

（3）结果计算

$$长春西汀(\%) = \frac{A_样 \times W_标 \times V_样}{A_标 \times W_样 \times V_标} \times 100\%$$

$A_标$：长春西汀标准液的峰面积

$A_样$：样品液中长春西汀的峰面积

$V_样$：样品液的总体积(mL)

$V_标$：标准液的总体积(mL)

$W_样$：样品的质量(mg)

$W_标$：长春西汀标准品的质量(mg)

5.16 胆汁酸的测试方法

胆汁酸有两大类，一类是共轭胆汁酸（conjugated bile acids），有牛黄胆汁酸（taurocholic acid）、牛黄鹅胆汁酸（taurochenodeoxycholic acid）、牛黄去氧胆

酸（taurodeoxycholic acid）、甘氨胆酸（glycholic acid）、甘氨鹅去氧胆酸（glycochenodeoxycholic acid）；另一类是非共轭胆酸，有胆酸（cholic acid）和去氧胆酸（deoxycholic acid）等。

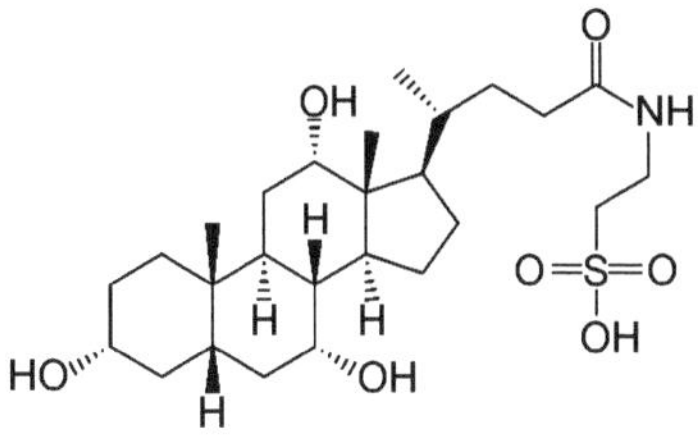

牛黄胆汁酸

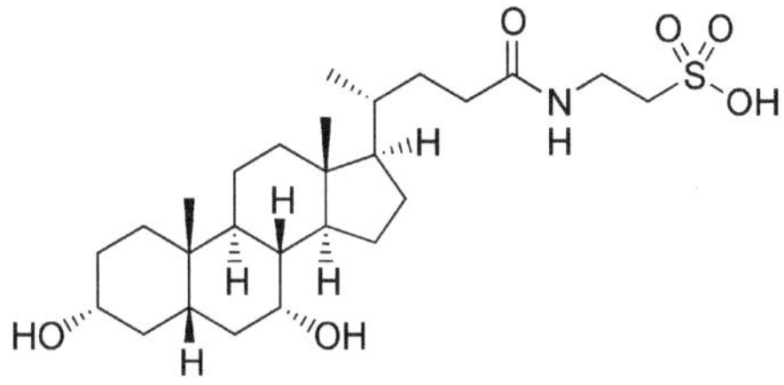

牛黄鹅胆汁酸

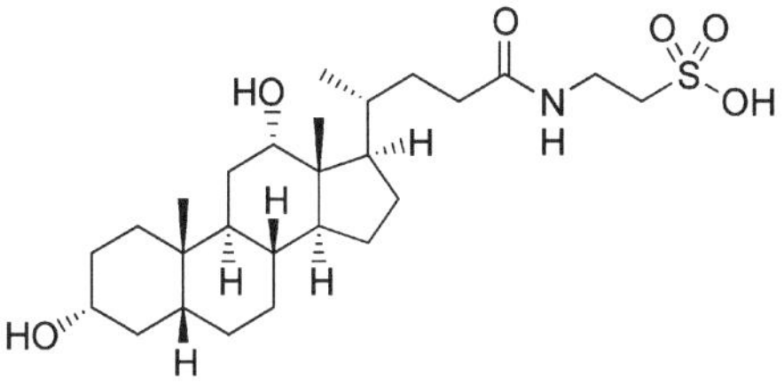

牛黄去氧胆酸

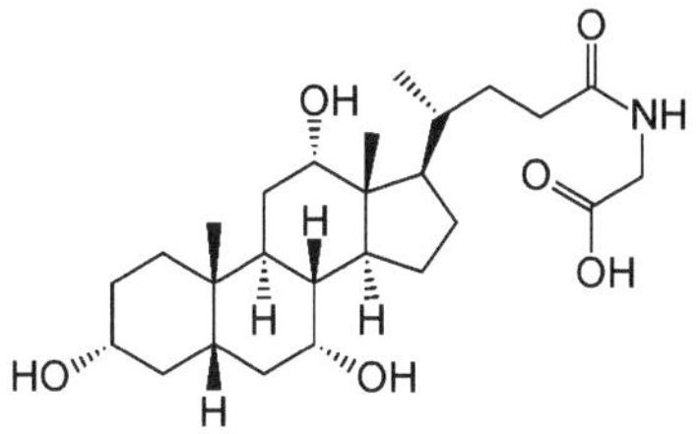

甘氨胆酸

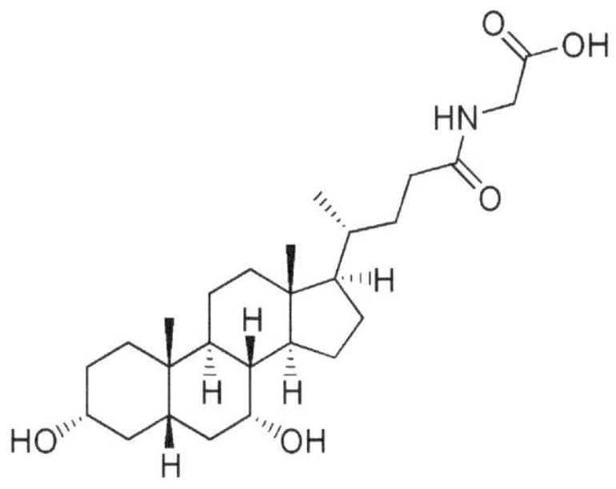

甘氨鹅去氧胆酸

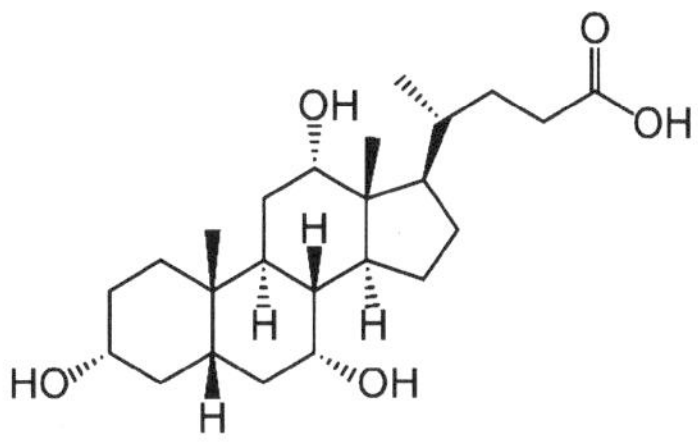

胆酸

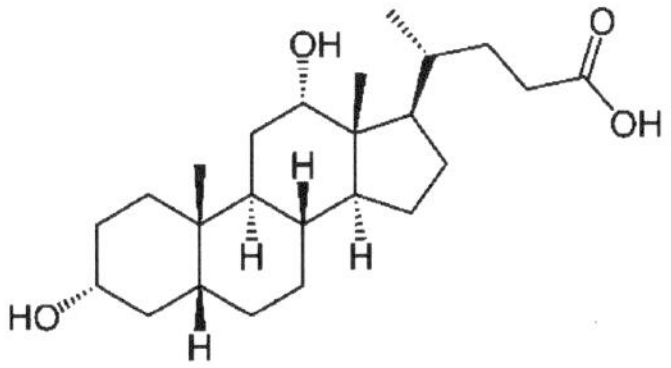

去氧胆酸

从以上分子结构可以看出胆汁酸都是非极性化合物，可以用 C18 柱来分离和定量测试。

（1）测试步骤

① 标准液的配制：以上每种胆汁酸分别准确称取 10 mg，转入 50 mL 容量

瓶中,加入 30 mL 甲醇,振荡 2 min,水浴超声至全部溶解,冷却后再加入甲醇至刻度,摇匀后即可注射。

② 样品液的配制：称取一定量相当于含有约 10 mg 胆酸的样品,转入 50 mL 容量瓶中,加入 5 mL 水,振荡 2 min,超声 5 min,再加入 30 mL 乙醇,超声 10 min,冷却后加入甲醇至刻度,摇匀,离心 10 min,取上层清液即可注射。

(2) UPLC 条件

色谱柱：Acquity UPLC® BEH C18,1.7 μm,2.1×150 mm

流速：0.4 mL/min

注射量：2 μL

UV 检测波长：210 nm

移动相 A：0.1%磷酸水溶液

移动相 B：乙腈

柱温：45℃

梯度：

时间(min)	A(%)	B(%)
0	85	15
10.0	45	55
10.2	30	70
10.8	30	70
11.0	85	15
13.0	85	15 结束

(3) 结果计算

$$每个单独的胆汁酸(\%)=\frac{A_样×W_标×V_样}{A_标×W_样×V_标}×100\%$$

$A_标$：相应标准品的峰面积

$A_样$：相应样品的峰面积

$V_样$：样品液的总体积(mL)

$V_标$：标准液的总体积(mL)

$W_样$：样品的质量(mg)

$W_\text{标}$：相应标准品的质量（mg）

总胆汁酸为所有单独的胆汁酸的总和。

5.17　4-甲基咪唑的测试方法

食品饮料及保健品中用的焦糖色素中可能会含有 4-甲基咪唑（methylimidazol）。4-甲基咪唑被认为有可能致癌。由于食品和饮料中焦糖色素含量比较低，所以可能存在的 4-甲基咪唑是微量或者痕量级的。为了提高测试的最低极限，本方法采用了 UPLC-MS/MS 的方法。

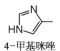

4-甲基咪唑

（1）测试步骤

① 标准液的配制：准确称取 10 mg 4-甲基咪唑标准品，转入 100 mL 容量瓶中，加入 60 mL 水，超声至标准品全部溶解，冷却后加入 0.1％甲酸水溶液至刻度，摇匀，标上"4-甲基咪唑原始溶液"。用水进一步稀释至 5 ppb、10 ppb、20 ppb、40 ppb，用 4 个浓度作工作曲线。

② 样品液的配制：根据样品要求达到的最低测试极限，称取一定量样品，转入 100 mL 容量瓶中，由于样品的量及体积可能很大，而且大部分成分可能不溶于水，所以用 100 mL 容量瓶来定容 100 mL 溶液是不准确的，因为里面固体体积可能很大。本方法用 50 mL 移液管，准确吸取 50 mL 水至装有样品的 100 mL 容置瓶中，摇 10 min，再超声 10 min，摇匀后离心，取 1.0 mL 转入 2 mL 注射瓶中，盖上盖子，标上"样品液"。另外再吸取 985 μL 离心过的样品液，转入另一个 2 mL 注射瓶中，加入 15 μL 1 ppm 的标准液，盖上盖子，摇匀，标上"添加样品液"。

（2）UPLC 条件

色谱柱：Acquity UPLC® HSS T3 C18，1.7 μm，2.1×150 mm

流速：0.4 mL/min

注射量：2 μL

移动相 A：20 mmol/L 醋酸铵水溶液,pH 4.0

移动相 B：乙腈

柱温：45℃

梯度：

时间(min)	A(%)	B(%)
0	95	5
1	95	5
5	70	30
6.5	60	40
7.2	60	40
7.5	95	5
10.0	95	5 结束

MS/MS 参数(来自 Watres TQS MS/MS)：

模式	MRM
极性	ES+
通道驻留时间(sec)	−1.000
扫描时间(sec)	−1.000
质量跨度(Da)	0.0
启动时间(min)	0.0
结束时间(min)	3.0

Ch	母离子质量(Da)	子离子质量(Da)	离子驻留时间(s)	锥孔电压(V)	碰撞能量(eV)	通道驻留时间(s)	化合物
1	82.97	28.15	0.050	56.00	14.00	−1.000	4-甲基咪唑
2	82.97	42.14	0.050	50.00	14.00	−1.000	4-甲基咪唑
3	82.97	56.06	0.050	38.00	12.00	−1.000	4-甲基咪唑

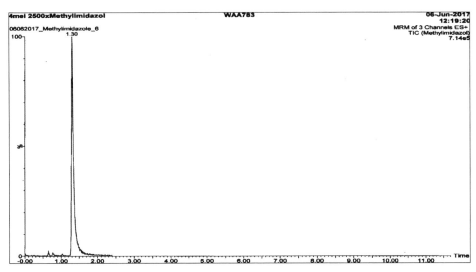

图 5 - 11 4 -甲基咪唑的总离子(TIC)色谱图

（3）结果计算

$$4\text{-甲基咪唑(ppb)}=\frac{C_{样}\times V}{W_{样}}$$

$C_{样}$：从工作曲线上得到的样品液的浓度（ppb）

$V_{样}$：样品液的总体积（mL）

$W_{样}$：样品的质量（g）

回收率计算：

$$回收率(\%)=\frac{C_3-C_2}{C_1}\times 100\%$$

C_1：实际添加浓度

C_2：测出的样品浓度

C_3：测出的样品添加后的浓度

若回收率好,就用回收率来校正计算结果：

$$实际结果=\frac{计算出的结果}{回收率}$$

若回收率不好,则按第 1 章"MS/MS 的定性及定量测试"的步骤来进行。

5.18　抗氧化值的测试方法

任何物质的抗氧化能力都可以通过与 Trolox 的抗氧化能力相比较而测得。在本方法中定量的单位被定义为"1 g 样品中含有 1 μmol Trolox 的抗氧化能力"，用符号 TEμmol/g 来表示。

在本方法中 2,2′-联氮-双(3-乙基苯甲酰胺-6-磺酸)二铵盐(即 ABTS)能转化成 ABTS^{*+} 游离基。ABTS^{*+} 最大 UV 吸收在 734 nm 处，吸收强度将因抗氧化剂的存在而下降。

(1) 溶液配制

① pH 7.4 缓冲溶液的配制：准确称取 6.8 g 磷酸二氢钾和 1.6 g 氢氧化钠，转入 1 000 mL 容量瓶中，加入 800 mL 水，超声至全部溶解。用磷酸和 0.1 mol/L 氢氧化钠溶液调节 pH 至 7.4，加水至刻度，摇匀。

② ABTS 溶液的配制：称取 384 mg ABTS 和 66.5 mg 过二硫酸，转入 100 mL 容量瓶中，加水溶解并定容，摇匀。避光保存 24 h。取 2 mL 该溶液至 100 mL 容量瓶中，加入 pH 7.4 缓冲溶液稀释至 100 mL，摇匀。

③ 标准溶液的配制：准确称取 74 mg 水溶维生素 E(Trolox)，转入 100 mL 容量瓶中，加入 20 mL 水和 20 mL 乙醇，超声 5 min，再加入乙醇至刻度，摇匀，用乙醇稀释 25 倍。

④ 样品溶液的配制：称取与标准液浓度相当的样品，转入 100 mL 容量瓶中，加入 20 mL 水和 20 mL 乙醇，超声 5 min，再用乙醇稀释至 100 mL，摇匀，离心 5 min，取清液，用乙醇稀释 25 倍。

(2) 操作顺序

	溶液 1(0.5 mL)	溶液 2(5 mL)
空白	乙醇	ABTS 溶液
标样	标准液	ABTS 溶液
样品	样品液	ABTS 溶液

摇匀后，将所有的反应试管放入 30℃ 水浴中 10 min。冷却后测 UV 在

734 nm 处的吸收强度。

（3）结果计算

$$TE(\mu mol/g)=\frac{(A_b-A)\times Ws\times V\times 10^6}{(A_b-As)\times Vs\times W\times 250.29}$$

A：样品液的 UV 吸收值

As：标准溶液的 UV 吸收值

A_b：空白溶液的 UV 吸收值

V：样品溶液的总体积（mL）

Vs：标准溶液的总体积（mL）

W：样品的质量（g）

Ws：标准品的质量（g）

250.29：Trolox 的相对分子质量

10^6：1 mol 转换成 1 μmol

结果单位：μmolTE/g

TE：Trolox

5.19　布洛芬的测试方法

布洛芬(ibuprofen)是消炎止痛的西药,有一定的副作用,特别是对患有心脏疾病的人。布洛芬被混在天然产品中,既没有标识,也不知道含量,长期作为天然保健品服用,将产生不良后果。本方法用于检测天然产品中含有的布洛芬,为了提高灵敏度及确定性,采用了 LC‐UV‐MS/MS 的方法。

布洛芬

（1）测试步骤

① 标准液的配制：准确称取 10 mg 布洛芬标准品,转入 50 mL 容量瓶中,加入约 30 mL 甲醇,超声至标准品全部溶解,冷却后加入甲醇至刻度,摇匀,标

上"布洛芬原始溶液"。用甲醇进一步稀释为 1 ppm、5 ppm、25 ppm，分别用 3 个浓度作工作曲线。

② 样品液的配制：根据样品要求达到的最低测试极限，称取一定量的样品，转移至 100 mL 容量瓶中，由于样品的量及体积可能很大，而且大部分成分可能不溶于水，所以用 100 mL 容量瓶来定容 100 mL 溶液是不准确的，因为里面可能有很大体积是固体。本方法用 10 mL 移液管，准确吸取 10 mL 水，转入装有样品的 100 mL 容量瓶中，超声 10 min，再加入 20 mL 乙醇和 20 mL 甲醇，超声 15 min，冷却后离心 5 min，取 1 mL 清液转入 2 mL 注射瓶中，盖上盖子，标上"样品液"。另吸取 990 μL 离心过的样品液，转入另一个 2 mL 注射瓶中，加入 10 μL 布洛芬原始标准溶液，盖上盖子，摇匀，标上"添加样品液"。

(2) UPLC 条件

色谱柱：Acquity UPLC® BEH Phenyl，1.7 μm，2.1×150 mm

流速：0.4 mL/min

注射量：2 μL

移动相 A：10 mmol/L 醋酸铵水溶液，pH 4.0

移动相 B：10 mmol/L 醋酸铵乙腈溶液

UV 检测波长：254 nm

柱温：45℃

梯度：

时间(min)	A(%)	B(%)
0	65	35
6	35	65
6.5	35	65
6.8	65	35
9.0	65	35

MS/MS 数据（只有一个离子对可用，数据来自 Waters TQS）：

极性：负

204.94→94

Dwell 0.200 second

Cone（V）16.00

Collision (eV) 10.00

（3）结果计算

$$布洛芬(ppm) = \frac{C_{样} \times V_{样}}{W_{样}}$$

$C_{样}$：样品液的浓度（ppm），从工作曲线上获得

$V_{样}$：样品液的总体积（mL）

$W_{样}$：样品的质量（g）

回收率计算：

$$回收率(\%) = \frac{C_3 - C_2}{C_1} \times 100\%$$

C_1：实际添加的浓度

C_2：测得的样品浓度

C_3：测得的添加样品浓度

用回收率来校正计算结果（见第 1 章"MS/MS 的定性及定量测试"）：

$$实际结果 = \frac{计算出的结果}{回收率}$$

如灵敏度够的话，结果也可以用 UV 信号来计算。

5.20　苯磷硫胺的测试方法

苯磷硫胺（benfotiamine）是维生素 B_1 的衍生物，比维生素 B_1 容易吸收，具有抗氧化、抗衰老的作用，也被认为对糖尿病人的治疗有帮助。

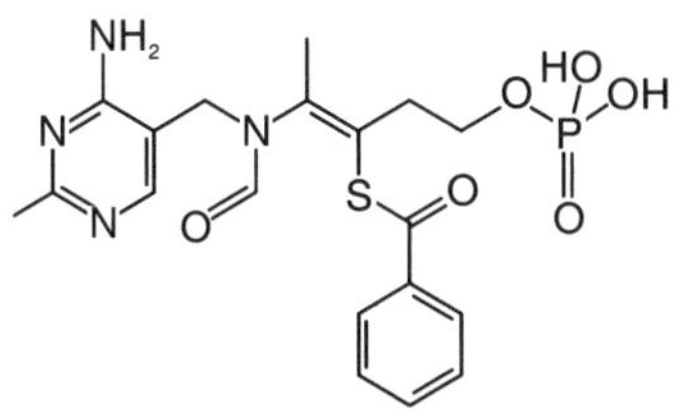

苯磷硫胺

（1）测试步骤

① 标准液的配制：准确称取 10 mg 苯磺硫胺标准品，转入 100 mL 容量瓶中，加入 60 mL 0.05 mol/L 氢氧化钠溶液，振荡 5 min，摇 15 min，确保标准品全部溶解，再加入 0.05 mol/L 氢氧化钠溶液至刻度，摇匀后即可注射。

② 样品液的配制：称取一定量碾碎的含有约 10 mg 苯磺硫胺的样品，转入 100 mL 容量瓶中，加入 60 mL 0.05 mol/L 氢氧化钠溶液，振荡 5 min，摇 15 min，再加入 0.05 mol/L 氢氧化钠溶液至刻度，摇匀后离心 5 min，吸取上层清液即可注射。

（2）UPLC 条件

色谱柱：Acquity UPLC® BEH C18，1.7 μm，2.1×150 mm

流速：0.4 mL/min

注射量：1.0 μL

UV 检测波长：244 nm

移动相 A：0.1% 磷酸水溶液

移动相 B：0.1% 磷酸乙腈溶液

柱温：45℃

梯度：

时间（min）	A(%)	B(%)
0	90	10
4	80	20
4.8	80	20
5.0	90	10
7.0	90	10

（3）结果计算

$$苯磺硫胺（\%）=\frac{A_样 \times W_标 \times V_样}{A_标 \times W_样 \times V_标} \times 100\%$$

$A_标$：标准品的峰面积

$A_样$：样品的峰面积

$V_标$：标准液的总体积（mL）

$V_样$：样品液的总体积(mL)

$W_样$：样品的质量(mg)

$W_标$：标准品的质量(mg)

5.21　依普黄酮的测试方法

依普黄酮(ipriflavone)可能对治疗骨质疏松有帮助。

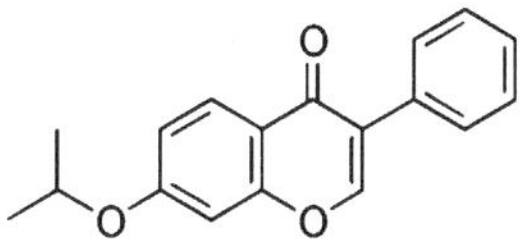

依普黄酮

依普黄酮是非极性化合物,可用反相 C18 柱子来分离和测试。

(1) 测试步骤

① 标准液的配制：准确称取 10 mg 依普黄酮标准品,转入 100 mL 容量瓶中,加入 60 mL 甲醇,超声至标准品全部溶解,冷却后再加入甲醇至刻度,摇匀后即可注射。

② 样品液的配制：称取一定量碾碎的含有约 10 mg 依普黄酮的样品,转入 100 mL 容量瓶中,加入 10 mL 水,超声 5 min,再加入 50 mL 乙醇,振荡 2 min,超声 15 min,冷却后加入甲醇至刻度,摇匀后离心 5 min,吸取上层清液即可注射。

(2) UPLC 条件

色谱柱：Acquity UPLC® BEH C18,1.7 μm,2.1×150 mm

流速：0.4 mL/min

注射量：1.0 μL

UV 检测波长：275 nm

移动相 A：0.1%磷酸水溶液

移动相 B：乙腈

柱温：45℃

梯度：

时间(min)	A(%)	B(%)
0	70	30
5.0	10	90
5.8	10	90
6.0	70	30
8.0	70	30

（3）结果计算

$$依普黄酮(\%)=\frac{A_样 \times W_标 \times V_样}{A_标 \times W_样 \times V_标} \times 100\%$$

$A_标$：标准品的峰面积

$A_样$：样品的峰面积

$V_标$：标准液的总体积(mL)

$V_样$：样品液的总体积(mL)

$W_样$：样品的质量(mg)

$W_标$：标准品的质量(mg)

5.22 白杨素的测试方法

白杨素(chrysine)也是一种黄酮,被认为有预防癌症的作用。

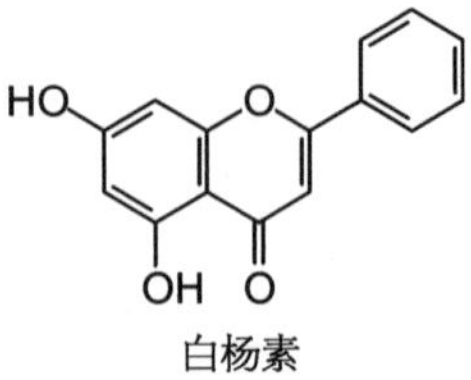

白杨素

（1）测试步骤

① 标准液的配制：准确称取 10 mg 白杨素标准品,转入 100 mL 容量瓶中,

加入 60 mL 二甲基亚砜/甲醇(50∶50)混合液,振荡至标准品全部溶解,再加入二甲基亚砜/甲醇(50∶50)混合液至刻度,摇匀后即可注射。

② 样品液的配制:称取一定量碾碎的含有约 10 mg 白杨素的样品,转入100 mL 容量瓶中,加入 60 mL 二甲基亚砜/甲醇(50∶50)混合液,振荡 2 min,超声 10 min,冷却后再加入二甲基亚砜/甲醇(50∶50)混合液至刻度,摇匀后离心5 min,吸取上层清液即可注射。

(2) UPLC 条件

色谱柱:Acquity UPLC® BEH C18,1.7 μm,2.1×150 mm

流速:0.4 mL/min

注射量:1.0 μL

UV 检测波长:268 nm

移动相 A:0.1%磷酸水溶液

移动相 B:乙腈

柱温:45℃

梯度:

时间(min)	A(%)	B(%)
0	80	20
5.0	40	60
5.8	40	60
6.0	80	20
8.0	80	20

(3) 结果计算

$$白杨素(\%)=\frac{A_{样}\times W_{标}\times V_{样}}{A_{标}\times W_{样}\times V_{标}}\times 100\%$$

$A_{标}$:标准品的峰面积

$A_{样}$:样品的峰面积

$V_{标}$:标准液的总体积(mL)

$V_{样}$:样品液的总体积(mL)

$W_样$：样品的质量(mg)

$W_标$：标准品的质量(mg)

5.23 泛硫乙胺的测试方法

泛硫乙胺(pantethine)能降低血液中的低密度胆固醇和甘油三酯,日服用剂量在 500~1 200 mg。

泛硫乙胺

从分子结构可以看出泛硫乙胺是碱性分子,若本方法在测试过程中遇到干扰,可考虑使用离子对移动相以延长保留时间,提高分离效果(见第 1 章"移动相的应用"),然后用反相色谱及 UV 检测器作定量测试。

(1) 测试步骤

① 标准液的配制：准确称取 20 mg 泛硫乙胺标准品,转入 100 mL 容量瓶中,加入 60 mL 水,振荡至标准品全部溶解,再加水至刻度,摇匀后即可注射。

② 样品液的配制：称取一定量碾碎的含有约 20 mg 泛硫乙胺的样品,转入 100 mL 容量瓶中,加入 60 mL 水,振荡 2 min,超声 10 min,再加水至刻度,摇匀后离心 5 min,吸取上层清液即可注射。

(2) UPLC 条件

色谱柱：Acquity UPLC® HSS T3,1.8 μm,2.1×150 mm

流速：0.4 mL/min

注射量：1.0 μL

UV 检测波长：211 nm

移动相 A：0.1%磷酸水溶液

移动相 B：乙腈

柱温：45℃

梯度：

时间(min)	A(%)	B(%)
0	90	10
3	70	30
3.8	70	30
4.0	90	10
6.0	90	10

（3）结果计算

$$泛硫乙胺(\%)=\frac{A_{样}\times W_{标}\times V_{样}}{A_{标}\times W_{样}\times V_{标}}\times100\%$$

$A_{标}$：标准品的峰面积

$A_{样}$：样品的峰面积

$V_{标}$：标准液的总体积(mL)

$V_{样}$：样品液的总体积(mL)

$W_{样}$：样品的质量(mg)

$W_{标}$：标准品的质量(mg)

5.24　肌醇烟酸酯的测试方法

肌醇烟酸酯(inositol hexanicotinate)有降低胆固醇、扩张血管的功能,可作为高胆固醇、冠心病的辅助治疗药物。肌醇烟酸酯能溶解于酸性的水溶液。

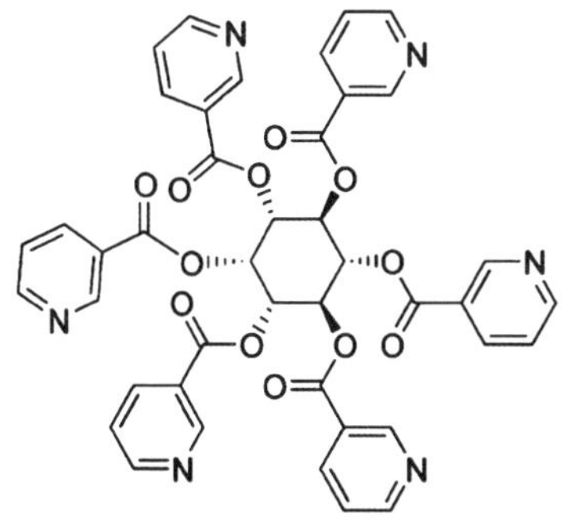

肌醇烟酸酯

从分子结构可以看出肌醇烟酸酯是碱性化合物,为了延长保留时间、提高分离效果,本方法使用了离子对的移动相(见第 1 章"移动相的应用"),然后用反相色谱及 UV 检测器作定量测试。

(1) 测试步骤

① 标准液的配制：准确称取 20 mg 肌醇烟酸酯标准品,转入 100 mL 容量瓶中,加入 60 mL 0.1 mol/L 盐酸,振荡至标准品全部溶解,再加水至刻度,摇匀后即可注射。

② 样品液的配制：称取一定量碾碎的含有约 20 mg 肌醇烟酸酯的样品,转入 100 mL 容量瓶中,加入 60 mL 0.1 mol/L 盐酸,振荡 2 min,超声 10 min,冷却后再加入 0.1 mol/L 盐酸至刻度,摇匀后离心 5 min,吸取上层清液即可注射。

(2) UPLC 条件

色谱柱：Acquity UPLC® HSS T3,1.8 μm,2.1×100 mm

流速：0.4 mL/min

注射量：1.0 μL

UV 检测波长：264 nm

移动相 A：10 mmol/L 己烷基磺酸,pH 3.30

移动相 B：乙腈

柱温：45℃

梯度：

时间(min)	A(%)	B(%)
0	70	30
3	55	45
3.8	55	45
4.0	70	30
6.0	70	30

(3) 结果计算

$$肌醇烟酸酯(\%)=\frac{A_样×W_标×V_样}{A_标×W_样×V_标}×100\%$$

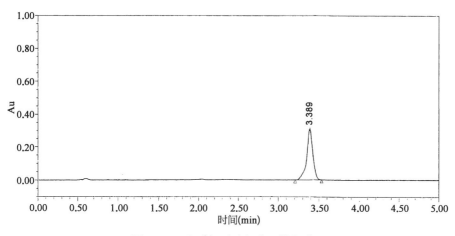

图 5 - 12　肌醇烟酸酯标准品的色谱图

$A_标$：标准品的峰面积

$A_样$：样品的峰面积

$V_标$：标准液的总体积（mL）

$V_样$：样品液的总体积（mL）

$W_样$：样品的质量（mg）

$W_标$：标准品的质量（mg）

5.25　腺苷甲硫氨酸的测试方法

腺苷甲硫氨酸（S-adenosyl-methionine，SAMe）是治疗忧郁症的辅助药物。

腺苷甲硫氨酸

从以上分子结构可见,腺苷甲硫氨酸是光学活性分子,有 S,S 和 R,S 等立体异构体,但有生物活性的仅仅是 S,S 构型。

腺苷甲硫氨酸本身不稳定,很容易分解。在选择标准品时一定要选择腺苷甲硫氨酸的对甲苯磺酸盐(S-(5′- adenosyl)-L-methionine *p*-toluenesulfonate salt, Sigma-Aldrich A2408)。腺苷甲硫氨酸在这种盐的形式下是比较稳定的。

腺苷甲硫氨酸-对甲苯磺酸盐

现在 AOAC 征召的 SAMe 测试方法要求能将 S,S 构型与其他构型相分离。本方法开发得早,不能分离立体异构体,只能测试总的腺苷甲硫氨酸含量。若用络合配位体交换方法(见第 1 章"固定相的种类"),可能可以将 S,S 和其他构型分开。

(1) 测试步骤

① 标准液的配制:准确称取 10 mg 腺苷甲硫氨酸-对甲苯磺酸盐标准品,转入 50 mL 容量瓶中,加入 30 mL 水,振荡至标准品全部溶解,再加水至刻度,摇匀后即可注射。

② 样品液的配制:称取一定量碾碎的含有约相当于 10 mg 腺苷甲硫氨酸-对甲苯磺酸盐所含的腺苷甲硫氨酸的样品,转入 50 mL 容量瓶中,加入 30 mL 水,振荡 2 min,摇 15 min,再加水至刻度,摇匀后离心 5 min,吸取上层清液即可注射。

(2) UPLC 条件

色谱柱:Acquity UPLC® BEH C18,1.7 *μ*m,2.1×150 mm

流速:0.4 mL/min

注射量:1 *μ*L

UV 检测波长:260 nm

移动相 A:10 mmol/L 己磺酸钠,pH 3.0

移动相 B:乙腈

柱温:45℃

梯度:

时间(min)	A(%)	B(%)
0	95	5
3.0	80	20

（续表）

时间（min）	A（%）	B（%）
3.5	80	20
4.0	50	50
4.8	50	50
5.5	95	5
8.0	95	5

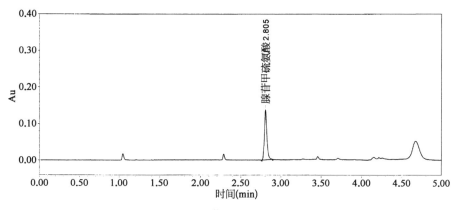

图 5‑13 腺苷甲硫氨酸的色谱图

（3）结果计算

$$腺苷甲硫氨酸（\%）=\frac{A_{样}\times W_{标}\times V_{样}\times C_{标}}{A_{标}\times W_{样}\times V_{标}}\times 100\%$$

$A_{标}$：标准品的峰面积

$A_{样}$：样品的峰面积

$V_{标}$：标准液的总体积（mL）

$V_{样}$：样品液的总体积（mL）

$W_{样}$：样品的质量（mg）

$C_{标}$：标准品的纯度（在腺苷甲硫氨酸-对甲苯磺酸盐中约含有 30%～40% 的腺苷甲硫氨酸，可查看标准品的测试证书）

5.26　辅酶 Q10 的测试方法

辅酶 Q10 是非极性分子,不溶于水。

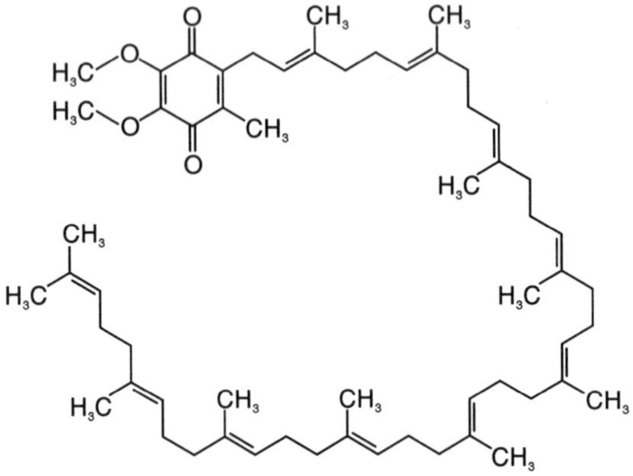

辅酶 Q10

(1) 测试步骤

① 标准液的配制：准确称取 5 mg 辅酶 Q10 标准品,转入 100 mL 容量瓶中,加入 20 mL 氯仿,超声至标准品全部溶解,再加入异丙醇至刻度,摇匀后即可注射。

② 样品液的配制：称取一定量碾碎的含有约 5 mg 辅酶 Q10 的样品,转入 100 mL 容量瓶中,加入 20 mL 氯仿,超声 10 min,冷却后加入异丙醇至刻度,摇匀后离心 5 min,吸取清液即可注射。

(2) HPLC 条件

色谱柱：Phenomenex LUNA C18(2),5 μm,4.6×250 mm,100 A

流速：1.0 mL/min

注射量：10 μL

UV 检测波长：274 nm

移动相：异丙醇/乙腈(70∶30)混合液

柱温：室温

15 min 结束

（3）结果计算

$$辅酶\,Q10(\%)=\frac{A_样\times W_标\times V_样}{A_标\times W_样\times V_标}\times 100\%$$

$A_标$：标准品的峰面积

$A_样$：样品的峰面积

$V_标$：标准液的总体积(mL)

$V_样$：样品液的总体积(mL)

$W_样$：样品的质量(mg)

$W_标$：标准品的质量(mg)

5.27　褪黑激素的测试方法

褪黑激素(melatonin)也叫松果腺素，可作为保健品用来改善睡眠。

褪黑激素

（1）测试步骤

① 标准液的配制：准确称取 10 mg 褪黑激素标准品，转入 100 mL 容量瓶中，加入 60 mL 甲醇，超声至标准品全部溶解，再加入甲醇至刻度，摇匀后即可注射。

② 样品液的配制：称取一定量碾碎的含有约 10 mg 褪黑激素的样品，转入 100 mL 容量瓶中，加入 10 mL 水，超声 5 min，再加入 50 mL 乙醇，超声 10 min，冷却后加入甲醇至刻度，摇匀后再离心 5 min，吸取清液即可注射。

（2）UPLC 条件

色谱柱：Acquity UPLC® HSS T3,1.8 μm,2.1×150 mm

流速：0.4 mL/min

注射量：1 μL

UV 检测波长：280 nm

移动相 A：水

移动相 B：乙腈

柱温：45℃

梯度：时间(min)	A(%)	B(%)
0	80	20
3.5	60	40
3.8	60	40
4.0	80	20
6.0	80	20

（3）结果计算

$$褪黑激素(\%) = \frac{A_{样} \times W_{标} \times V_{样}}{A_{标} \times W_{样} \times V_{标}} \times 100\%$$

$A_{标}$：标准品的峰面积

$A_{样}$：样品的峰面积

$V_{标}$：标准液的总体积(mL)

$V_{样}$：样品液的总体积(mL)

$W_{样}$：样品的质量(mg)

$W_{标}$：标准品的质量(mg)

5.28 异牡荆苷的测试方法

异牡荆苷(isovitexin)可用来制备抗缺氧以及预防、治疗口腔溃疡的保健品。

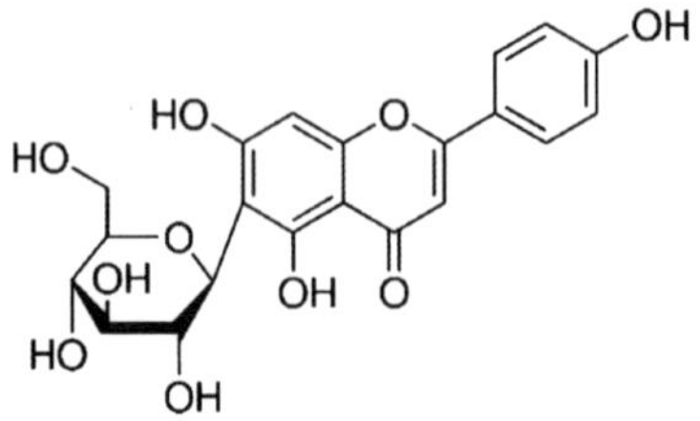

异牡荆苷

（1）测试步骤

① 标准液的配制：准确称取 10 mg 异牡荆苷标准品，转入 100 mL 容量瓶中，加入 60 mL 甲醇，超声至标准品全部溶解，再加入甲醇至刻度，摇匀后即可注射。

② 样品液的配制：称取一定量碾碎的含有约 10 mg 异牡荆苷的样品，转入 100 mL 容量瓶中，加入 10 mL 水，超声 5 min，再加入 50 mL 乙醇，超声 10 min，冷却后加入甲醇至刻度，摇匀后离心 5 min，吸取清液即可注射。

（2）UPLC 条件

色谱柱：Acquity UPLC® BEH C18，1.7 μm，2.1×150 mm

流速：0.4 mL/min

注射量：1 μL

UV 检测波长：338 nm

移动相 A：0.1％磷酸水溶液

移动相 B：乙腈

柱温：45℃

梯度：

时间（min）	A（％）	B（％）
0	90	10
4.0	70	30
4.8	40	60
5.8	40	60
6.0	90	10
8.0	90	10

（3）结果计算

$$异牡荆苷（\%）=\frac{A_样×W_标×V_样}{A_标×W_样×V_标}×100\%$$

$A_标$：标准品的峰面积

$A_样$：样品的峰面积

$V_标$：标准液的总体积（mL）

$V_样$：样品液的总体积(mL)

$W_样$：样品的质量(mg)

$W_标$：标准品的质量(mg)

5.29 鱼油中 ω-3 的测试方法

鱼油中的 ω-3 主要有二十碳五烯酸(eicosapentaenoic，EPA)和二十二碳六烯酸(docosahexaenoic，DHA)两种。

二十碳五烯酸

二十二碳六烯酸

鱼油中的 ω-3 不是游离的脂肪酸，而是脂肪酸酯。为了要测游离的脂肪酸，样品先要在碱性的乙醇中水解。水解后得到的游离 ω-3 脂肪酸可以用反相色谱来分离和定量测试。

ω-3 脂肪酸可以像其他脂肪酸一样用气相色谱来测试。这里介绍的是 UPLC-UV 的方法，优点是比气相色谱方法快。

（1）测试步骤

① 标准液的配制：准确称取 5 mg 二十碳五烯酸和 25 mg 二十二碳六烯酸标准品，转移至 100 mL 容量瓶中，加入 60 mL 乙醇，振荡至标准品全部溶解，再加乙醇至刻度，摇匀后即可注射。

② 样品液的配制：称取一定量碾碎的含有约 5 mg 二十碳五烯酸或 25 mg 二十二碳六烯酸的样品(或均匀的液体样品)，转入 100 mL 锥形瓶中，加入 30 mL 乙醇和 800 mg 氢氧化钠，在 60℃的水浴中超声 40 min 或直到氢氧化钠全部溶解，冷却后转入 100 mL 容量瓶中，用少量乙醇清洗锥形瓶数次，将所有的清洗液全部

转入容量瓶中,再加入乙醇至刻度,摇匀后离心 5 min,吸取上层清液即可注射。

（2）UPLC 条件

色谱柱：Acquity UPLC® BEH Phenyl,1.8 μm,2.1×150 mm

流速：0.4 mL/min

注射量：1.0 μL

UV 检测波长：211 nm

移动相 A：0.1%磷酸水溶液

移动相 B：乙腈

柱温：45℃

梯度：

时间(min)	A(%)	B(%)
0	70	30
10	25	75
10.8	25	75
11.0	70	30
14.0	70	30

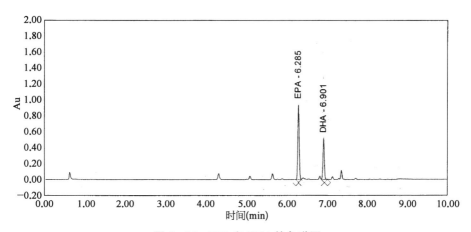

图 5-14　EPA 和 DHA 的色谱图

（3）结果计算

$$二十碳五烯酸(\%)=\frac{A_{样}\times W_{标}\times V_{样}}{A_{标}\times W_{样}\times V_{标}}\times100\%$$

$A_标$：二十碳五烯酸标准品的峰面积

$A_样$：样品中二十碳五烯酸的峰面积

$V_标$：标准液的总体积（mL）

$V_样$：样品液的总体积（mL）

$W_样$：样品的质量（mg）

$W_标$：二十碳五烯酸标准品的质量（mg）

二十二碳六烯酸的计算同上。

5.30 N,N-二甲乙醇胺的测试方法

N,N-二甲乙醇胺（dimethylethanolamine，DMAE）是胆碱的前驱物，在体内与胆碱互补。

N,N-二甲乙醇胺

从以上分子结构可以看出 N,N-二甲乙醇胺是强碱性化合物，与胆碱一样也可以用阳离子交换柱加以分离及用电导检测器作定量测试。

（1）测试步骤

① 标准液的配制：准确称取 5 mg N,N-二甲乙醇胺标准品，转入 200 mL 容量瓶中，加入 120 mL 水，振荡至标准品全部溶解，再加水至刻度，摇匀后即可注射。

② 样品液的配制：称取一定量碾碎的含有约 5 mg N,N-二甲乙醇胺的样品，转入 200 mL 容量瓶中，加入 120 mL 水，超声 10 min，冷却后再加水至刻度，摇匀后离心 5 min，吸取清液即可注射。

（2）IC 条件

色谱柱：IonPac® CS 14，4×250 mm

离子抑制器：Dionex CSRS Suppressor（4 mm）

离子抑制器电流：120 mA

流速：1.0 mL/min

洗脱液：40 mmol/L 甲磺酸

注射量：25 μL

柱温：30℃

（3）结果计算

$$N,N\text{-}二甲乙醇胺(\%)=\frac{A_样\times W_标\times V_样}{A_标\times W_样\times V_标}\times100\%$$

$A_标$：N,N-二甲乙醇胺标准品的峰面积

$A_样$：样品的峰面积

$V_标$：标准液的总体积(mL)

$V_样$：样品液的总体积(mL)

$W_样$：样品的质量(mg)

$W_标$：N,N-二甲乙醇胺标准品的质量(mg)

5.31　5-羟基色氨酸的测试方法

5-羟基色氨酸(5-hydroxytrytophan，5-HTP)在有些国家被归为药物，但在美国、加拿大等国家被归为保健品，对改善睡眠及忧郁症的治疗有辅助作用。

5-羟基色氨酸

5-羟基色氨酸是一种氨基酸，酸性条件下带正电，可与移动相的己烷基磺酸在移动相中形成离子对，以此来延长保留时间，改善峰形，提高分辨率，得到更好的分离效果。

（1）测试步骤

① 标准液的配制：准确称取 5 mg 5-羟基色氨酸标准品，转入 100 mL 容量瓶中，加入 60 mL 甲醇/水(80∶20)混合液，振荡至标准品全部溶解，再加入甲醇/水(80∶20)混合液至刻度，摇匀后即可注射。

② 样品液的配制：称取一定量碾碎的或均匀的含有约 5 mg 5-羟基色氨酸的样品，转入 100 mL 容量瓶中，加入 10 mL 水，超声 5 min，再加入 50 mL 甲醇，超声 15 min，冷却后再加入甲醇至刻度，摇匀后离心 5 min，吸取上层清液即可注射。

（2）HPLC 条件

色谱柱：Supelcosil Discovery RP-Amide C16，4.6×150 mm，或相似的 C18 柱子

流速：1.0 mL/min

注射量：10.0 μL

UV 检测波长：280 nm

移动相 A：10 mmol/L 己烷基磺酸钠水溶液，pH 2.0

移动相 B：乙腈

柱温：室温

梯度：

时间(min)	A(%)	B(%)
0	95	5
1.0	95	5
10.0	60	40
11.0	60	40
11.5	95	5
15.0	95	5

（3）结果计算

$$5\text{-羟基色氨酸}(\%) = \frac{A_{样} \times W_{标} \times V_{样}}{A_{标} \times W_{样} \times V_{标}} \times 100\%$$

$A_{标}$：标准品的峰面积

$A_{样}$：样品的峰面积

$V_{标}$：标准液的总体积(mL)

$V_{样}$：样品液的总体积(mL)

$W_{样}$：样品的质量(mg)

$W_{标}$：标准品的质量(mg)

5.32　依布硒啉的测试方法

依布硒啉(ebselen)是合成的有机硒化合物,有消炎和抗氧化的功能。

依布硒啉

(1) 测试步骤

① 标准液的配制:准确称取 5 mg 依布硒啉标准品,转入 100 mL 容量瓶中,加入 60 mL 甲醇,振荡至标准品全部溶解,再加入甲醇至刻度,摇匀后即可注射。

② 样品液的配制:称取一定量碾碎的含有约 5 mg 依布硒啉的样品,转入 100 mL 容量瓶中,加入 10 mL 水,超声 5 min,再加入 50 mL 甲醇,超声 15 min,冷却后再加入甲醇至刻度,摇匀后离心 5 min,吸取清液即可注射。

(2) HPLC 条件

依布硒啉是碱性化合物,为了不让它与固定相硅胶表面的硅羟基(silicanol)起作用,引起色谱峰的拖尾,这里用了 C16 Amide 柱。

由于在 C16 的底部有碱性的酰胺基团,使碱性的依布硒啉不能靠近硅胶表面,避免依布硒啉与硅胶表面羟基产生不规则的作用力。

如没有 C16 Amide 柱,可在移动相里加入 10 mmol/L 的己烷基磺酸盐作为离子对,也可以起到同样的效果。

色谱柱:Supelcosil Discovery RP-Amide C16,4.6×150 mm

流速:1.0 mL/min

注射量:10.0 μL

UV 检测波长:325 nm

移动相 A:0.1%磷酸水溶液

移动相 B:甲醇

柱温:室温

梯度：

时间(min)	A(%)	B(%)
0	60	40
1.0	60	40
8	10	90
10.0	10	90
10.5	60	40
15.0	95	5

（3）结果计算

$$依布硒啉(\%)=\frac{A_{样} \times W_{标} \times V_{样}}{A_{标} \times W_{样} \times V_{标}} \times 100\%$$

$A_{标}$：标准品的峰面积

$A_{样}$：样品的峰面积

$V_{标}$：标准液的总体积(mL)

$V_{样}$：样品液的总体积(mL)

$W_{样}$：样品的质量(mg)

$W_{标}$：标准品的质量(mg)

5.33 对苯二酚的测试方法

对苯二酚(hydroquinone)有一定的还原性,可用于化妆品生产,但同时也有较大的毒性。

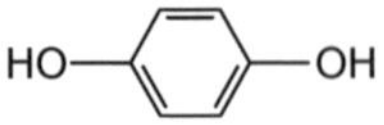

对苯二酚

（1）测试步骤

① 标准液的配制：准确称取 5 mg 对苯二酚标准品,转入 100 mL 容量瓶

中,加入 60 mL 温水,振荡至标准品全部溶解,冷却后再加水至刻度,摇匀后即可注射。

② 样品液的配制:称取一定量碾碎的含有约 5 mg 对苯二酚的样品,转入 100 mL 容量瓶中,加入 60 mL 温水,超声 10 min,冷却后再加水至刻度,离心 5 min,吸取清液即可注射。

（2）UPLC 条件

色谱柱:Acquity UPLC® HSS T3,1.8 μm,2.1×150 mm

流速:0.4 mL/min

注射量:1.0 μL

UV 检测波长:254 nm

移动相 A:0.1%磷酸水溶液

移动相 B:0.1%磷酸乙腈溶液

柱温:45℃

梯度:

时间（min）	A（%）	B（%）
0	97	3
5	80	20
6.0	80	20
6.5	97	3
9.0	97	3

（3）结果计算

$$对苯二酚(\%) = \frac{A_{样} \times W_{标} \times V_{样}}{A_{标} \times W_{样} \times V_{标}} \times 100\%$$

$A_{标}$:标准品的峰面积

$A_{样}$:样品的峰面积

$V_{标}$:标准液的总体积（mL）

$V_{样}$:样品液的总体积（mL）

$W_{样}$:样品的质量（mg）

$W_{标}$:标准品的质量（mg）

5.34 硫辛酸的测试方法

硫辛酸(α-lipoic acid)具有抗氧化、防衰老的功效,被用作保健品的原料。

硫辛酸

(1) 测试步骤

① 标准液的配制：准确称取 10 mg 硫辛酸标准品,转入 100 mL 容量瓶中,加入 60 mL 甲醇,超声至标准品全部溶解,再加入甲醇至刻度,摇匀后即可注射。

② 样品液的配制：称取一定量碾碎的含有约 10 mg 硫辛酸的样品,转入 100 mL 容量瓶中,加入 10 mL 水,超声 5 min,再加入 50 mL 乙醇,超声 15 min,冷却后加入甲醇至刻度,摇匀,离心 5 min,吸取清液即可注射。

(2) UPLC 条件

色谱柱：Acquity UPLC® HSS Ts C18,1.7 μm,2.1×100 mm

流速：0.4 mL/min

注射量：2.0 μL

UV 检测波长：333 nm

移动相 A：0.1%磷酸水溶液

移动相 B：0.1%磷酸乙腈溶液

柱温：45℃

梯度：

时间(min)	A(%)	B(%)
0	70	30
3	45	55
3.8	45	55
4.0	70	30
6.0	70	30

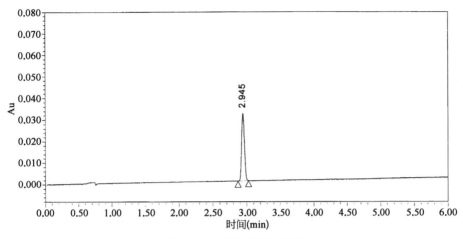

图 5 - 15　硫辛酸的色谱图

（3）结果计算

$$硫辛酸(\%)=\frac{A_样 \times W_标 \times V_样}{A_标 \times W_样 \times V_标} \times 100\%$$

$A_标$：标准品的峰面积

$A_样$：样品的峰面积

$V_标$：标准液的总体积（mL）

$V_样$：样品液的总体积（mL）

$W_样$：样品的质量（mg）

$W_标$：标准品的质量（mg）

5.35　5-磷酸吡哆醛的测试方法

5-磷酸吡哆醛（pyridoxal - 5 - phosphate，P5P）是维生素 B_6（pyridoxin）体现生物活性的一种形式。

5-磷酸吡哆醛

357

5-磷酸吡哆醛是极性分子,等电点大约在 2.9。为了延长保留时间,可有 3 个选择:一是把移动相 pH 调节至等电点 2.9,使 5-磷酸吡哆醛成为中性分子,增强与反相色谱柱的作用力,延长保留时间;二是把移动相 pH 调节至≥5,再在移动相 A 中加入 5 mmol/L 4-丁基铵盐做离子对,与带负电的 5-磷酸吡哆醛形成离子对;三是将移动相 A 的 pH 调节至≤1.5,在移动相 A 中加入 10 mmol/L 己烷基磺酸钠做离子对,与带正电的 5-磷酸吡哆醛形成离子对,延长保留时间。

可根据实际样品来选择最适合的条件,下面介绍第一种方法。

(1) 测试步骤

① pH 2.9 缓冲液的配制:称取 1.38 g 磷酸二氢钾,转移至 1 000 mL 容量瓶中,加入 600 mL 水,水浴超声至全部溶解。用 0.1 mol/L 盐酸和 0.01 mol/L 氢氧化钠溶液调节 pH 为 2.9,加水至刻度,摇匀,过滤。

② 标准液的配制:准确称取 10 mg 5-磷酸吡哆醛标准品,转入 100 mL 容量瓶中,加入 60 mL 0.1 mol/L 盐酸,振荡至标准品全部溶解,再加入 0.1 mol/L 盐酸至刻度,摇匀后即可注射。

③ 样品液的配制:称取一定量碾碎的含有约 10 mg 5-磷酸吡哆醛的样品,转入 100 mL 容量瓶中,加入 60 mL 0.1 mol/L 盐酸,振荡 2 min,超声 10 min,冷却后再加入 0.1 mol/L 盐酸至刻度,摇匀,离心 5 min,吸取清液即可注射。

(2) UPLC 条件

色谱柱:Acquity UPLC® HSS T3,1.8 μm,2.1×150 mm

流速:0.4 mL/min

注射量:1 μL

UV 检测波长:295 nm

移动相 A:pH 2.9 缓冲液

移动相 B:乙腈

柱温:45℃

梯度:

时间(min)	A(%)	B(%)
0	97	3
1.0	97	3
7.0	70	30

（续表）

时间（min）	A(%)	B(%)
8.0	60	40
8.5	97	3
10.5	97	3

（3）结果计算

$$5-\text{磷酸吡哆醛}(\%) = \frac{A_样 \times W_标 \times V_样}{A_标 \times W_样 \times V_标} \times 100\%$$

$A_标$：标准品的峰面积

$A_样$：样品的峰面积

$V_标$：标准液的总体积（mL）

$V_样$：样品液的总体积（mL）

$W_样$：样品的质量（mg）

$W_标$：标准品的质量（mg）

5.36　维生素 C 棕榈酸酯的测试方法

维生素 C 棕榈酸酯与维生素 C 一样，是一种抗氧化剂。而与维生素 C 不同的是，维生素 C 棕榈酸酯是脂溶性的，可以加入油脂类产品和食品中，以防止被氧化。

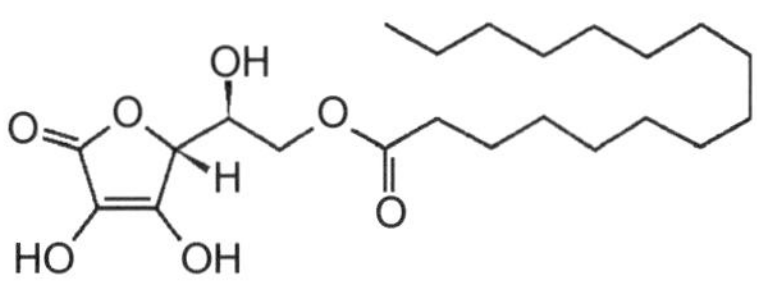

维生素C棕榈酸酯

（1）测试步骤

① 标准液的配制：准确称取 10 mg 维生素 C 棕榈酸酯标准品，转入 100 mL 容量瓶中，加入 60 mL 甲醇，超声至标准品全部溶解，再加入甲醇至刻度，摇匀后即可注射。

② 样品液的配制：称取一定量碾碎的含有约 10 mg 维生素 C 棕榈酸酯的样品,转入 100 mL 容量瓶中,加入 10 mL 水,超声 5 min,再加入 50 mL 乙醇,超声 10 min,冷却后再加入甲醇至刻度,摇匀,离心 5 min,吸取清液即可注射。

(2) UPLC 条件

色谱柱：Acquity UPLC® BEH Phenyl,1.7 μm,2.1×150 mm

流速：0.4 mL/min

注射量：2 μL

UV 检测波长：243 nm

移动相 A：0.1%磷酸水溶液

移动相 B：0.1%磷酸乙腈溶液

柱温：45℃

梯度：

时间(min)	A(%)	B(%)
0	50	50
3.0	10	90
3.8	10	90
4.0	50	50
6.0	50	50

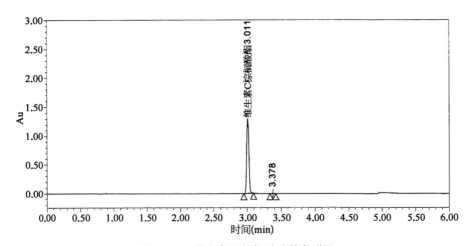

图 5-16 维生素 C 棕榈酸酯的色谱图

（3）结果计算

$$维生素 C 棕榈酸酯（\%）=\frac{A_样 \times W_标 \times V_样}{A_标 \times W_样 \times V_标} \times 100\%$$

$A_标$：标准品的峰面积

$A_样$：样品的峰面积

$V_标$：标准液的总体积（mL）

$V_样$：样品液的总体积（mL）

$W_样$：样品的质量（mg）

$W_标$：标准品的质量（mg）

5.37　共轭亚油酸的测试方法

共轭亚油酸（conjugated linoleic acid）在保健品业界被认为有抗癌功能，实际上尚没有足够的科学根据支持这一观点。

共轭亚油酸

（1）测试步骤

① 标准液的配制：准确称取 100 mg 共轭亚油酸标准品，转入 100 mL 容量瓶中，加入 60 mL 异丙醇，超声 2 min，再加入异丙醇至刻度，摇匀后即可注射。

② 样品液的配制：称取一定量碾碎的含有约 100 mg 共轭亚油酸的样品，转入 100 mL 容量瓶中，加入 10 mL 温水，超声 10 min，再加入 60 mL 异丙醇/氯仿（50：50）混合液，超声 15 min，冷却后再加入异丙醇至刻度，摇匀，离心 5 min，吸取清液即可注射。

（2）UPLC 条件

色谱柱：Acquity UPLC® BEH Phenyl，1.8 μm，2.1×150 mm

流速：0.4 mL/min

注射量：2 μL

UV 检测波长：232 nm

移动相 A：0.1％磷酸水溶液

移动相 B：甲醇

柱温：45℃

梯度：

时间（min）	A（％）	B（％）
0	35	65
4.5	5	95
5.5	5	95
6.0	35	65
8.0	35	65

（3）结果计算

$$共轭亚油酸（\%）=\frac{A_样 \times W_标 \times V_样}{A_标 \times W_样 \times V_标} \times 100\%$$

$A_标$：标准品的峰面积

$A_样$：样品的峰面积

$V_标$：标准液的总体积（mL）

$V_样$：样品液的总体积（mL）

$W_样$：样品的质量（mg）

$W_标$：标准品的质量（mg）

5.38　多酚化合物的测试方法

多酚化合物与福林酚（folin-ciocalteu）试剂发生反应后溶液显蓝色，颜色的强度与多酚分子上的羟基成正比。由样品溶液在 760 nm 波长（蓝色）处吸收强度与标准液在该处的吸收强度的比值,就可以算出样品液的浓度。

该方法有一定的局限性。第一,在定性方面,福林酚不仅能与多酚类化合物反应显蓝色,还能与其他一些还原剂发生反应显蓝色,所以该方法选择性不强。第二,在定量方面,由于多酚化合物的羟基数不与相对分子质量呈线性关系。比如本方法所用的标准品是没食子酸,相对分子质量为 170,羟基数为 3;而鞣花酸相对分子质量为 302,羟基数为 4,所以定量计算也会有偏差。但作为工业界一个约定俗成的方法,也被广泛地使用。

(1)测试步骤

① 试剂:

没食子酸(gallic acid)标准品

福林酚试剂(2 mol/L)　　　　　　Sigma F9252

20％碳酸钠溶液:50 g 无水碳酸钠经超声溶解于 200 mL 水中。

② 标准液的配制:准确称取 25 mg 没食子酸标准品,转入 50 mL 容量瓶中,加入 30 mL 水溶解标准品,然后加水至刻度,摇匀。

③ 样品液的配制:称取一定量约含有 25 mg 多酚化合物的样品,转入 50 mL 容量瓶中,加入 30 mL 水,超声 5 min,若需要可以延长至 10 min,冷却后再加水至刻度,摇匀。去掉瓶颈部分的液体,然后离心或过滤 10 mL 溶液。

④ 氧化反应:分别移取 1 mL 水、1 mL 标准液和 1 mL 样品液至 3 个不同的 100 mL 容量瓶中,在每个容量瓶中加入约 50 mL 水,摇匀,加入 5 mL 福林酚试剂和 15 mL 20％碳酸钠溶液,再加水至刻度,摇匀后放置 2 h。

(2)用紫外/可见光谱仪来测定以上溶液在 760 nm 处的吸收值

(3)结果计算

$$多酚化合物(按没食子酸计算,\%)=\frac{(A_样-A_空)\times V_样\times W_标}{(A_标-A_空)\times V_标\times W_样}\times 100\%$$

$A_样$:样品液在 760 nm 处的吸收值

$A_标$:标准液在 760 nm 处的吸收值

$A_空$:空白液在 760 nm 处的吸收值

$V_样$:样品液的总体积(mL)

$V_标$:标准液的总体积(mL)

$W_样$:样品的质量(mg)

$W_标$:标准品的质量(mg)

5.39 原花青素的测试方法

原花青素(proanthocyanidins)是 3 个以上的茶多酚或茶多酚没食子酯的聚合体。因为原花青素结构复杂,很难找到一个共同的标准品来衡量各个不同的原花青素,工业界常用的方法是 Poter's 方法,该方法的最后结果用 Poter's 值(PVU)来表达。

(1) 测试步骤

① 溶剂 A 的配制：95 mL 丁醇加 5 mL 浓盐酸,摇匀。

② 溶剂 B 的配制：在 100 mL 水中溶解 2 g 硫酸铁铵,再加入 17.5 mL 浓盐酸,摇匀。

③ 样品准备：称取 100~120 mg 样品,转入 100 mL 容量瓶中,加入甲醇,超声 10 min,冷却后再加入甲醇至刻度,摇匀。用甲醇稀释 10 倍。

移取 1 mL 样品液和 1 mL 甲醇(空白)至两个不同的带有螺盖的 10 mL 试管中,分别加入 1 mL 甲醇,再加入 6 mL 溶剂 A、0.2 mL 溶剂 B,盖紧盖子,混匀后放入 100℃水浴中加热 40 min。用冷水快速冷却试管,从每个试管中移取 1 mL 溶液至不同的 10 mL 容量瓶中,用溶剂 A 稀释至刻度,摇匀。

(2) 测定空白液和样品液在 547 nm 处的吸收强度

(3) 结果计算

$$样品的 PVU = \frac{(A_样 - A_空) \times 7.2 \times 10^4}{C}$$

$A_样$：样品液的 UV 吸收值

$A_空$：空白液的 UV 吸收值

C：样品液的浓度(μg/mL)

此方法还可以用松树皮提取物中的原花青素作参照物算出样品中原花青素的百分含量。

$$原花青素(\%) = \frac{(A_样 - A_空) \times 1\,000}{W \times 18.4}$$

$A_样$：样品液的 UV 吸收值

$A_空$：空白液的 UV 吸收值

W：样品的质量(g)

18.4 为 1 000 mL 中含 1 g 标准品的紫外吸收值

5.40　单脂肪酸甘油酯的测试方法

单脂肪酸甘油酯常见的有单棕榈酸甘油酯（monopalmitoylglycerol）、单油酸甘油酯（monodeoylglycerol）和单硬脂酸甘油酯（monostearoylglycerol），它们都是食品和保健品中常用的乳化剂。

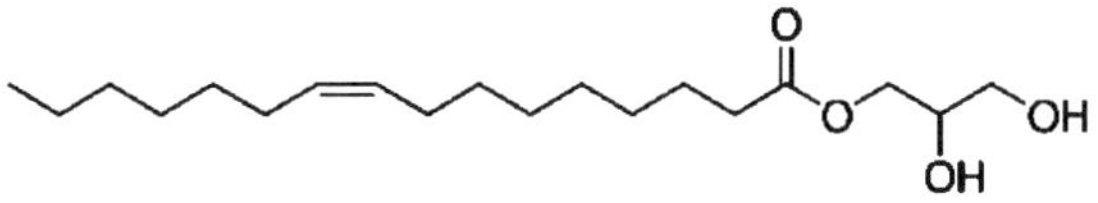

单棕榈酸甘油酯

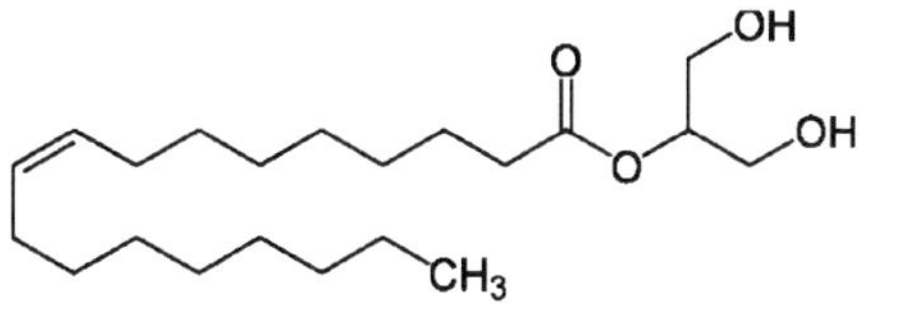

单油酸甘油酯

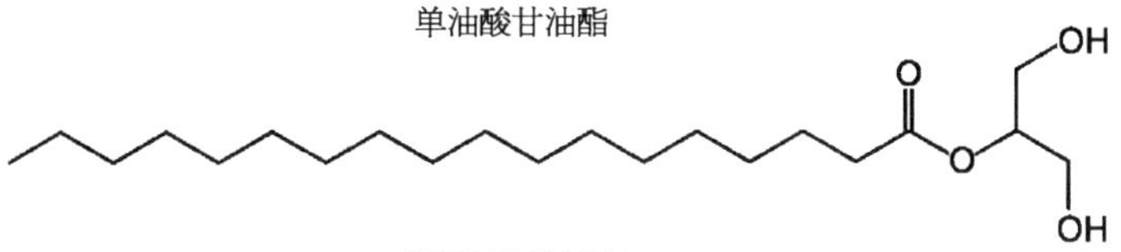

单硬脂酸甘油酯

（1）测试步骤

① 标准液的配制：准确称取 10 mg 单棕榈酸甘油酯、单油酸甘油酯和单硬脂酸甘油酯标准品，转移至 50 mL 容量瓶中，加入 30 mL 乙醇，超声至标准品全部溶解，再加入乙醇至刻度，摇匀后即可注射。

② 样品液的配制：称取一定量碾碎的含有约 10 mg 单棕榈酸甘油酯或单油酸甘油酯或单硬脂酸甘油酯的样品，加入 5 mL 水，超声 5 min，再加入 10 mL 氯仿和 15 mL 异丙醇，超声 15 min，冷却后再加入乙醇至刻度，离心 5 min，吸取清液即可注射。

（2）UPLC 条件

色谱柱：Acquity UPLC® BEH C18,1.7 μm,2.1×150 mm

流速：0.4 mL/min

注射量：2.0 μL

UV 检测波长：211 nm

移动相 A：0.1%磷酸水溶液

移动相 B：乙腈

柱温：45℃

梯度：

时间(min)	A(%)	B(%)
0	40	60
5	0	100
7.8	0	100
8.0	40	60
10.0	40	60

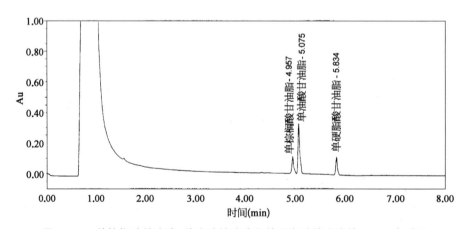

图 5-17 单棕榈酸甘油酯、单油酸甘油酯和单硬脂酸甘油酯的 UPLC 色谱图

（3）结果计算

$$单棕榈酸甘油酯(\%)=\frac{A_样 \times W_标 \times V_样}{A_标 \times W_样 \times V_标} \times 100\%$$

单油酸甘油酯、单硬脂酸甘油酯的计算公式同上。

$A_标$：相应标准品的峰面积

$A_样$：相应样品的峰面积

$V_标$：标准液的总体积(mL)

$V_样$：样品液的总体积(mL)

$W_样$：样品的质量(mg)

$W_标$：相应标准品的质量(mg)

5.41　对氨基苯甲酸的测试方法

对氨基苯甲酸(para-aminobenzoic acid)对皮肤及头发的保养都有帮助。

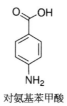

对氨基苯甲酸

（1）测试步骤

① 标准液的配制：准确称取 5 mg 对氨基苯甲酸标准品，转入 50 mL 容量瓶中，加入 30 mL 乙醇，超声至标准品全部溶解，冷却后再加入乙醇至刻度，摇匀后即可注射。

② 样品液的配制：称取一定量含有约 5 mg 对氨基苯甲酸的样品，转入 50 mL 容量瓶中，加入 10 mL 水，超声 5 min，再加入 30 mL 异丙醇，超声 10 min，冷却后加入乙醇至刻度，摇匀后离心 5 min，吸取清液即可注射。

（2）UPLC 条件

色谱柱：Acquity UPLC® HSS Ts C18，1.8 μm，2.1×150 mm

流速：0.4 mL/min

注射量：1.0 μL

UV 检测波长：282 nm

移动相 A：0.1%磷酸水溶液

移动相 B：乙腈

柱温：45℃

梯度：

时间(min)	A(%)	B(%)
0	95	5
4.0	85	15
4.8	85	15
5.0	95	5
7.0	95	5

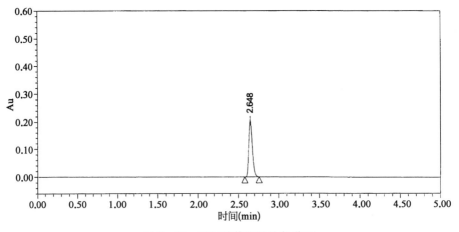

图 5‑18　对氨基苯甲酸的色谱图

（3）结果计算

$$对氨基苯甲酸(\%)=\frac{A_{样}\times W_{标}\times V_{样}}{A_{标}\times W_{样}\times V_{标}}\times100\%$$

$A_{标}$：标准品的峰面积

$A_{样}$：样品的峰面积

$V_{标}$：标准液的总体积(mL)

$V_{样}$：样品液的总体积(mL)

$W_{样}$：样品的质量(mg)

$W_{标}$：标准品的质量(mg)

5.42　孕烯醇酮的测试方法

孕烯醇酮(pregnenolone)有治疗类风湿关节炎等的功效。

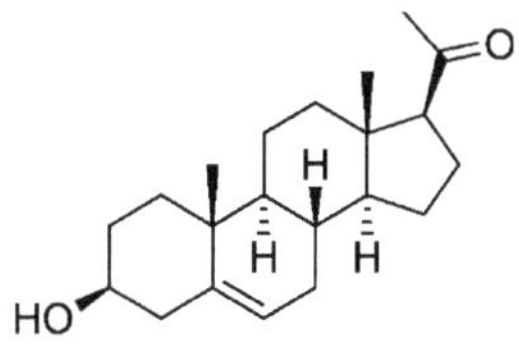

孕烯醇酮

孕烯醇酮是非极性化合物,可用反相色谱柱加以分离。另外孕烯醇酮仅含有两个不共轭的双键,紫外吸收不是很强,所以标准溶液和样品溶液的浓度都要配得高一些。

(1) 测试步骤

① 标准液的配制:准确称取 10 mg 孕烯醇酮标准品,转入 50 mL 容量瓶中,加入 30 mL 乙醇,超声至标准品全部溶解,冷却后再加入乙醇至刻度,摇匀后即可注射。

② 样品液的配制:称取一定量含有约 10 mg 孕烯醇酮的样品,转入 50 mL 容量瓶中,加入 5 mL 水,超声 5 min,再加入 25 mL 异丙醇,超声 15 min,冷却后再加入乙醇至刻度,摇匀后离心 5 min,吸取清液即可注射。

(2) UPLC 条件

色谱柱:Acquity UPLC® BEH C18,1.7 μm,2.1×150 mm

流速:0.4 mL/min

注射量:2.0 μL

UV 检测波长:215 nm

移动相 A:0.1%磷酸水溶液

移动相 B:乙腈

柱温:45℃

梯度：

时间(min)	A(%)	B(%)
0	60	40
5	10	90
5.6	10	90
6.0	60	40
8.0	60	40

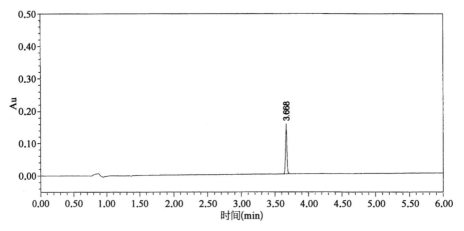

图 5 - 19　孕烯醇酮的色谱图

（3）结果计算

$$孕烯醇酮(\%)=\frac{A_样\times W_标\times V_样}{A_标\times W_样\times V_标}\times100\%$$

$A_标$：标准品的峰面积

$A_样$：样品的峰面积

$V_标$：标准液的总体积(mL)

$V_样$：样品液的总体积(mL)

$W_样$：样品的质量(mg)

$W_标$：标准品的质量(mg)

5.43　紫苏醛的测试方法

紫苏醛(perillaldehyde)是紫苏的主要成分,但市场上主要以合成为主。可用作食品添加剂和化妆品及保健品的原料,具有抗氧化、镇静和帮助睡眠的功能。

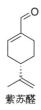

紫苏醛

紫苏醛是非极性化合物,可用反相色谱柱来分离和测试。

(1)测试步骤

① 标准液的配制:准确称取 10 mg 紫苏醛标准品,转入 50 mL 容量瓶中,加入 30 mL 乙醇,超声至标准品全部溶解,冷却后再加入乙醇至刻度,摇匀后即可注射。

② 样品液的配制:称取一定量含有约 10 mg 紫苏醛的样品,转入 50 mL 容量瓶中,加入 5 mL 水,超声 5 min,再加入 25 mL 异丙醇,超声 15 min,冷却后加入乙醇至刻度,摇匀后离心 5 min,吸取清液即可注射。

(2)UPLC 条件

色谱柱:Acquity UPLC® BEH C18,1.7 μm,2.1×150 mm

流速:0.4 mL/min

注射量:2.0 μL

UV 检测波长:230 nm

移动相 A:0.1％磷酸水溶液

移动相 B:乙腈

柱温:45℃

梯度：

时间(min)	A(%)	B(%)
0	60	40
5	30	70
5.6	30	70
6.0	60	40
8.0	60	40

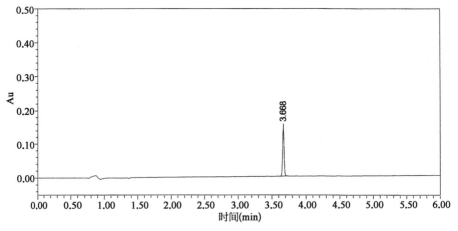

图 5 - 20　紫苏醛的色谱图

（3）结果计算

$$紫苏醛(\%) = \frac{A_{样} \times W_{标} \times V_{样}}{A_{标} \times W_{样} \times V_{标}} \times 100\%$$

$A_{标}$：标准品的峰面积

$A_{样}$：样品的峰面积

$V_{标}$：标准液的总体积(mL)

$V_{样}$：样品液的总体积(mL)

$W_{样}$：样品的质量(mg)

$W_{标}$：标准品的质量(mg)

5.44　缬氨酸的测试方法

缬氨酸(valine)是人体必需的 8 种氨基酸之一。缬氨酸的等电点是 5.96,本方法将移动相的 pH 调至 2.0,远小于等电点,所以整个缬氨酸是带正电的。用己烷基磺酸作离子对就可以延长保留时间。

缬氨酸

(1) 测试步骤

① 标准液的配制:准确称取 10 mg 缬氨酸标准品,转入 50 mL 容量瓶中,加入 30 mL 水,振荡至标准品全部溶解,再加水至刻度,摇匀后即可注射。

② 样品液的配制:称取一定量含有约 10 mg 缬氨酸的样品,转入 50 mL 容量瓶中,加入 30 mL 水,超声 5 min,再加水至刻度,摇匀后离心 5 min,吸取清液即可注射。

(2) UPLC 条件

色谱柱:Acquity UPLC® HSS Ts C18,1.8 μm,2.1×150 mm

流速:0.4 mL/min

注射量:2.0 μL

UV 检测波长:210 nm

移动相 A:10 mmol/L 己烷基磺酸钠,pH 2.0

移动相 B:乙腈

柱温:45℃

梯度:

时间(min)	A(%)	B(%)
0	95	5
5.0	80	20

（续表）

时间(min)	A(%)	B(%)
5.6	80	20
6.0	95	5
8.0	95	5

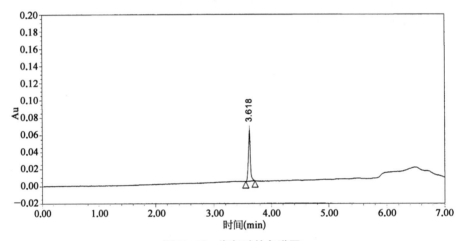

图 5－21　缬氨酸的色谱图

（3）结果计算

$$缬氨酸(\%)=\frac{A_{样}\times W_{标}\times V_{样}}{A_{标}\times W_{样}\times V_{标}}\times100\%$$

$A_{标}$：标准品的峰面积

$A_{样}$：样品的峰面积

$V_{标}$：标准液的总体积(mL)

$V_{样}$：样品液的总体积(mL)

$W_{样}$：样品的质量(mg)

$W_{标}$：标准品的质量(mg)

5.45　多库酯的测试方法

多库酯(docusate)和多库酯盐是一种表面活性剂,用作医药和保健品的辅料,有助于有效成分的溶解,也可以作为大便软化剂用于保健品生产。

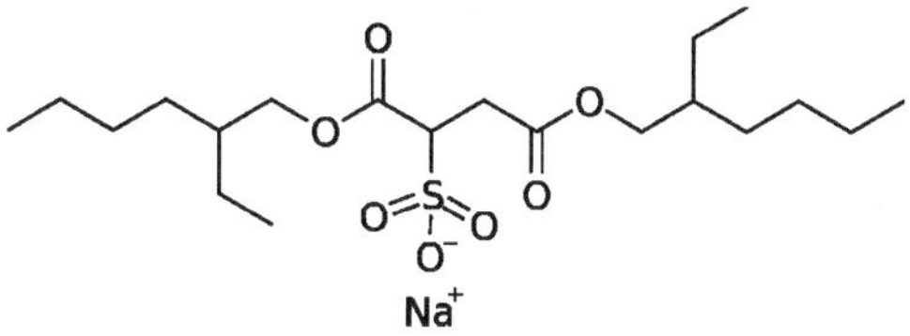

多库酯钠

(1) 测试步骤

① 溶液 1 的配制：200 mL 水加 200 mL 甲醇,超声 10 min。

② 标准液的配制：准确称取 10 mg 多库酯钠标准品,转入 50 mL 容量瓶中,加入 30 mL 溶液 1,振荡至标准品全部溶解,再加入溶液 1 至刻度,摇匀后即可注射。

③ 样品液的配制：称取一定量含有约 10 mg 多库酯钠的样品,转入 50 mL 容量瓶中,加入 30 mL 溶液 1,超声 5 min,再加入溶液 1 至刻度,摇匀后离心 5 min,吸取清液即可注射。

(2) UPLC 条件

色谱柱：Acquity UPLC® BEH C18,1.7 μm,2.1×50 mm

流速：0.4 mL/min

注射量：2.0 μL

UV 检测波长：216 nm

移动相 A：0.1%三氟乙酸水溶液

移动相 B：乙腈

柱温：45℃

梯度：

时间(min)	A(%)	B(%)
0	70	40
3.0	25	70
3.8	25	70
4.0	70	40
6.0	70	40

方法讨论：多库酯是强酸性的化合物,本方法用强酸三氟乙酸的水溶液作移动相以降低多库酯钠的极性来延长保留时间,但从下面色谱图来看峰形不是很理想,可能移动相的 pH 还不够低,所以建议用离子对的方法进行测试,即在移动相中加入如四丙基铵盐等阳离子,pH 可调节至 3~5,参见第 1 章"移动相的应用"。

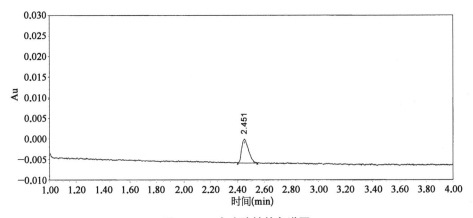

图 5－22　多库酯钠的色谱图

（3）结果计算

$$多库酯钠(\%) = \frac{A_样 \times W_标 \times V_样}{A_标 \times W_样 \times V_标} \times 100\%$$

$A_标$：标准品的峰面积

$A_样$：样品的峰面积

$V_标$：标准液的总体积(mL)

$V_样$：样品液的总体积(mL)

$W_样$：样品的质量(mg)

$W_标$：标准品的质量(mg)

5.46　甜菜碱、肉碱和乙酰肉碱的测试方法

甜菜碱(betaine)　　肉碱 (carnitine)　　乙酰肉碱(acetyl-carnitine)　　巴豆甜菜碱

　　从分子结构可以看出以上 4 个分子都是碱性的,简单的测试方法是在移动相中加入阴离子(如己烷基磺酸盐),这样可与碱性的待测阳离子形成离子对,延长待测分子的保留时间(参见第 1 章"移动相的应用")。但离子对的方法不能将肉碱和巴豆甜菜碱分离开,而巴豆甜菜碱又是肉碱的分解成分,含有一对共轭双键,所以紫外吸收强度在 210 nm 处是肉碱的 200 倍。也就是说,假如肉碱中有 0.5% 的巴豆甜菜碱不能被色谱分离开,那么测出的结果就可能达到 200%。

　　为了能把以上 4 个化合物全部分开,这里采用了离子交换的方法。用阳离子交换柱作固定相,氯化铵水溶液和乙腈的混合液作移动相。在低 pH 溶液中,氯化铵解离成 NH_4^+ 和 Cl^-。NH_4^+ 和待测的阳离子与阳离子交换柱都有作用力,这样 NH_4^+ 和待测阳离子形成竞争。增大 NH_4^+ 的浓度,就可以使被测离子较快地被洗脱出来。所以调节移动相中 NH_4^+ 的浓度可以使被测离子得到最佳的保留时间及分离效果。

　　(1) 测试步骤

　　① 巴豆甜菜碱原始液的配制:准确称取 5 mg 巴豆甜菜碱标准品,转入 25 mL 容量瓶中,加水溶解并定容,摇匀待用,标上"巴豆甜菜碱原始液"。

　　② 标准液的配制:准确称取 20 mg 甜菜碱、肉碱和乙酰肉碱标准品,转入 50 mL 容量瓶中,加入 30 mL 水,振荡至标准品全部溶解,加入 1.0 mL 巴豆甜菜碱原始液,再加水至刻度,摇匀后即可注射。

　　③ 样品液的配制:称取一定量含有约 20 mg 甜菜碱或肉碱或乙酰肉碱的样品,转入 50 mL 容量瓶中,加入 30 mL 水,超声 10 min,冷却后再加水至刻度,摇匀后离心 5 min,吸取清液即可注射。

（2）HPLC 条件

色谱柱：Supelcosil LC－SCX,5 μm,4.6×250 mm

流速：1.5 mL/min

注射量：20.0 μL

UV 检测波长：210 nm

移动相 A：10 mmol/L 磷酸钾,20 mmol/L 氯化铵,pH 为 2.0

移动相 B：乙腈

移动相 A：移动相 B＝25：75

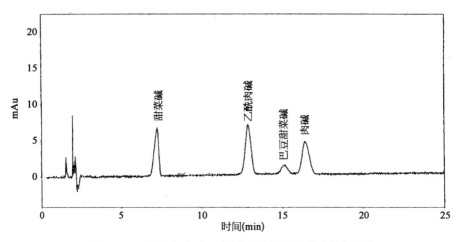

图 5－23　甜菜碱、肉碱、乙酰肉碱和巴豆甜菜碱的色谱图

（3）结果计算

$$甜菜碱(\%)=\frac{A_{样}\times W_{标}\times V_{样}}{A_{标}\times W_{样}\times V_{标}}\times100\%$$

肉碱、乙酰肉碱的计算公式同上。

$A_{标}$：相应标准品的峰面积

$A_{样}$：相应样品的峰面积

$V_{标}$：标准液的总体积（mL）

$V_{样}$：样品液的总体积（mL）

$W_{样}$：样品的质量（mg）

$W_{标}$：相应标准品的质量（mg）

5.47　左旋多巴的测试方法

左旋多巴(L-dihydroxyphenylalanine，L‑DOPA)是多巴胺的前驱体，对治疗帕金森病有辅助作用。

左旋多巴

左旋多巴的等电点是 5.7，在低 pH 条件下(pH<5.7−1，参见第 1 章第 1.2 节)是带正电的，在移动相中加入阴离子(如己烷基磺酸)就能形成中性的离子对，由此延长在反相柱中的保留时间。

（1）测试步骤

① 标准液的配制：准确称取 10 mg 左旋多巴标准品，转入 100 mL 容量瓶中，加入 60 mL 0.1 mol/L 盐酸，振荡至标准品全部溶解，再加入 0.1 mol/L 盐酸至刻度，摇匀后即可注射。

② 样品液的配制：称取一定量含有约 10 mg 左旋多巴的样品，转入 100 mL 容量瓶中，加入 60 mL 0.1 mol/L 盐酸，超声 10 min，冷却后再加入 0.1 mol/L 盐酸至刻度，摇匀后离心 5 min，吸取清液即可注射。

（2）HPLC 条件

色谱柱：Supelco Discover C16，4.6×250 mm

流速：1.1 mL/min

注射量：20.0 μL

UV 检测波长：280 nm

移动相 A：10 mmol/L 己烷基磺酸盐，pH 2.5

移动相 B：乙腈

柱温：室温

梯度：

时间(min)	A(%)	B(%)
0	98	2
10	85	15
12	85	15
12.5	98	2
18	98	2

（3）结果计算

$$左旋多巴(\%) = \frac{A_样 \times W_标 \times V_样}{A_标 \times W_样 \times V_标} \times 100\%$$

$A_标$：标准品的峰面积

$A_样$：样品的峰面积

$V_标$：标准液的总体积(mL)

$V_样$：样品液的总体积(mL)

$W_样$：样品的质量(mg)

$W_标$：标准品的质量(mg)

5.48　卵磷脂的测试方法

卵磷脂(lecithin)主要包括磷脂酰胆碱(phosphatidycholine，PC)、脑磷脂(phosphatidylethanolamine，PE)、磷脂酰肌醇(phosphatidylinositol，PI)和磷脂酰丝氨酸(phosphatidtserine，PS)。

在保健品中使用的主要是磷脂酰胆碱(PC)和磷脂酰丝氨酸(PS)，本方法只包括 PC 和 PS 的定量测试。

PC 和 PS 分子都是一端极性，另一端非极性，由于非极性这一端的碳链特别长，所以非极性很强，用反相柱很难把它们洗脱下来并分离。本方法是用正相柱来进行测试。

磷脂酰胆碱　　　　　　　　　　　　　磷脂酰丝氨酸

从理论上来说,卵磷脂分子中的脂肪酸是可变的,相对分子质量是不固定的,但是在实际测试中可以得到单一的峰。这可能是由于在生产过程中选择了不同的溶剂来进行有选择性地提取以及随后的分离和纯化过程使最终产品单一化了。

（1）测试步骤

① 标准液的配制:准确称取 20 mg 磷脂酰胆碱和磷脂酰丝氨酸标准品,转入 25 mL 容量瓶中,加入 10 mL 氯仿,超声至标准品全部溶解,冷却后加入乙醇至刻度,摇匀后即可注射。

② 样品液的配制:称取一定量含有约 20 mg 磷脂酰胆碱或磷脂酰丝氨酸的样品,转入 25 mL 容量瓶中,加入 10 mL 温水,超声 5 min 清洗样品,然后尽可能多地移去清洗液,再加入 10 mL 氯仿和 5 mL 乙醇,超声 10 min,冷却后再加入乙醇至刻度,摇匀后离心 5 min,吸取清液即可注射。

（2）HPLC 条件

色谱柱:Supelcosil LC‑SCX,5 μm,250×4.6 mm

流速:1.0 mL/min

注射量:15 μL

UV 检测波长:215 nm

移动相 A:650 mL pH 3.5 缓冲液（50 mmol KH_2PO_4 加磷酸）,加 350 mL 乙腈

移动相 B:甲醇

柱温:室温

移动相 A:移动相 B=20:80

（3）结果计算

$$磷脂酰胆碱(\%)=\frac{A_{样}\times W_{标}\times V_{样}}{A_{标}\times W_{样}\times V_{标}}\times100\%$$

$A_{标}$：标准液磷脂酰胆碱的峰面积

$A_{样}$：样品液磷脂酰胆碱的峰面积

$V_{标}$：标准液的总体积(mL)

$V_{样}$：样品液的总体积(mL)

$W_{样}$：样品的质量(mg)

$W_{标}$：磷脂酰胆碱标准品的质量(mg)

$$磷脂酰丝氨酸(\%)=\frac{A_{样}\times W_{标}\times V_{样}}{A_{标}\times W_{样}\times V_{标}}\times 100\%$$

$A_{标}$：标准液磷脂酰丝氨酸的峰面积

$A_{样}$：样品液磷脂酰丝氨酸的峰面积

$V_{标}$：标准液的总体积(mL)

$V_{样}$：样品液的总体积(mL)

$W_{样}$：样品的质量(mg)

$W_{标}$：磷脂酰丝氨酸标准品的质量(mg)

5.49　尿苷酸二钠的测试方法

尿苷酸二钠(disodium uridine - 5' - monophosphate)是母乳中的一种成分，可添加在婴儿奶粉中使其接近母乳的成分，能增强抵抗能力，也被用作保健品。

尿苷酸二钠

尿苷酸二钠是极性化合物，在低 pH 条件下尿苷酸二钠是带正电的，本方法在移动相中加入己烷基磺酸钠，使其与尿苷酸二钠形成中性的离子对以延长保留时间，参见第 1 章"移动相的应用"。

(1) 测试步骤

① 标准液的配制：准确称取 10 mg 尿苷酸二钠标准品，转入 100 mL 容量

瓶中,加入 60 mL 水,振荡至标准品全部溶解,再加水至刻度,摇匀后即可注射。

② 样品液的配制:称取一定量含有约 10 mg 尿苷酸二钠的样品,转入 100 mL 容量瓶中,加入 60 mL 水,超声 10 min,冷却后加水至刻度,摇匀后离心 5 min,吸取清液即可注射。

(2) UPLC 条件

色谱柱:Acquity HSS T3 C18,1.8 μm,2.1×150 mm

流速:0.4 mL/min

注射量:1 μL

UV 检测波长:262 nm

移动相:10 mmol/L 己烷基磺酸钠,pH 1.5

柱温:45℃

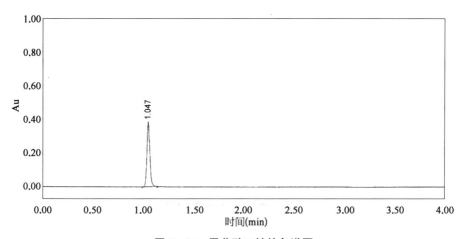

图 5‑24　尿苷酸二钠的色谱图

(3) 结果计算

$$尿苷酸二钠(\%)=\frac{A_样\times W_标\times V_样}{A_标\times W_样\times V_标}\times 100\%$$

$A_标$:尿苷酸二钠标准品的峰面积

$A_样$:样品中尿苷酸二钠的峰面积

$V_标$:标准液的总体积(mL)

$V_样$:样品液的总体积(mL)

$W_样$:样品的质量(mg)

$W_标$:标准品的质量(mg)

5.50 N-乙酰-D-氨基葡萄糖的测试方法

N-乙酰-D-氨基葡萄糖(N-acetyl-glucosamine)常被用作治疗关节炎的辅助保健品。与氨基葡萄糖不同，N-乙酰-D-氨基葡萄糖分子含有一个双键，所以可以用紫外检测器来测试。另外，N-乙酰-D-氨基葡萄糖是极性化合物，用反相柱是没有保留时间的，但由于分子含有一个氨基，在酸性条件下显正性，所以可以用阳离子交换柱来加以分离及定量测试。

N-乙酰-D-氨基葡萄糖

(1) 测试步骤

① 标准液的配制：准确称取 20 mg N-乙酰-D-氨基葡萄糖标准品，转入 50 mL 容量瓶中，加入 30 mL 水，振荡至标准品全部溶解，再加水至刻度，摇匀后即可注射。

② 样品液的配制：称取一定量含有约 20 mg N-乙酰-D-氨基葡萄糖的样品，转入 50 mL 容量瓶中，加入 30 mL 水，超声 10 min，待冷却后再加水至刻度，摇匀后离心 5 min，吸取清液即可注射。

(2) HPLC 条件

色谱柱：Suplcosil LC-SCX, 4.6×250 mm

流速：1.2 mL/min

注射量：20 μL

UV 检测波长：210 nm

移动相 A：20 mmol/L KH_2PO_4, pH 2.0 水溶液

移动相 B：乙腈

移动相 A：移动相 B=20：80

柱温：室温

（3）结果计算

$$N\text{-乙酰-}D\text{-氨基葡萄糖}(\%)=\frac{A_{样}\times W_{标}\times V_{样}}{A_{标}\times W_{样}\times V_{标}}\times100\%$$

$A_{标}$：N-乙酰-D-氨基葡萄糖标准品的峰面积

$A_{样}$：样品中 N-乙酰-D-氨基葡萄糖的峰面积

$V_{标}$：标准液的总体积(mL)

$V_{样}$：样品液的总体积(mL)

$W_{样}$：样品的质量(mg)

$W_{标}$：N-乙酰-D-氨基葡萄糖标准品的质量(mg)

5.51　肌酸的测试方法

肌酸(creatine)能快速为人体提供能量,提高肌力及耐力,防止疲劳,所以常被用在运动营养品中。

肌酸

根据以上分子结构可以看出肌酸分子是多极性分子,调节 pH 可以改变极性。肌酸的等电点在 11.0 左右,所以在 pH 小于 11 的水溶液是显正性的。本方法是将移动相的 pH 降低到 2,然后用阳离子交换柱把肌酸分离出来。

（1）测试步骤

① 标准液的配制：准确称取 20 mg 肌酸标准品,转入 50 mL 容量瓶中,加入 30 mL 水,振荡至标准品全部溶解,再加水至刻度,摇匀后即可注射。

② 样品液的配制：把样品打成粉末,称取一定量含有约 20 mg 肌酸的样品,转入 50 mL 容量瓶中,加入 30 mL 水,超声 10 min,待冷却后再加水至刻度,摇匀后离心 5 min,吸取清液即可注射。

（2）HPLC 条件

色谱柱：Suplcosil LC - SCX,4.6×250 mm

流速：1.5 mL/min

注射量：20 μL

UV 检测波长：210 nm

移动相 A：10 mmol/L KH$_2$PO$_4$，加 H$_3$PO$_4$，pH 2.0 水溶液

移动相 B：乙腈

移动相 A：移动相 B＝25：75

柱温：室温

（3）结果计算

$$肌酸(\%) = \frac{A_{样} \times W_{标} \times V_{样}}{A_{标} \times W_{样} \times V_{标}} \times 100\%$$

$A_{标}$：肌酸标准品的峰面积

$A_{样}$：样品中肌酸的峰面积

$V_{标}$：标准液的总体积(mL)

$V_{样}$：样品液的总体积(mL)

$W_{样}$：样品的质量(mg)

$W_{标}$：肌酸标准品的质量(mg)

5.52　谷胱甘肽的测试方法

　　谷胱甘肽(glutathione)是由谷氨酸、半胱氨酸和甘氨酸通过肽键缩合而成的三肽化合物，具有抗氧化、清除自由基、解毒、增强免疫力、延缓衰老等功能，被广泛应用于保健品和功能性食品的生产。

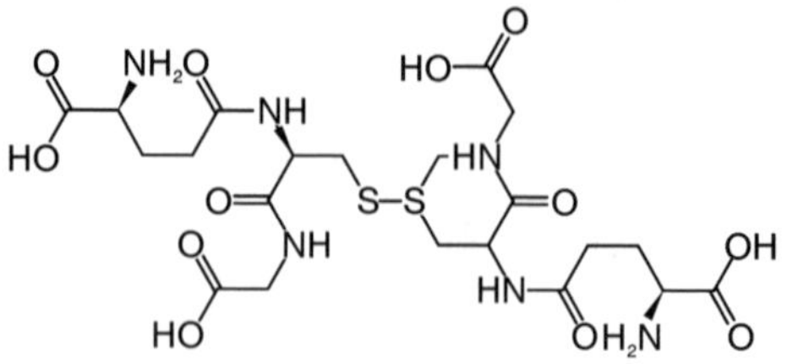

谷胱甘肽

谷胱甘肽是多极性化合物,等电点是 5.93。本方法是将移动相的 pH 降到 2.0,使谷胱甘肽分子成为阳离子,然后用阳离子交换柱将其分离出来并进行定量测试(参见第 1 章"移动相的应用")。

(1) 测试步骤

① 标准液的配制:准确称取 20 mg 谷胱甘肽标准品,转入 50 mL 容量瓶中,加入 30 mL 水,振荡至标准品全部溶解,再加水至刻度,摇匀后即可注射。

② 样品液的配制:把样品打成粉末,称取一定量含有约 20 mg 谷胱甘肽的样品,转入 50 mL 容量瓶中,加入 30 mL 水,超声 5 min,待冷却后再加水至刻度,摇匀后离心 5 min,吸取清液即可注射。

(2) HPLC 条件

色谱柱:Suplcosil LC - SCX,4.6×250 mm

流速:1.5 mL/min

注射量:20 μL

UV 检测波长:210 nm

移动相 A:10 mmol/L KH_2PO_4,加 H_3PO_4,pH 2.0 水溶液

移动相 B:乙腈

移动相 A:移动相 B＝25:75

柱温:室温

(3) 结果计算

$$谷胱甘肽(\%)=\frac{A_{样}\times W_{标}\times V_{样}}{A_{标}\times W_{样}\times V_{标}}\times100\%$$

$A_{标}$:谷胱甘肽标准品的峰面积

$A_{样}$:样品中谷胱甘肽的峰面积

$V_{标}$:标准液的总体积(mL)

$V_{样}$:样品液的总体积(mL)

$W_{样}$:样品的质量(mg)

$W_{标}$:谷胱甘肽标准品的质量(mg)

5.53　二十八烷醇的测试方法

二十八烷醇（octacosanol）具有抗疲劳、增强耐力的功能。二十八烷醇可以从甘蔗蜡或其他一些植物的根茎部的蜡中提取。在实际产品中往往还会含少量二十四烷醇（linoceryl alcohol）、二十六烷醇（hexacosanol）、二十七烷醇（heptacosanol）和三十烷醇（triacosanol），这些多碳醇被认为也有类似的功能，所以测试时也要包括这些成分。

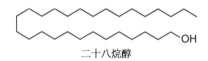

二十八烷醇

二十八烷醇的沸点较低（225℃左右），可以用 GC‐FID 来测试。

（1）测试步骤

① 内标溶液的配制：准确称取 20 mg 胆甾烷（cholestane），溶于 10 mL 四氢呋喃，再用四氢呋喃稀释 5 倍，待用。

② 标准液的配制：准确称取 5 mg 二十四烷醇、二十六烷醇、二十七烷醇和三十烷醇标准品，15 mg 二十八烷醇标准品，转入 10 mL 容量瓶中，加入 6 mL 内标溶液，超声至标准品全部溶解，冷却后再加入内标溶液至刻度，摇匀后即可注射。

③ 样品液的配制：把样品打成粉末，称取一定量含有约 15 mg 二十八烷醇的样品，转入 10 mL 容量瓶中，加入 6 mL 内标溶液，超声 5 min，冷却后再加入内标溶液至刻度，摇匀后离心 5 min，吸取清液即可注射。

（2）GC‐FID 条件

毛细管柱：Restek RTX‐5，30 m×0.25 mm，0.25 nm

流速：1.0 mL/min

注射量：1 μL

注射器温度：300℃

检测器温度：300℃

柱温：200℃保持 1 min，再以 12℃/min 的速率增加至 320℃，保持 15 min，结束

（3）结果计算

$$二十八烷醇(\%)=\frac{C_标\times PAR_样\times V_样}{PAR_标\times W_样}\times100\%$$

$C_标$：标准溶液中二十八烷醇的浓度（mg/mL）

$PAR_样$：样品溶液中二十八烷醇的峰面积/内标的峰面积

$PAR_标$：标准溶液中二十八烷醇的峰面积/内标的峰面积

$V_样$：样品溶液的体积（mL）

$W_样$：样品的质量（mg）

二十六烷醇、二十七烷醇、二十四烷醇和三十烷醇的计算公式同上。

总多碳醇的含量为以上测到的各种成分的总和。

5.54　肌醇的测试方法

肌醇(inositol)广泛分布在动物和植物体内，是动物、微生物的生长因子，对降低胆固醇、促进健康毛发的生长、防止脱发有帮助。

肌醇

肌醇不含双键，没有特征性的紫外吸收，也没有与反相柱的相互作用力，所以不能用反相色谱与紫外检测器来测试。本方法是用离子色谱和电化学电极来测试肌醇。

（1）测试步骤

① 标准液的配制：准确称取 10 mg 肌醇标准品，转入 50 mL 容量瓶中，加入 30 mL 水，超声至标准品全部溶解，再加水至刻度，摇匀后标注"肌醇原始标

准溶液"。准确移取 1 mL 肌醇原始标准溶液至 100 mL 容量瓶中,加水定容,摇匀后即可注射。

② 样品液的配制:把样品打成粉末,称取一定量含有约 10 mg 肌醇的样品,转入 50 mL 容量瓶中,加入 30 mL 水,超声 10 min,待冷却后再加水至刻度,摇匀后离心 5 min,吸取 1 mL 清液至 100 mL 容量瓶中,加水定容,摇匀后即可注射。

(2) IC 条件

色谱柱:CarboPac®SA10,4×250 mm

流速:1.0 mL/min

移动相 A:200 mmol/L NaOH 溶液

移动相 B:去离子水

运行时间:15 min

柱温:30℃

梯度:

时间(min)	A(%)	B(%)
0	95	5
1.0	95	5
9.0	75	25
10.0	75	25
10.5	95	5
15.0	95	5

(3) 结果计算

$$肌醇(\%)=\frac{A_{样} \times W_{标} \times V_{样}}{A_{标} \times W_{样} \times V_{标}} \times 100\%$$

$A_{标}$:肌醇标准品的峰面积

$A_{样}$:样品中肌醇的峰面积

$V_{标}$:标准液的总体积(mL)

$V_{样}$:样品液的总体积(mL)

$W_{样}$:样品的质量(mg)

$W_{标}$:肌醇标准品的质量(mg)

5.55　羟苯甲酯和羟苯丙酯的测试方法

羟苯甲酯(methylparaben)及羟苯丙酯(propylparaben)是常用食品、保健品和化妆品的防腐剂,但在一些国家和地区有严格的使用量和使用范围的限制,所以准确测试羟苯甲酯和羟苯丙酯的含量是非常重要的。

羟苯甲酯　　　　　　　　　　羟苯丙酯

从以上分子结构可以看出,羟苯丙酯与羟苯甲酯相比多了两个碳,所以用反相柱可以把它们很好地分离开。

（1）测试步骤

① 标准液的配制:准确称取 10 mg 羟苯甲酯及羟苯丙酯标准品,转入 100 mL 容量瓶中,加入 60 mL 甲醇,超声至标准品全部溶解,冷却后再加入甲醇至刻度,摇匀后即可注射。

② 样品液的配制:把样品打成粉末,称取一定量含有约 10 mg 羟苯甲酯或羟苯丙酯的样品,转入 100 mL 容量瓶中,加入 10 mL 水,超声 5 min,再加入 50 mL 乙醇,超声 15 min,待冷却后加入甲醇至刻度,摇匀后离心 5 min,吸取上层清液即可注射。

（2）HPLC 条件

色谱柱:Supelco Discovery C18,4.6×150 mm

流速:1.1 mL/min

注射量:15 μL

UV 检测波长:260 nm

移动相 A:0.1%磷酸水溶液

移动相 B:乙腈

柱温:室温

梯度：

时间(min)	A(%)	B(%)
0	97	3
1.0	97	3
14.0	92	8
16.5	50	50
17.0	50	50
20.0	97	3

（3）结果计算

$$羟苯甲酯(\%) = \frac{A_{样} \times W_{标} \times V_{样}}{A_{标} \times W_{样} \times V_{标}} \times 100\%$$

$A_{标}$：羟苯甲酯标准品的峰面积

$A_{样}$：样品中羟苯甲酯的峰面积

$V_{标}$：标准液的总体积(mL)

$V_{样}$：样品液的总体积(mL)

$W_{样}$：样品的质量(mg)

$W_{标}$：羟苯甲酯标准品的质量(mg)

羟苯丙酯计算公式同上。

参考文献

[1] David Ji, Mark Roman, Joseph Zhou, et al. Determination of chondroitin sulfate content in raw materials and dietary supplements by high-performance liquid chromatography with ultraviolet detection after enzymatic hydrolysis: single-laboratory validation. Journal of AOAC International, 2007, 90(3): 659 – 669.

[2] Park Hee-Won, In Gyo, Han Sung-Ta, et al. Simultaneous determination of 30 ginsenosides in Panax ginseng preparations using ultra performance liquid chromatography. Journal of Ginseng Research, 2013, 37(4): 457 – 467.

[3] M. Mónica Giusti, Ronald E. Wrolstad. Characterization and Measurement of Anthocyanins by UV – Visible Spectroscopy. Current Protocols in Food Analytical Chemistry, 2001.

[4] Li YG, Zhang F, Wang ZT, et al. Identification and chemical profiling of monacolins in red yeast rice using high-performance liquid chromatography with photodiode array detector and mass spectrometry. Journal of Pharmaceutical and Biomedical, 2004, 35: 1101 – 1112.

[5] Noritaka Yoshikawa, Amha Belay. Single-laboratory Validation of a Method for the Determination of C-Phycocyanin and Allophycocyanin in Spirulina (Arthrospira) Supplements and Raw Materials by Spectrophotometry. Journal of AOAC International, 2008, 91(3):524 – 529.

索 引